W0181954

## Éloges de

*Mieux vaut prévenir que guérir*

*« Le programme révolutionnaire du docteur D'Adamo, son élaboration du régime Groupe sanguin, a tout simplement changé ma vie. Il m'a donné une base de référence sur laquelle m'appuyer par la suite et une façon de m'alimenter qui a du sens. Grâce à son travail, j'ai retrouvé tout mon allant, tant mental que physique. Je recommanderais ce programme à toute personne qui cherche à bonifier sa santé. »*

— **Andrew McCarthy**, acteur et metteur en scène

*« Lorsqu'une collègue m'a offert une trousse d'information sur l'institut D'Adamo pour l'avancement des thérapies naturelles, je pesais près de 90 kg après un an de doses massives de stéroïdes, médicaments qui traitaient ma maladie auto-immune, mais causaient un tort immense à mon organisme. Même après m'avoir prescrit un médicament moins toxique, mes médecins m'ont avertie que je ne devais pas m'attendre à perdre beaucoup de poids, étant donné que j'étais en postménopause. Or, en suivant les directives du Dr D. [D'Adamo], j'ai perdu 31 kg, soit 4,5 de plus que ce que j'avais pris, j'ai réduit ma médication progressivement de 60 % et je me sens très souvent en pleine forme. Ses conseils sont pleins de sagesse. »*

— **Denise M. Nagel**, M. D.

# Mieux vaut
# PRÉVENIR
# que
# GUÉRIR

**Catalogage avant publication de Bibliothèque et Archives nationales du Québec et Bibliothèque et Archives Canada**

D'Adamo, James, 1932-
Mieux vaut prévenir que guérir
Traduction de : Just an ounce of prevention... is worth a pound of cure.
ISBN 978-2-89436-303-4
1. Alimentation. 2. Exercice. 3. Médecine préventive.
4. Groupes sanguins - Système ABO. 5. Diétothérapie. I. Titre.
RA784.D3214 2011 613.2 C2011-940669-1

*Nous reconnaissons l'aide financière du gouvernement du Canada par l'entremise du Programme d'aide au développement de l'édition (PADIÉ) pour nos activités d'édition.*

*Nous remercions la Société de développement des entreprises culturelles du Québec (SODEC) pour son appui à notre programme de publication.*



Traduction : Sylvie Fortier
Infographie de la couverture : Marjorie Patry
Mise en pages : Roseau infographie inc.
Correction et révision linguistique : Amélie Lapierre
Correction d'épreuves : Michèle Blais

Éditeur : Les Éditions Le Dauphin Blanc inc.
Complexe Lebourgneuf, bureau 125
825, boulevard Lebourgneuf
Québec (Québec) G2J 0B9 CANADA
Tél. : (418) 845-4045 Téléc. : (418) 845-1933
Courriel : dauphin@mediom.qc.ca
Site Web : www.dauphinblanc.com

ISBN : 978-2-89436-303-4

Dépôt légal : 2e trimestre 2011
Bibliothèque nationale du Québec
Bibliothèque nationale du Canada



Imprimé au Canada

# Mieux vaut PRÉVENIR que GUÉRIR

**Un guide moderne pour une vie saine par le créateur du régime des 4 Groupes sanguins**

**Dr James L. D'Adamo**
avec la collaboration d'Allan Richards

Traduit de l'anglais
par Sylvie Fortier

Le Dauphin Blanc

*Ce livre est dédié à Christiana,*
*mon épouse aimante, qui a toujours été là pour moi*
*en me donnant le temps de poursuivre ma recherche.*
*Je n'aurais jamais pu l'écrire sans elle.*

# TABLE DES MATIÈRES

# AVANT-PROPOS

## Louise L. Hay

La vie offre tellement de rebondissements intéressants.

Si seulement on nous enseignait, enfants, que la prévention est le meilleur moyen de conserver une santé florissante. Au lieu de cela, nous sommes inondés de publicités joviales et léchées d'aliments vides, sucrés et raffinés… des aliments délibérément conçus pour créer une dépendance et, par ailleurs, mauvais pour la santé.

Avec le temps, notre corps réagit à cette carence en bonne alimentation naturelle et nous découvrons que nous avons contracté diverses maladies. Il est beaucoup plus facile de garder un corps sain en santé que de réparer un corps qui a dégénéré.

C'était mon histoire jusqu'à ce que je reçoive un diagnostic de cancer, il y a plus de trente ans.

Vous pouvez donc imaginer ma joie et mon étonnement quand j'ai reçu une lettre du docteur D'Adamo au printemps 2009. Je souriais de plaisir en l'ouvrant. D'agréables souvenirs remontaient en moi, tandis que je me rappelais l'homme qui m'avait enseigné tant de choses sur la santé.

En lisant le début de sa lettre : « Comme vous avez déjà été une patiente, que vous êtes éditrice et partisane de la médecine douce, j'aimerais vraiment beaucoup que vous acceptiez de publier ce livre… », j'ai bondi sur mes pieds en pensant : *Oui, bien sûr que j'accepte – sans hésitation !* Après tout ce que cet homme avait fait pour moi, j'étais reconnaissante de pouvoir faire quelque chose pour *lui.*

Ainsi que je l'ai mentionné, on m'a diagnostiqué un cancer, il y a trente ans. Comme j'avais été violée à cinq ans et par la suite battue et abusée sexuellement durant des années, il n'était pas étonnant que je manifeste le cancer dans la région du vagin.

Oui, cela me faisait peur, mais j'étudiais et j'enseignais la guérison personnelle depuis plusieurs années et la vie me présentait l'occasion de me prouver que ce que j'enseignais donnait vraiment des résultats. Après tout, j'avais écrit le livre sur les structures mentales à l'origine des maladies (*Guéris ton corps*) et je savais que le cancer est une maladie qui vient d'un profond ressentiment, refoulé depuis si longtemps qu'il ronge littéralement le corps.

Je croyais sincèrement que le mot *incurable,* qui effraie tant de gens, signifiait dans mon cas que cette condition particulière ne pouvait se guérir par un quelconque remède venu de l'extérieur et que je devais aller « à l'intérieur » pour le découvrir.

J'ai immédiatement assumé la responsabilité de ma guérison et entamé un long voyage de découverte. J'ai lu et examiné tout ce que j'ai pu trouver sur les méthodes douces et holistes comme compléments à mon processus de guérison. On m'a dit qu'il fallait que j'évacue le ressentiment qui m'habitait, que j'apprenne à pardonner et que je m'engage dans des processus comme la réflexologie plantaire, la thérapie du côlon et diverses autres méthodes. On m'a aussi informée qu'il était crucial que je trouve un bon nutritionniste.

La vie m'a en quelque sorte guidée vers le docteur James L. D'Adamo. J'étais arrivée à l'étape la plus importante de mon aventure thérapeutique.

J'ai appris plusieurs choses de cette expérience. Premièrement, il faut faire confiance à la vie. Peu importe à quel point la situation semble désastreuse, il y a toujours une solution, une issue. Les aliments que nous choisissons de manger et les pensées que nous choisissons d'entretenir ont *tout* à voir avec notre santé. C'est simple : les aliments vides et les pensées malsaines détruisent la santé. Le corps sait comment se guérir ; il suffit de lui fournir la nourriture dont il a besoin.

Aujourd'hui octogénaire, j'ai la chance d'avoir de la vitalité et je suis toujours les conseils bénéfiques que le docteur James L. D'Adamo m'a donnés, il y a si longtemps. Je le remercie énormément pour tous ses enseignements sur la façon de redonner à mon corps sa santé resplendissante. Ce fut une réussite dans mon cas et il peut en être de même pour vous.

Dans la vie, il arrive que quelqu'un vous fasse une faveur extraordinaire et que vous ne sachiez pas trop comment vous pourrez lui renvoyer l'ascenseur un jour. Maintenant, je le sais.

Puissiez-vous profiter du savoir de cet homme sage !

# INTRODUCTION

Il y a presque trente ans, j'ai collaboré avec le docteur James L. D'Adamo à l'écriture de *One Man's Food... is someone else's poison,* l'ouvrage original qui présente son travail révolutionnaire sur la corrélation entre les groupes sanguins et le régime alimentaire. Depuis la parution de notre premier livre en 1980, le fils du docteur D'Adamo, le docteur Peter D'Adamo, a écrit *4 groupes sanguins, 4 régimes,* dans lequel il reconnaît que les sources de son travail sont *One Man's Food* et le concept de traitement individualisé de son père basé sur les groupes sanguins.

Tel que mentionné dans l'introduction de *One Man's Food,* ma conjointe d'alors, Ingrid Boulting, m'a fait rencontrer le docteur James L. D'Adamo. Ingrid et moi venions tout juste de nous marier et elle m'offrait comme cadeau de noces un trajet de soixante minutes en métro, de notre appartement de Manhattan au bureau du docteur D'Adamo à Bay Ridge, dans Brooklyn. J'avais fait tout un plat de cette rencontre : j'étais un homme des années 1960 et j'avais entendu le slogan « on est ce qu'on mange » assez souvent pour y prêter attention. Je privilégiais un régime de type méditerranéen à base de poisson, de légumes et de pâtes, et j'étais rarement malade : pourquoi fallait-il que je le rencontre ? Qu'est-ce qu'il avait de particulier ?

Ingrid m'expliqua que le docteur D'Adamo se distinguait par sa pratique qui consistait à élaborer des régimes alimentaires et physiques individualisés, des modes de vie, en fonction du groupe sanguin de chaque individu, O, A, B ou AB. Elle insista pour que je fasse sa connaissance. Bien que très sceptique, je cédai et me rendis à son bureau. Une fois sur les lieux, je « poireautai » plus d'une heure dans une salle d'attente bondée. Lorsqu'il me reçut dans son cabinet, le docteur D'Adamo établit son diagnostic grâce à une méthode qu'il appelait l'iridologie : il affirma que l'iris de l'œil ressemble à une carte globale de l'organisme, qu'il enregistre les faiblesses des organes et peut signaler les maladies qui se développent. Après avoir lu mes yeux et noté quels organes étaient compromis ou endommagés – « vos reins et votre foie sont fatigués », rapporta-t-il allègrement –, il me piqua le bout du doigt avant de frotter une goutte de mon sang sur une lame pour déterminer mon groupe sanguin. J'étais du groupe B. Le docteur D'Adamo me dit que c'était tout ce qu'il lui fallait. Il passa les 45 minutes suivantes à concevoir pour moi une fiche de régime précise, énumérant tous les fruits, légumes, céréales, produits laitiers et protéines animales que je pouvais manger et tous ceux que je devais absolument éviter.

Cette rencontre s'est traduite par une modification de mon style de vie, ce qui m'a rendu encore plus soucieux de ma santé et a finalement mené à ma collaboration avec le docteur D'Adamo. Après la publication de *One Man's Food,* le docteur est déménagé à Toronto. Il y a ouvert un institut de naturopathie où il a pratiqué vingt ans avant de fonder l'institut pour l'avancement des thérapies naturelles à Portsmouth, une charmante petite ville de la Nouvelle-Angleterre. De mon côté, j'ai finalement déménagé dans la région de Miami.

## *Un appel du docteur D'Adamo*

Il y a quelques mois, je me dirigeais vers mon bureau à l'Université internationale de la Floride où j'enseigne le journalisme, dans le nord de Miami, quand Ingrid m'a téléphoné. La conversation s'est déroulée comme suit :

« Salut Allan, c'est Ingrid. Comment vas-tu ?

– Bien, et toi ? Je ne peux pas te parler, je cours…

– (*Sans tenir compte de mon ton urgent.*) Le docteur D'Adamo a téléphoné… il te cherche.

– (*Arrêté dans mon élan.*) D'Adamo ? Qu'est-ce qu'il veut ? !

– Il veut que tu écrives son prochain livre. Il n'a pas pu te retrouver, alors il m'a cherchée sur Internet.

– Écrire son prochain livre ? Je n'ai pas entendu parler de lui depuis trente ans et je devrais écrire son prochain livre ? ! Je suis en retard pour une réunion…

– Voici son numéro. Il veut que tu l'appelles… »

Je n'en ai rien fait. Quelques semaines se sont écoulées. Puis, le docteur D'Adamo lui-même m'a téléphoné. Voici comment la conversation s'est déroulée :

« Bonjour Allan, c'est le docteur D'Adamo…

– (*Profonde inspiration suivie d'un silence très chargé de ma part.*)

– Allô ? Allan, êtes-vous là ?

– Oui, bonjour docteur D'Adamo. Comment allez-vous ? Je ne peux pas vous parler en ce moment, je donne un cours et je suis en retard.

– Cela ne prendra qu'une minute, Allan… »

Ça m'étonnerait.

Il a poursuivi en disant qu'il travaillait à la rédaction d'un nouveau livre et qu'il avait essayé de collaborer avec d'autres écrivains, mais qu'ils n'avaient pas fait l'affaire. Il a ajouté qu'il avait eu le sentiment que le courant avait bien passé entre nous lors de la rédaction du premier livre et qu'il espérait que nous ferions de nouveau équipe.

Je lui ai répondu que j'étais flatté. Mais, n'avait-il pas tout dit dans *One Man's Food* ? Et que faisait-il des livres de Peter ? C'étaient des livres à succès internationaux. Pourquoi écrire un autre livre ? N'avait-il pas épuisé le sujet ? De toute façon, j'étais très occupé. J'espérais qu'il comprendrait que je n'étais pas intéressé.

On aurait dit qu'il n'avait pas entendu un mot de ce que je venais de dire. « Je pratique depuis cinquante ans, Allan, et j'ai traité plus de 50 000 patients. J'ai fait de nouvelles découvertes… il y a des sous-groupes sanguins… et non, les livres de Peter n'ont pas tout dit sur le sujet. Je ne suis pas d'accord avec son idée sur les lectines. Et j'essaie toujours de guérir les gens un à un ; il essaie de guérir le monde par Internet. Qui plus est, j'avais tort sur certains points… »

Ma première pensée a été qu'il s'agissait d'un cas de compétition entre père et fils. Le père, fondateur des groupes sanguins et parrain des naturopathes aux États-Unis, voulait peut-être avoir le dernier mot sur sa propre découverte.

D'un autre côté, que voulait-il dire en mentionnant qu'il avait eu tort à propos de certains points ? Il n'est pas courant pour un professionnel de la santé d'admettre ses erreurs. Je n'avais jamais douté de l'éthique du docteur D'Adamo : c'était un puriste comparé aux nombreux praticiens que j'avais rencontrés durant les années 1980, à l'époque où le mouvement des médecines douces avait explosé aux États-Unis. Je l'ai donc pris au sérieux quand il a dit qu'il avait fait des erreurs et que ce qu'il avait affirmé à l'origine sur la nature des groupes sanguins n'était peut-être pas juste. Par contre, cela ne voulait pas dire que je voulais écrire un deuxième ouvrage avec lui :

« J'aimerais parler plus longuement, mais je dois donner à mes étudiants un dernier…

– Pensez-y, Allan. »

Il me demanda mon adresse, car il voulait m'envoyer du matériel sur son travail afin d'alimenter ma réflexion.

*Cinquante ans de recherche et plus de 50 000 patients.* Ces mots résonnaient dans mon esprit tandis que j'attrapais l'ascenseur pour me rendre à la salle de cours où j'enseignais. Je songeai : *Trois décennies n'ont entamé en rien sa passion pour son travail.* Sa voix avait le même ton ferme et autoritaire d'il y a trente ans. Je repensai à la première fois qu'il m'avait demandé de travailler avec lui. C'était environ six semaines après notre première rencontre. Il m'avait regardé en disant : « Vous allez écrire mon livre. »

C'était avant. J'étais plus jeune, ma soif d'une mission était plus grande. Je n'avais pas d'enfants, pas autant d'obligations…

et je ne supervisais pas un programme de journalisme et communication de masse, avec des étudiants et des collègues qui cognaient à ma porte toute la journée.

## *Réunion*

Dans ce cas, qu'est-ce que je fais en ce moment, tard le soir, dans un hôtel de Portsmouth à rédiger ces notes pour l'introduction du livre du docteur D'Adamo ? Je suppose que je suis venu par curiosité. Nous sommes les coauteurs d'un livre qui a lancé un mouvement planétaire sur les groupes sanguins et le régime alimentaire, et bien que j'aie été très éloigné de ce domaine depuis trente ans, je me suis dit que le docteur D'Adamo était un penseur et un naturopathe tellement original que je devais au moins écouter ce qu'il avait à dire.

Le docteur et sa femme, Christiana, m'ont accueilli à l'aéroport régional Manchester-Boston, il y a deux jours. J'ai passé ces deux jours à visiter son institut (deux maisons à ossature de bois de style Nouvelle-Angleterre qui ont été réunies au centre-ville de Portsmouth), à rencontrer son personnel de naturopathes chevronnés et à apprendre à connaître une foule de thérapies, comme les bains de pieds allemands, la chambre hyperbare et le sauna Firard, que le docteur D'Adamo a ajoutées à sa pratique au fil des ans et qu'il utilise pour traiter le cancer, l'arthrite rhumatoïde et l'artériosclérose. Après les heures de travail, nous avons parcouru ensemble les terres boisées de sa ferme de dix-sept acres, en nous arrêtant d'abord dans un lieu de méditation, parfaitement aménagé avec un bouddha et un banc près de la rivière, puis dans une gloriette à côté de son jardin d'herbes, où nous avons repris contact d'abord en tant qu'hommes, puis en tant que professionnels.

Je lui ai fait remarquer que nous étions très loin de la cour de sa maison de Staten Island, où je l'avais interviewé pour notre premier livre. « Encore plus loin de mon enfance... », a-t-il laissé tomber. Il faisait référence à sa vie de fils de policier qui patrouillait à pied dans certains des quartiers les plus durs de New York.

Le docteur D'Adamo n'était toutefois pas d'humeur pensive. Sa passion pour son travail était intacte et j'ai dû le freiner à plusieurs reprises parce qu'il était prêt à disserter sur ses plus récentes observations sur les groupes sanguins – pourquoi un B comme moi devrait éviter la boisson de soja et limiter sa consommation de poulet – et surtout sur les sous-groupes sanguins, les facteurs A1 et H1 et l'influence des facteurs rhésus.

Il semblait avoir une foule de nouveaux renseignements à partager et désirait vivement que je mette mon enregistreuse en marche de façon à documenter ses propos. J'étais curieux d'entendre ce qu'il avait à dire, mais je voulais d'abord l'observer et renouer avec lui.

Je lui ai demandé ce qu'il pensait de la médecine intégrative, ce mouvement des médecins comme Andrew Weil qui associent médecine allopathique et médecine douce. Ma question a suscité une réponse fougueuse et immédiate. Il a agité la main énergiquement, tel un prophète du mécontentement.

« Qu'est-ce que les médecins connaissent à la naturopathie ? Ils en ont dénoncé les techniques en masse durant des années et aujourd'hui, ils veulent la pratiquer. S'ils veulent la pratiquer, qu'ils suivent la formation nécessaire ! Est-ce qu'ils ont étudié et pratiqué en se servant des plantes ou de l'acupuncture ? Plusieurs tâtent la médecine douce et suivent l'engouement général pour cette forme de médecine, un mouvement qui est énorme aux États-Unis parce que de plus en plus de gens sont insatisfaits de la profession médicale. »

C'était du pur D'Adamo. Il fulminait toujours dès qu'il s'agissait de défendre l'approche de la naturopathie. En outre, sa position historique était avantageuse, car il avait consacré cinquante ans à traiter ses patients en s'appuyant sur l'approche des groupes sanguins. Quel autre naturopathe américain pouvait se targuer de la même expérience ?

Je l'ai interrogé plus avant en lui demandant ce qu'il ressentait maintenant que tant d'Américains s'intéressent de plus en plus aux thérapies douces, ajoutant que les États-Unis n'en étaient pas là au moment de la rédaction de notre premier livre. À l'époque, ceux qui avaient un style de vie naturel et faisaient appel à des praticiens de la médecine douce étaient considérés comme des illuminés, sinon des imposteurs.

De nos jours, une foule de gens mangent couramment des aliments biologiques, pratiquent le yoga, consultent un acupuncteur et prennent des vitamines et des plantes médicinales. L'approche de la médecine douce, comme le concept de médecine préventive, est beaucoup plus répandue.

« Oui, c'est merveilleux de voir que les gens deviennent plus conscients de choses comme le yoga et la méditation, les vitamines et le régime alimentaire, a-t-il répondu. Il y a trente ou quarante ans, il fallait une ordonnance médicale pour acheter du lait cru dans un magasin d'aliments naturels à New York, en autant de pouvoir en trouver un à l'époque. Pouvez-vous imaginer pareille chose ? Aujourd'hui, vous pouvez acheter du lait biologique au supermarché du coin. Mais, la sensibilisation n'est que la première étape. Il faut encore que chacun sache si le lait cru est bon pour son organisme ou s'il doit pratiquer un exercice calmant comme le yoga ou plus rigoureux comme la course ou la natation. S'il doit manger de l'agneau ou des abats, ou être végétarien.

« Par ailleurs, on popularise beaucoup sur Internet des combinaisons dites saines de superaliments pour accroître la vitalité, lutter contre l'infertilité ou perdre du poids : elles ne sont pas seulement ridicules, elles peuvent s'avérer carrément dommageables. Recommander des régimes de jus mélangés, gorgés de sucre, pour revigorer les personnes qui souffrent de fatigue chronique pourrait les entraîner sur la pente de l'hypoglycémie ou même du diabète, si elles n'y glissent pas déjà. Tout revient toujours à savoir quels aliments conviennent à chaque individu selon son groupe sanguin et en fonction de son état de santé. »

## *Prise deux*

C'est ce dernier commentaire qui m'a décidé à collaborer une deuxième fois avec le docteur D'Adamo. J'avais devant moi un docteur en naturopathie qui avait sans doute apporté la contribution la plus originale des temps modernes à la guérison naturelle et acquis trente années d'expérience *supplémentaires* dans le traitement des maladies, et ce, à une époque où les Américains sont plus disposés que jamais à assumer la responsabilité de leur santé et à explorer de nouvelles voies thérapeutiques. Le moment semblait bien choisi pour faire de nouveau équipe.

Il est maintenant trois heures du matin à Portsmouth. Demain matin, je mettrai mon enregistreuse en marche pour commencer à recueillir ce que le docteur D'Adamo est impatient de révéler, ses observations et ses découvertes les plus récentes sur les groupes sanguins et la guérison ainsi que son plan d'attaque contre certaines des maladies les plus épineuses du XXIe siècle, entre autres, l'obésité, les maladies cardiaques, le cancer, le diabète, l'hyperactivité avec déficit de l'attention et la dépression. Qui plus est, il partage son message de prévention urgent et novateur, une initiative qui reste cruellement absente du mouvement de soins de santé américain. Le reste sera pour moi dans la narration.

**— Allan Richards**
Portsmouth, New Hampshire

## Chapitre 1

# Le régime des 4 Groupes sanguins original

Dans mon premier ouvrage publié en 1980, *One Man's Food... is someone else's poison*, j'ai [James L. D'Adamo] entrepris d'atteindre deux objectifs : j'ai revendiqué la validité de l'approche thérapeutique de la naturopathie aux États-Unis et révélé pour la première fois ma découverte sur la corrélation entre le groupe sanguin d'un individu et son régime alimentaire comme moyen de maximiser sa santé ainsi qu'une méthode de traitement des maladies, même des principales affections qui entraînent la mort aux États-Unis, à savoir la cardiopathie, le cancer, le diabète et la bronchopneumopathie chronique obstructive (BPCO).

Dans mon deuxième ouvrage, *The D'Adamo Diet*, publié en 1989, j'ai décrit mes découvertes concernant les sous-groupes sanguins et les facteurs rhésus ainsi que leur influence sur les régimes alimentaires personnalisés.

Depuis la parution de *One Man's Food,* on a beaucoup écrit sur les groupes sanguins en se basant sur mon travail et cela inclut mon fils, le docteur Peter D'Adamo, lui aussi naturopathe, auteur du livre à succès du *New York Times : 4 groupes sanguins, 4 régimes.* Bien que je sois flatté de l'intérêt des nombreux professionnels de la santé pour ma recherche et mon travail et, dans le cas de Peter, de la diffusion de mon concept sur les groupes sanguins auprès de millions de lecteurs à travers le monde, je suis déçu devant le nombre de nutritionnistes qui se sont emparés de l'idée comme s'il s'agissait de la dernière marotte en date et qui ont incorporé les fondements de mes découvertes à leur pratique ou à leurs publications avant d'avoir traité un nombre significatif de patients.

## *Groupe sanguin et individu*

*One Man's Food* n'a pas seulement lancé l'idée de la corrélation entre le sang d'un individu et son régime alimentaire, il a aussi avancé une idée radicale, *radicale* quand on la compare à la pratique habituelle de la majorité des médecins et même de certains nutritionnistes, à savoir que chaque individu est une création unique aux caractéristiques spécifiques. Autrement dit, il n'y a pas sur cette planète deux personnes identiques : il n'y a pas deux personnes qui présentent des empreintes digitales identiques, des empreintes de lèvres identiques, des lobes d'oreilles identiques, des iris identiques, des voix identiques (les jumeaux identiques ne partagent même pas toutes les mêmes caractéristiques) ; par conséquent, deux personnes, quelles qu'elles soient, ne devraient pas manger les mêmes aliments.

Le groupe sanguin est un concept très populaire en ce moment : il a même ses partisans pour affirmer qu'il définit la personnalité. Or, j'ai découvert et précisé son sens d'outil nutritionnel sur cinquante ans. Même si sa nouvelle qualité marchande est la bienvenue parce qu'elle contribue à joindre un public plus large, cela signifie que le concept est présenté à des praticiens qui tirent profit de l'association, mais qui n'ont pas suffisamment de connaissances théoriques ou pratiques en la matière.

Lorsque j'ai écrit *One Man's Food,* j'avais déjà examiné, diagnostiqué et traité plus de 15 000 patients. Je possédais une pratique prospère à Bay Ridge, dans Brooklyn, une communauté italienne tranquille non loin du gigantesque pont des Verrazano-Narrows qui relie Brooklyn et Staten Island, un bureau dans le Upper West Side, à Manhattan, et un cabinet sur la rue Hester, dans le quartier de la petite Italie, où je soignais les indigents. C'est l'époque que je considère comme la fin de l'âge des ténèbres pour la naturopathie aux États-Unis. Le mouvement américain de naturopathie, c'est-à-dire l'approche naturelle de la santé, ne faisait qu'émerger de la marginalité pour entrer dans le courant majoritaire.

## *Avance rapide*

Bien que, dans ce pays, la naturopathie remonte à la fin des années 1800 et qu'elle ait connu quelques sommets de popularité dans les années 1920 et 1930, c'est durant les années 1960 qu'elle s'est mise à attirer un public plus large, quand plusieurs approches traditionnelles de la vie ont été remises en question, parmi lesquelles la médecine traditionnelle qui traite les symptômes plutôt que les causes et croit que tout le monde a essentiellement le même corps.

La génération des bébé-boumeurs a cherché des solutions de rechange à plusieurs aspects de la société moderne, qui était devenue de plus en plus mécaniste et s'était progressivement séparée de la nature. Les préoccupations actuelles quant aux changements climatiques et au réchauffement planétaire ne sont pas nouvelles. Le mouvement environnemental et la recherche d'air, d'eau et d'aliments plus purs (c'est-à-dire non colorés et conservés à l'aide d'ingrédients artificiels, dont certains sont connus pour être des agents cancérigènes) étaient une réaction à un monde qui comptait sur les pesticides pour produire des fruits et des légumes, et sur les antibiotiques et les hormones pour engraisser le bœuf et le poulet, un monde dont les industries et les véhicules produisaient des quantités astronomiques de dioxyde de carbone et d'autres polluants qui assombrissaient les villes et augmentaient l'incidence de l'asthme et d'autres formes de maladies respiratoires.

Tant le commun des mortels que les scientifiques ont commencé à reconnaître que notre style de vie nous étouffait et que l'obésité, la cardiopathie et les autres maladies chroniques caractéristiques de la société industrialisée étaient favorisées par la consommation quotidienne d'aliments traités.

Dans bien des domaines, les États-Unis viennent loin derrière les nations européennes comme l'Allemagne et la Suisse qui veillèrent beaucoup plus soigneusement à préserver leurs aliments : leurs aliments biologiques – tomates, légumes verts, raisins, cerises et autres – n'étaient pas de pâles et insipides imitations de l'original, comme c'est trop souvent le cas en Amérique. Par ailleurs, les maladies étaient couramment traitées à l'aide de thérapies que nous appelons non traditionnelles, *non traditionnelles* signifiant ici pour nous une approche différant du diagnostic rapide suivi de la prescription de produits pharmaceutiques par un médecin. Dans les pays européens, les médecins employaient des herbes et des plantes médicinales, des remèdes homéopathiques, des thérapies hydriques et minérales ainsi qu'une foule de remèdes doux et efficaces tirés de la nature.

Aux États-Unis, les jeunes gens ont commencé à expérimenter le végétarisme, la macrobiotique et les thérapies naturelles en avançant l'idée que *nous* sommes responsables de notre bien-être personnel et que nous pourrions prendre des mesures préventives pour faire en sorte de nous attacher le grand cadeau de la santé. Comme dans ce pays, les soins de santé étaient et restent une question de profit, plus précisément du profit que l'on tire de la maladie des gens, ce n'était pas une pensée que l'Association médicale américaine ou les sociétés pharmaceutiques encourageaient volontiers. *SiCKO*, le documentaire réalisé par Michael Moore en 2007, est un portrait très juste du système de soins de santé américain : si vous ne pouvez pas payer, souffrez.

Il n'a jamais été facile d'être docteur en naturopathie dans ce pays ni d'être désigné en Amérique comme un « praticien de médecine douce » prônant l'utilisation thérapeutique d'aliments ou d'herbes médicinales pour prévenir la maladie ou contribuer à la guérir. Quand j'ai commencé à exercer dans les années 1950, je ne pouvais même pas, comme aujourd'hui, évoquer le fait que j'étais capable d'aider les patients atteints d'un cancer à le vaincre grâce à leur régime alimentaire, et ce, même si le cancer est généralement une maladie d'origine alimentaire.

Si l'idée que les aliments sont des médicaments explosait comme une nouveauté sur la scène américaine de la santé dans les années 1960, mon concept des groupes sanguins et l'idée qu'il faudrait traiter les gens comme des individus, cas par cas et non comme des copies conformes, représentaient aussi des idées novatrices, même si les esprits traditionnels les considéraient souvent comme des prémisses absurdes. Pourtant, tandis que je basais mes traitements sur la corrélation entre les groupes sanguins et le régime alimentaire et que je contribuais à soulager mes patients, la rumeur concernant ma découverte et mon approche se répandait dans la ville de New York et au-delà, et mes bureaux étaient pris d'assaut par les patients, dont plusieurs souffraient de maladies à un stade avancé.

## *Soins de santé américains : la prévention est indispensable*

Aujourd'hui, trente ans plus tard, le climat a changé aux États-Unis pour ce qui est des soins de santé. Il n'en reste pas moins que le système de santé américain vit un profond bouleversement. Selon les Centers for Disease Control and Prevention (CDC), les maladies chroniques comme la cardiopathie, le cancer, le diabète et l'obésité représentent plus de 70 % des coûts en soins de santé aux États-Unis. Pourtant, ceux qui en souffrent ne reçoivent que 50 % environ des soins préventifs recommandés. Aux États-Unis, le cancer est responsable d'une mort sur quatre. Plus de 65 % des Américains sont obèses et les CDC estiment que l'obésité cause plus de 112 000 décès annuels et est à l'origine d'autres maladies comme le diabète, l'hypertension, l'arthrite, les affections respiratoires, la dépression et les complications gynécologiques, dont l'infertilité.

Pourtant, je crois – je *sais* – qu'il est possible de prévenir le cancer et ces affections chroniques et que si ces maladies étaient prévenues ou traitées par l'application de ma recherche et de mon travail sur les groupes sanguins, nous pourrions économiser plus de cent milliards de dollars de dépenses annuelles dans les soins de santé.

Aujourd'hui, les puissantes sociétés pharmaceutiques parviennent encore à mettre sur le marché des médicaments dont plusieurs ont de longues listes de graves effets secondaires ou n'ont pas fait l'objet d'essais cliniques assez longs et s'avèrent nocifs pour le patient. (Par exemple, avant d'être retiré du marché en 2004, le Vioxx, un médicament pour soigner l'arthrite, a été à l'origine d'environ 30 000 arrêts cardiaques.)

Heureusement, il y a aussi une plus grande sensibilisation quant au rôle joué par les aliments dans la guérison.

Il y a dix ans, quand je suis déménagé à Portsmouth après avoir exercé à mon bureau de Montréal et à mes instituts de Brooklyn et de Toronto durant quarante ans, je cherchais à conclure ma pratique et à consaçrer plus de temps à l'enseignement de mon travail sur les groupes sanguins à d'autres naturopathes. Les patients ont pourtant continué d'affluer d'aussi loin que la Californie, Hong Kong, les Philippines, le Mexique et l'Amérique du Sud, certains venus de pays avec une médecine socialisée comme l'Angleterre et la France, et d'autres qui avaient même une assurance maladie et pouvaient s'offrir de coûteux traitements de médecine allopathique (très peu de mes traitements sont couverts par une assurance). Pourquoi agir ainsi ? Pourquoi ces gens dépensaient-ils des milliers de dollars et parcouraient-ils la moitié du globe pour obtenir ces programmes individualisés que je concevais à leur intention ? Parce que ce que mon père m'avait dit quand j'étais gamin était vrai : la santé est le plus grand trésor qui soit et il n'y a pas grand-chose que l'on puisse faire sans elle.

Je suis heureux de voir grandir chez les gens la conscience de l'importance des aliments, des plantes médicinales et de l'exercice pour la santé. Plusieurs médecins qualifient encore les approches de médecine douce, y compris la mienne, de « charlatanisme », parce que la preuve de leur efficacité et le mode de fonctionnement des techniques n'ont pas été scientifiquement validés, bien que l'on puisse certainement en observer les résultats. Ils ont malgré tout été obligés de commencer à incorporer des remèdes naturels à leur pratique, puisque des millions d'Américains les emploient et jouissent de leurs bienfaits.

Quoi qu'il en soit, cette sensibilisation accrue ne constitue qu'une étape dans la prévention et le traitement des maladies chroniques. Après avoir exercé 50 ans et traité plus de 50 000 patients, je continue d'affirmer que chaque être humain est un individu unique issu du mélange de la génétique de ses deux parents, façonné par sa culture, la société et la région géographique où il est élevé et vit, et gouverné par ses pensées dominantes.

Mais, surtout, le groupe sanguin d'un individu, qu'il soit O, A, B ou AB, est le guide le plus fiable que nous offre la nature pour déterminer ses besoins alimentaires particuliers.

Je souhaiterais nuancer cette affirmation : c'est ce qui m'a décidé à entreprendre la rédaction de *Mieux vaut prévenir... que guérir.* Après la publication de *One Man's Food,* j'ai découvert en poursuivant ma recherche sur la nature des groupes sanguins que l'élaboration de régimes alimentaires individualisés comporte beaucoup plus qu'une simple corrélation entre les aliments et les quatre groupes sanguins. Mes recherches ultérieures ont confirmé le sens des sous-groupes sanguins, présents chez les individus dont les parents et les grands-parents sont de groupes sanguins différents. Ainsi, un individu du groupe O pourra avoir certaines caractéristiques sous-jacentes d'un A ou d'un B, tandis qu'un A pourra avoir plusieurs traits d'un O ou d'un B.

Par ailleurs, j'ai découvert que les facteurs rhésus (Rh positif et Rh négatif), A1 et H1, ainsi que d'autres qualités du sang qui peuvent être déterminées par groupage sérique, ont aussi un rôle à jouer dans l'élaboration du régime alimentaire et du traitement individuel d'un patient. J'ai constaté que les personnes au Rh positif semblent réagir plus vite au programme des 4 Groupes sanguins que celles au Rh négatif, qui répondent lentement. Les O qui sont H1 positif ont besoin de plus de protéines que les O H1 négatif. Les A qui sont A1 positif ont besoin de protéines et d'un régime végétarien, tandis que les A1 négatif n'en ont pas autant besoin et peuvent opter pour un végétarisme strict.

Comme vous pouvez le constater, le groupage sanguin est complexe et fait appel à bien plus qu'une simple compréhension générale des quatre groupes sanguins. Au cours de mes années de recherche et de travail sur les différentes qualités du sang, je suis parvenu à guérir les maladies les plus débilitantes de notre époque avec un succès de plus en plus grand et spectaculaire.

Ce livre est la somme de mes années d'application de mon système de guérison ; il présente l'information la plus récente sur les groupes sanguins et l'alimentation, que vous pourrez appliquer pour améliorer votre état de santé général. Il représente aussi un défi à la profession médicale et à ceux qui se proclament les adeptes du régime des 4 Groupes sanguins, car il révèle comment mon travail élargi sur les groupes sanguins parvient à prévenir et à guérir les maladies chroniques, notamment le cancer, la cardiopathie, le diabète, l'obésité, l'hypoglycémie et la dépression, des maladies qui continuent de saigner le système de soins de santé de la nation et de causer sans raison la souffrance humaine.

## Chapitre 2

# Groupes sanguins et prévention

Deux des histoires les plus mémorables de mes années de pratique concernent deux jeunes garçons. Dans le premier cas, Roger souffrait d'hyperactivité avec déficit de l'attention (HDA). Il est normal pour un garçon de neuf ans d'être très dynamique et actif et Roger ne faisait pas exception à la règle : il était toujours en mouvement. Par contre, il y a une différence de qualité entre l'activité et la frénésie. Comme beaucoup d'enfants souffrant d'HDA, Roger était incapable de rester assis sans bouger ou de se concentrer longtemps. À l'école, il perturbait souvent la classe en criant durant les leçons magistrales ou il se disputait avec ses camarades durant la récréation, épisodes qui dégénéraient souvent en batailles.

Roger avait été traité médicalement ; il avait pris avec des résultats limités la panoplie typique des médicaments prescrits dans son cas, comme le Ritalin. Ses parents l'ont emmené à ma clinique de Toronto en dernier recours : plusieurs patients trouvent ainsi le chemin de mon cabinet après avoir suivi sans grand succès la voie de la médecine traditionnelle. Or, la médecine traditionnelle avait échoué lamentablement avec Roger : sa mère devint hystérique en m'expliquant qu'il avait mis le feu à la maison familiale.

Je n'avais pas de réponse facile à donner aux parents quand ils m'ont demandé pourquoi leur fils avait incendié la maison. Il pouvait y avoir une foule d'explications à l'état émotionnel et psychologique et aux actions extrêmes de Roger, mais je ne voulais pas spéculer. Par contre, je savais implicitement ceci : plusieurs maladies, dont l'HDA, sont le résultat d'un déséquilibre dans la biochimie de l'organisme, qui peut se traiter par la nutrition et une supplémentation vitaminique. J'expliquai que je travaillais de l'intérieur vers l'extérieur et que j'essayais de remettre de l'ordre dans l'organisme par l'alimentation en me fondant sur le groupe sanguin de l'individu. S'ils étaient prêts à me faire confiance et à suivre mes recommandations, à la lettre dans ce cas de figure, nous arriverions peut-être à normaliser le comportement de Roger.

Son père me dit qu'il avait lu sur la corrélation entre le groupe sanguin et la génétique dans *De l'inégalité parmi les sociétés : essai sur l'homme et l'environnement dans l'histoire*, de Jared Diamond, scientifique évolutionniste et professeur de géographie et de physiologie à l'Université de la Californie, à Los Angeles, qui s'était mérité un Pulitzer pour cet ouvrage. Par la suite, il apporta le livre et me lut la citation suivante qui décrit la résistance de l'individu aux maladies en fonction de son groupe sanguin :

> [...] la mortalité différentielle venant des maladies épidémiques dans les sociétés traditionnelles européennes avait peu à voir avec l'intelligence, mais relevait plutôt d'une résistance génétique tributaire de certains détails de la chimie corporelle. Ainsi, les individus des groupes sanguins B ou O ont une plus grande résistance à la variole que ceux du groupe A.

Le fait que le père de Roger ait lu sur les groupes sanguins et la maladie a probablement entamé son scepticisme par rapport à la possibilité que l'on puisse traiter l'HDA de son fils en adaptant son régime alimentaire à son groupe sanguin. Sa conjointe était moins portée à débattre intellectuellement des fondements scientifiques de mon approche. Comme j'ai à Toronto la réputation de réussir à guérir un certain nombre de conditions dont l'HDA grâce à l'alimentation et à divers suppléments, elle s'engagea à fond dans le programme.

## *HDA : tsunami intérieur*

Roger était du groupe O. J'expliquerai plus en détail les qualités physiques et émotionnelles du groupe O et ses besoins alimentaires, mais règle générale, le O est doté d'une nature active et d'une santé robuste et a besoin de portions quotidiennes de protéines animales. J'ai donc recommandé que Roger suive un régime riche en protéines en commençant par un frappé protéique au réveil et avant le déjeuner, et en poursuivant par sept petites portions de poisson, de viande, de dinde, de bison ou d'agneau toutes les deux heures durant la journée.

J'ai aussi beaucoup réduit sa consommation de glucides – pains, pâtes et pommes de terre en purée qui se transforment tous en glucose au moment de la digestion – et immédiatement éliminé toutes les sources de sucre de son régime, y compris le miel, les friandises, les boissons gazeuses, les jus de fruit, le sirop d'érable (dont Roger nappait généreusement ses gaufres tous les matins) et tous les aliments édulcorés avec du sirop de maïs riche en fructose (qui se transforme aussi en glucose pur au moment de la digestion).

C'est un fait aujourd'hui bien connu – on voit même à la télévision des publicités de boissons énergétiques qui le mentionnent – que le sucre sous toutes ses formes, y compris le sucre des fruits, survolte le corps d'une poussée d'énergie. Pour un garçon atteint d'HDA ou enclin à l'hyperactivité, ces explosions continues d'énergie produisaient une force chaotique et puissante. Je la compare à une mer intérieure houleuse. Imaginez que vous observez des vagues qui se fracassent sur une plage ou une côte rocheuse.

Le sucre agite et stimule le courant sanguin avec cette même énergie incontrôlée. Il fallait que les forces qui faisaient rage à l'intérieur de Roger aient la puissance d'un tsunami intérieur pour le pousser à mettre le feu à la maison familiale.

Bien que cela ne soit peut-être pas apparent, un organisme soumis à des déferlements continus et toujours en mouvement est très fatigué, en fait épuisé. L'apport constant en protéines, qui fournissent une nourriture à digestion lente, conjugué à une consommation limitée de glucides et à l'absence de sucre, contribuerait à équilibrer le taux de glucose sanguin de Roger, lui redonnerait des forces en les rebâtissant et permettrait à son organisme de retrouver sa vitalité intrinsèque. Un apport quotidien en vitamines du complexe B, en doses convenant à sa condition et à son groupe sanguin, était aussi essentiel pour nourrir et apaiser son système nerveux.

Roger a répondu assez rapidement au régime et acquis assez de maîtrise sur ses états affectifs et psychologiques pour pouvoir retourner en classe après plusieurs mois, où il s'est mis à exceller pour la première fois.

## *Asthme et régime*

Le second garçon, Ivan, démontrait l'impact de l'irresponsabilité parentale sur la santé d'un enfant. Ivan avait un grave problème d'asthme et se retrouvait souvent à l'urgence, la respiration sifflante, toussant et suffoqué. Les individus du groupe A sont extrêmement sensibles aux produits laitiers : un petit verre de lait, un morceau de fromage ou une cuillérée de crème glacée agissent comme un poison sur leur organisme. L'organisme d'Ivan réagissait en produisant une quantité excessive de mucus glaireux qui obstruait ses voies respiratoires.

J'ai immédiatement éliminé tous les produits laitiers de son régime, puis les produits de blé, beaucoup trop acides pour le groupe A, et je lui ai fait suivre un régime strictement végétarien.

Le groupe A est le seul groupe qui devrait être entièrement végétarien, bien que certains traits des autres groupes soient susceptibles de modifier les besoins de certains A.

Après quelques semaines de ces recommandations, Ivan n'avait plus les poumons congestionnés et a pu arrêter d'utiliser son inhalateur de stéroïdes. Il a repris une vie normale incluant des activités sportives quotidiennes à l'école.

Or, il était de retour à mon bureau deux mois plus tard, la respiration plus sifflante que jamais. Je le soupçonnais d'avoir laissé tomber son régime et j'étais sûr qu'il mangeait de nouveau des produits laitiers. Sa mère me confia qu'il regardait souvent la télévision le soir, en mangeant de la crème glacée et des biscuits avec son père quand celui-ci rentrait du travail.

Je perds rarement patience avec un patient, mais dans ce cas, j'ai entraîné le père dans le vestibule à l'extérieur de mon bureau et je l'ai sermonné. Je lui ai dit que c'était *son* affaire s'il voulait manger de la crème glacée et des biscuits, mais pourquoi détruire la chance de son fils de vivre en santé ? La mère d'Ivan a fait en sorte qu'il n'y ait plus de desserts devant le téléviseur. Les réactions asthmatiques du garçon ont de nouveau disparu.

## *Conseils de prévention ?*

Je pense souvent à Roger et à Ivan et à la manière dont leur vie a été transformée après qu'ils eurent adopté le régime alimentaire convenant à leur groupe sanguin. Je pensais beaucoup à eux et à plusieurs autres patients durant la campagne électorale de 2008, puisque le centre-ville de Portsmouth, où se situe mon institut, était l'un des premiers arrêts sur la route des élections primaires et de la campagne présidentielle, ce qui fait que des candidats de tous les partis se sont rassemblés ici pour essayer de vendre leur programme.

Encore une fois, les soins de santé se sont révélés un sujet d'importance, et bien que certains politiciens aiment à dire que le système de soins de santé américain est le « meilleur au monde », le prestigieux Commonwealth Fund lui a attribué la dernière ou l'avant-dernière place concernant la qualité, comparé à l'Australie, au Canada, à l'Allemagne, à la Nouvelle-Zélande et au Royaume-Uni.

Je suis en faveur d'une assurance maladie universelle, mais je crois ardemment que même en modifiant notre approche des soins de santé, plusieurs millions d'Américains continueront de souffrir inutilement. Nous oublions la partie la plus importante des soins de santé : la *prévention.*

Notre système de soins de santé est à l'envers. Nous essayons de traiter une maladie une fois qu'elle est solidement installée dans l'organisme et nous consacrons peu de temps et d'argent à éduquer le public quant à l'importance des aliments qu'il ingère et à la manière de prévenir d'emblée l'éclosion de la maladie.

Dans un récent rapport du Partnership for Prevention, un groupe sans but lucratif sur les politiques en matière de santé, des spécialistes de la santé, parmi lesquels des médecins des CDC, ont déclaré que l'augmentation de l'utilisation de seulement cinq services préventifs sauverait plus de 100 000 vies par année aux États-Unis. Comme l'a expliqué le docteur Kathleen Toomey des CDC, « cela démontre de façon très spectaculaire le résultat potentiel de la prévention. Notre pays n'a jamais vraiment investi en prévention ».

Quoi qu'il en soit, il y a une attrape, même dans ce rapport : les cinq conseils de prévention recommandés. Permettez-moi de les revoir à votre intention :

1. Prendre une aspirine à faible dosage chaque jour pour prévenir la cardiopathie.

2. Passer régulièrement un test de dépistage du cancer du côlon.

3. Passer régulièrement une mammographie.

4. Cesser de fumer.
5. Pour ceux qui ont plus de cinquante ans, recevoir le vaccin contre la grippe chaque année.

Bien entendu, on ne devrait pas fumer et il faudrait passer périodiquement des tests de dépistage du cancer, mais la base de la prévention, c'est-à-dire l'importance de l'alimentation quotidienne, est absente de la liste. S'agissant de maladies d'origine alimentaire, comment notre système de soins de santé peut-il négliger de souligner les effets des aliments que nous mangeons ?

Les scientifiques ont depuis longtemps la preuve bien documentée de la corrélation qui existe entre certains aliments et la maladie chronique. Ainsi, le Conseil national de la recherche citait la preuve écrasante du lien entre les facteurs alimentaires et le cancer du sein dans un rapport datant de 1982, *Diet, Nutrition and Cancer*.

Aux États-Unis, le ministère de la Santé et des Services humanitaires et le ministère de l'Agriculture ont même publié des conseils d'ordre scientifique pour promouvoir la santé et réduire les risques de maladie chronique grâce au régime alimentaire et à l'activité physique dans leur guide alimentaire de 2005, *Dietary Guidelines for Americans* :

> Une saine alimentation est essentielle à la santé et absolument vitale à la croissance et au développement harmonieux des enfants et des adolescents. (...) Les maladies et les conditions associées à un régime alimentaire déficient incluent les maladies cardiovasculaires, l'hypertension, la dyslipidémie, le diabète de type 2, la surcharge pondérale et l'obésité, l'ostéoporose, la constipation, la diverticulite, l'anémie ferriprive, les affections buccales, la malnutrition et certains cancers.

## *Comprendre les aliments*

De nos jours, les médecins retournent graduellement à ce qu'Hippocrate a proclamé, il y a 2500 ans : « Que ton aliment soit ta seule médecine ! » Ils offrent de plus en plus ce qu'ils considèrent comme de bonnes idées sur la nutrition dans des articles de magazines ou de sites Internet. Mais, que recommandent ces praticiens modernes ?

Mangez des betteraves, disent-ils, parce qu'elles sont une bonne source d'acide folique et de bétaïne, deux nutriments qui contribuent à réduire le taux d'homocystéine dans le sang, un composé susceptible d'endommager les artères et d'accroître le risque de cardiopathie. Buvez du jus de grenade, parce qu'il peut réduire la pression artérielle en un an. Mangez des tomates, parce qu'elles contiennent du lycopène, qui combat le cancer.

Or, ces recommandations, comme bien d'autres, sont d'ordre général. Le jus de betterave et de grenade, ainsi que le jus de carotte, une autre boisson santé populaire, contiennent aussi d'importantes quantités de glucose (sucre) ; si vous souffrez d'hypoglycémie ou d'une chute de glucose sanguin, ils ne feront que perturber davantage votre pancréas et vos glandes surrénales, augmentant par le même fait votre fatigue. Si Roger avait bu régulièrement du jus de carotte ou de betterave, il n'aurait jamais réussi à maîtriser sa condition (HDA) et son comportement frénétique.

Et il faudrait que tous ces pauvres gens qui essaient de profiter des bienfaits protecteurs du lycopène en mangeant des tomates, de la sauce tomate ou du ketchup aux tomates, consomment au moins deux cents tomates par semaine ! Même s'ils avaient le temps d'en manger autant et les ressources pour le faire, cette quantité s'avérerait trop acide pour la majorité, en particulier pour les personnes du groupe B et celles qui souffrent de problèmes gastriques.

Comme je l'ai dit et bien qu'on ne puisse jamais le répéter assez souvent, la prémisse de mon credo et de ma pratique est que chaque individu est une création unique, composée de deux ensembles distincts de caractéristiques génétiques, jumelés une seule fois dans notre univers et jamais plus par la suite. Je crois qu'il n'y a pas de stéréotypes humains, pas de copies conformes, pas de reproductions parfaites ; des similarités, oui, une parenté, certainement, mais même les membres d'une même famille présentent de grandes différences personnelles. Par conséquent, il n'y a pas deux personnes qui puissent avoir le même régime alimentaire.

Au début de ma carrière, mes études en pathologie sanguine m'ont incité à explorer la possibilité d'un lien entre la qualité du sang d'un individu et les caractéristiques de son organisme, y compris ses besoins alimentaires. Par ailleurs, grâce à mon observation des groupes et des sous-groupes sanguins, à mon insistance sur l'importance d'une alimentation réfléchie et à ma connaissance des aliments qui donnent de la force à chaque organisme (et non qui obéissent à la règle d'or des papilles gustatives de chacun), des infirmes ont recouvré la santé et, fait peut-être tout aussi significatif, beaucoup ont été sauvés d'une maladie chronique.

Tout comme un médecin prescrit des ordonnances de médicaments pour combattre des symptômes, j'élabore des fiches de régime en recommandant (au besoin) des fruits, des légumes, des protéines animales et des céréales qui s'accordent au groupe et au sous-groupe sanguins de l'individu et à l'état actuel de son organisme. À l'instar de la majorité des gens qui prennent un médicament pour soulager un symptôme, mes patients se servent des aliments pour renforcer et équilibrer leur organisme, pour le protéger de la perte de sa vitalité naturelle et, dans le cas d'une maladie, pour guérir la cause à l'origine de leur problème. Par conséquent, je pourrai *de fait* recommander le jus de betterave, de grenade ou de carotte, ou le gombo, le riz brun ou une foule d'autres aliments, mais ce sera en fonction des besoins individuels du patient.

## *Éviter la maladie*

Il y a quelque temps, j'ai lu un article du *Boston Globe* sur l'une de mes anciennes patientes qui participait au marathon de Boston. J'ai été heureux d'apprendre cela, étant donné que seulement trois ans auparavant, cette femme luttait contre un cancer du sein. Même si j'aime toujours autant aider mes patients à recouvrer la santé, comme dans le cas de cette femme, je sais aussi que si elle avait compris quels aliments elle devait manger *avant* que son organisme soit compromis, avant l'apparition du cancer, elle aurait pu l'éviter.

Le cancéreux, le diabétique, la femme stérile, l'enfant atteint d'HDA, l'adolescente déprimée, l'arthritique prématurément vieilli... tous ces amoureux de la vie qui désirent ardemment la santé, tous ceux qui sont fauchés avant leur heure, non par la guerre ou parce qu'ils étaient sans le sou et incapables d'acheter un peu de nourriture, mais à cause d'un sac à provisions rempli d'aliments qui ne convenaient absolument pas à leur groupe sanguin, aucun d'entre eux n'aurait jamais dû souffrir autant.

Tandis que les politiciens américains essaient de trouver un remède pour guérir notre système de soins de santé en piètre état, votre famille et vous avez la possibilité de participer tranquillement à une véritable révolution des soins de santé en vous voyant comme des êtres uniques et en *prévenant* les maladies chroniques qui continuent de frapper tant de gens.

## Chapitre 3

# Groupes sanguins : une vérité de la nature

Chaque jour, partout sur la planète, des gens regardent des téléviseurs à écran plasma, bavardent au téléphone grâce à un appareil cellulaire qui prend des photos et diffuse les informations et conduisent des voitures qui se garent seules. Toutes ces merveilles du XXI^e siècle reposent sur des technologies sophistiquées et sont vendues avec un guide d'utilisateur.

On déchiffre de plus en plus la complexité de nos corps physique, émotionnel, psychologique et spirituel grâce à l'ADN individuel... mais notre histoire personnelle est aussi écrite dans notre sang.

En déchiffrant les qualités inhérentes aux différents groupes sanguins (O, A, B et AB), j'ai pu guider des milliers de personnes partout dans le monde à mieux comprendre leurs besoins alimentaires.

Celles qui mettent ces enseignements en pratique atteignent le degré de santé que la nature a prévu pour leur organisme unique et font en même temps en sorte de contribuer à prévenir les maladies dégénératives les plus fréquentes.

Encore une fois, laissez-moi reconnaître qu'en matière de santé, plusieurs parmi nous sont déjà sur une voie meilleure que celle des générations précédentes. Nous achetons des aliments confectionnés à partir d'ingrédients biologiques et consommons les produits des fermes familiales locales. Les programmes d'agriculture soutenue par la communauté et les marchés de producteurs, même dans des zones urbaines comme New York ou Boston, offrent aux consommateurs la possibilité d'acheter des légumes, des viandes et des céréales plus frais et significativement plus nutritifs que les aliments venant de l'autre bout du pays (aux États-Unis, la plupart des aliments sont cueillis quatre à sept jours avant d'être expédiés au marché, à 1 600 km en moyenne de leur point d'origine, et ce, même dans le cas des magasins d'aliments naturels).

Aujourd'hui, presque cinq millions d'adultes américains pratiquent le végétarisme et selon l'Association diététique américaine, le quart de la population des États-Unis se dit « flexitarienne », c'est-à-dire que son régime alimentaire consiste principalement en végétaux et se compose de céréales, de légumes et de fruits, mais aussi de produits laitiers ou de viande maigre comme le bison, le poisson, la volaille ou l'autruche, deux ou trois fois par semaine.

Presque tout le monde en Amérique expérimente un type quelconque de régime alimentaire. Pourtant, par rapport aux maladies d'origine alimentaire comme l'obésité et le cancer qui emportent plus de 500 000 personnes par année, nous devons vraiment étudier plus sérieusement nos habitudes alimentaires. Cependant, quel régime choisir ?

Quand je parle du régime Groupe sanguin, il n'est pas question d'une diète à la mode ou d'un programme d'amaigrissement. Je parle de ce qui est à mon avis, et je l'ai prouvé maintes et maintes fois, une vérité de la nature. Je parle de comprendre votre physiologie personnelle et les aliments qui conviennent à votre organisme.

Par conséquent, si vous êtes du groupe A et que vous faites partie des cinq millions d'Américains végétariens, je dirais que vous êtes probablement sur la bonne voie. Par contre, si vous êtes du groupe O, un type très actif physiquement qui exige un apport quotidien en protéines animales, vous privez votre corps d'une nutrition dont il a bien besoin. Au fil du temps, vous réduirez la vitalité innée de votre organisme, vous ressentirez de la fatigue et de la lassitude et vous vous rendrez vulnérable à la maladie.

Néanmoins, nul besoin que cela se produise pour le O ou un autre groupe : il suffit de suivre la voie définie par votre groupe sanguin.

## *Groupe O*

Étudions de plus près le groupe O afin de déterminer pourquoi l'individu de ce groupe devrait suivre un régime alimentaire riche en protéines.

Plus de la moitié de mes patients sont du groupe O. Sur le plan de la constitution, le O est le plus robuste de tous les groupes sanguins et a la plus longue espérance de vie. L'individu du groupe O a généralement un physique bien développé et s'épanouit dans l'activité physique. En fait, ce sont les athlètes de ce monde. Bien qu'ils aient tendance à être musclés, leur circulation sanguine peut se révéler paresseuse et sans un programme d'exercice vigoureux de soixante minutes ou plus par jour pour stimuler leur système circulatoire, ils deviendront rapidement léthargiques (plus que n'importe quel autre groupe sanguin). Grâce à un exercice physique vigoureux, les O récupèrent leurs forces et maximisent leur énergie physique, mais y gagnent aussi la clarté mentale indispensable aux champions.

Ce qui nous ramène au besoin de ce groupe en protéines animales.

En remontant dans l'histoire du développement de l'humanité, nous constatons, comme les anthropologues nous l'apprennent et comme le décrit également mon fils Peter dans son livre *4 groupes sanguins, 4 régimes,* que le O a été le premier groupe sanguin à faire son apparition. Le premier homme était un chasseur qui dépendait de ses prouesses physiques pour traquer et tuer sa nourriture. Par ailleurs, le syndrome de lutte ou de fuite n'a jamais été plus sollicité que chez nos ancêtres dont la survie quotidienne ne tenait qu'à un fil. Cet homme avait donc besoin de carburant à indice d'octane élevé, et ce carburant venait de sa consommation régulière du type d'aliment le plus riche qui soit en énergie : les protéines animales.

De nos jours, nous sommes peu à chasser notre prochain repas et notre mécanisme de lutte ou de fuite est déclenché beaucoup moins souvent qu'à d'autres époques de l'histoire de l'humanité ; pourtant, le groupe O porte toujours l'empreinte de ses prédécesseurs et a besoin de portions quotidiennes de protéines animales pour combler ses besoins physiques.

Le O qui essaie d'adopter un régime végétarien aura toujours faim et sera constamment en train de grignoter, d'ordinaire un glucide, pour obtenir un regain d'énergie. Le O qui suit ce régime finira par devenir hypoglycémique, c'est-à-dire que son taux de glucose sanguin chutera. L'hypoglycémie, qui frappe de 65 à 85 % des Américains, est causée par la consommation d'une trop grande quantité de sucre provenant des glucides et de l'alcool (ainsi que de trop nombreuses tasses de café ou de boissons énergisantes aux herbes contenant de la caféine), ce qui entraîne une sécrétion excessive d'insuline par le pancréas.

Tous les glucides, y compris les légumes-racines, les fruits et les céréales, le sucre de canne et la cassonade, se décomposent en glucose au moment de la digestion. Le pancréas sécrète de l'insuline dans le sang pour réguler le glucose, mais chez l'« hypoglycémique », cette sécrétion est trop importante et le taux de glucose chute rapidement, de façon préjudiciable pour l'organisme.

Le glucose sert de carburant à toutes les cellules de l'organisme, mais quand son taux dans le sang est trop bas, les cellules sont affamées, ce qui entraîne souvent la fatigue physique, mentale et émotionnelle. Si elle n'est pas traitée, l'hypoglycémie peut finir par engendrer une foule de maladies, de la dépression au cancer en passant par le diabète.

L'hypoglycémie est plus souvent présente chez les O privés de protéines animales que chez n'importe quel autre groupe sanguin.

Pour une santé optimale, les O devraient inclure plusieurs portions de dinde, d'agneau, de poisson et à l'occasion, de bœuf biologique, dans leur alimentation quotidienne. Cependant, ils devraient restreindre leur consommation de produits laitiers et de produits du blé ou y renoncer complètement. Le lait, les fromages et les œufs entraînent la production d'une quantité excessive de mucus dans l'organisme du O, une réaction qui dégénère souvent en conditions respiratoires et circulatoires chroniques. Les O qui renoncent aux produits laitiers ou réduisent sévèrement leur consommation préviendront ou amélioreront de façon spectaculaire leur asthme ou leurs sinusites chroniques.

De tous les groupes sanguins, le O est celui qui a naturellement tendance à souffrir du moins grand nombre de maladies circulatoires et cardiaques. Par contre, le O qui consomme régulièrement des produits laitiers répondra plus comme un A (de tous les groupes sanguins, le A est sujet au plus grand nombre de maladies cardiaques) et développera un excès de plaque artérielle, ce qui entraînera l'apparition d'une foule de maladies du cœur et du système circulatoire.

Les produits du blé perturbent pareillement l'organisme du O et peuvent entraîner un déséquilibre du taux d'acide chlorhydrique dans l'estomac. Étant donné l'hyperacidité naturelle de leur estomac, les O ne sont pas étrangers aux antiacides. La perturbation du taux d'acide rend le O sensible à plusieurs problèmes digestifs et abdominaux, entre autres l'ulcère duodénal, la gastrite et le reflux gastro-œsophagien. Comme vous pouvez le constater, même en essayant de suivre ce que vous croyez être un régime santé (ne nous dit-on pas que le pain de blé entier est plus sain que les produits de pain blanc ?), vous pouvez quand même choisir des aliments qui sont mauvais pour votre organisme.

La clé de la santé pour le O ne relève toutefois pas seulement de ses choix alimentaires. Un style de vie préventif doit inclure la pratique d'exercices vigoureux. N'oubliez pas que le O était un chasseur. Par conséquent, si vous êtes du groupe O, que vous soyez un étudiant qui écoute des exposés toute la journée, un chef de publicité redoutable ou un vendeur, vous avez besoin d'exercices d'aérobie rigoureux : jogging, gymnastique, gymnastique suédoise, randonnée pédestre, natation ou bicyclette.

Les O qui consomment des protéines sans faire d'exercice transforment les effets favorables des protéines et leurs bienfaits pour la santé en une situation toxique pour l'organisme. Ils luttent contre un gain de poids accéléré et combattent les bourrelets, un double menton et une lassitude grandissante, jusqu'à ce qu'ils se remettent à faire de l'exercice.

Il est aussi impératif de faire de l'exercice au bon moment de la journée. Pour le O, le matin au lever représente le meilleur moment pour s'entraîner. Ceux qui le font revigorent leur système tout entier et érigent une barrière contre le stress et l'anxiété. Ceux qui s'entraînent le soir en tirent les mêmes avantages sur le plan cardiovasculaire, mais pas les mêmes bienfaits sur le plan intellectuel et émotionnel.

Il est important de noter que les individus du groupe O malades ou frappés d'incapacité doivent réduire leur apport en protéines et ne faire de l'exercice qu'au mieux de leur capacité.

## *Groupe A*

Le meilleur régime préventif possible pour le A est, comme je l'ai déjà mentionné, l'alimentation végétarienne. Alors que les O étaient des chasseurs nomades vivant dans des grottes, le groupe A est apparu après que l'homme est devenu sédentaire et s'est tourné vers l'agriculture. Des changements dans le style de vie ont entraîné des changements dans l'alimentation. Vous pourrez mieux le comprendre en songeant à votre vie quotidienne. Si vous travaillez toute la journée dans un bureau, que vous êtes un banlieusard qui se déplace plus en voiture qu'à pied, ou si vous passez trop de temps devant la télévision ou sur Internet, vous n'avez pas autant besoin de repas plantureux surtout composés de protéines que celui qui exerce une occupation plus exigeante physiquement, comme un fermier, un garde forestier ou un plombier.

Par conséquent, en s'organisant en société, on en est venu à se fier plus à son intellect qu'à sa seule force physique et un nouveau groupe sanguin a fait son apparition. Plus de 35 % de mes patients sont du groupe A.

En général, les A sont moins actifs que les O et leur organisme n'a pas autant besoin de protéines animales. Contrairement au O dont le système est prédisposé à l'hyperacidité, le A ne sécrète pas suffisamment d'acide chlorhydrique dans son estomac, ce qui fait qu'il digère difficilement les protéines. En fait, quels que soient la qualité de l'alimentation des A ou le nombre de vitamines qu'ils prennent, leur organisme reste incapable de décomposer et d'assimiler complètement les aliments et les suppléments, ce qui les amène à prendre des suppléments de bétaïne chlorhydrique et des capsules de présure pour faciliter la digestion des aliments. (La présure s'emploie communément dans la fabrication du fromage, car elle fait cailler la protéine du lait ; on la prélève généralement sur la muqueuse de l'estomac des veaux ou des chevreaux de lait, bien qu'il existe des sources autres qu'animales convenant aux végétariens. Conjuguée aux suppléments de bétaïne chlorhydrique, la présure accélère la décomposition du mucus.)

Comme les A souffrent de façon caractéristique de problèmes muqueux et qu'ils ont souvent des rhumes, des sinusites, des allergies et d'autres formes d'affections respiratoires, ils doivent à tout prix éviter les produits laitiers. N'importe quel produit laitier, goutte de lait ou tranche de fromage, est un poison virulent pour l'organisme du A. Le lait maternel quand il est nourrisson est le seul lait que le A peut tolérer et digérer.

De plus, le A devrait éviter les produits du blé entier (bien qu'il puisse tolérer le blé germé, dont l'acidité est neutralisée). Les aliments qui lui sont les plus bénéfiques seront toujours ceux qui l'alcalinisent davantage : légumes-feuilles verts, tofu, boisson de soja et assortiment de céréales comme le riz, le quinoa, l'épeautre, l'amarante et les pâtes à base de riz ou de soja.

Comme je l'ai déjà mentionné, les A ont développé un intellect aiguisé en s'adaptant à un style de vie communautaire. Ils sont connus pour la puissance formidable de leur raisonnement. Les A résolvent les problèmes. Aucun problème n'est trop complexe pour résister à un A. Dans le même ordre d'idées, comme ils sont extrêmement sensibles, les A sont plus près de leur nature émotionnelle et sont des êtres très créatifs. Ils ont tendance à s'intéresser à la culture et aux arts, et en raison de la profondeur de leur spiritualité, leurs poursuites artistiques ont souvent une qualité transcendante et font référence au divin. Selon moi, un artiste tel Michel-Ange était probablement du groupe A, tout comme le poète Percy Bysshe Shelley qui était végétarien.

Les A sont aussi portés à la surexcitation intellectuelle, ce qui accélère leur métabolisme. En dépit de leur profondeur intellectuelle, artistique et spirituelle, les A sont animés d'une énergie cinétique nerveuse et font rarement l'expérience de leur véritable dynamisme naturel. Ils sont toujours en mouvement, mentalement, physiquement et émotionnellement. En apparence, il est facile de prendre un A pour un O, étant donné que les deux semblent actifs et dynamiques. Or, le A est à la merci d'un intellect agité et non d'un corps qui veut bouger.

Ce type d'énergie erratique engendre une tension intérieure, un tumulte intime et une certaine impatience. Le A commencera souvent un projet ou un travail scolaire pour le laisser en plan. Il pourra ressentir le besoin de voyager ou d'échapper à sa situation. Anxieux et nerveux, il pourra devenir hypercritique autant de lui que des autres et dur à satisfaire.

En raison de leur capacité intellectuelle et de leur propension pour le mouvement, les A ont l'air efficaces en mode multitâche. Toutefois, ils prennent ici encore leur capacité à fonctionner en mode multitâche pour un signe de force physique. Leur agitation perpétuelle finit par les rattraper, car elle use le pancréas, les surrénales et le cœur, tout en déclenchant un vieillissement prématuré.

C'est comme s'ils utilisaient toute l'énergie vitale de leur organisme d'un coup et devenaient subitement vieux. C'est ce qui explique que les A ont l'espérance de vie la plus courte de tous les groupes sanguins, bien qu'ils puissent ajouter des années utiles à leur existence en s'alimentant correctement et en faisant l'exercice qui leur convient.

Cultiver le calme intérieur est donc l'une des clés du programme de santé et de prévention des A. Les A ont besoin de vivre dans un environnement serein ; ils ne sont pas du genre à pouvoir supporter la vie dans un appartement des quartiers intermédiaires de New York, avec leurs avertisseurs de voiture stridents et leur agitation incessante. Dans ce cas, ils seront souvent à la recherche d'un petit bout de gazon sous un arbre tranquille de Central Park et auront bien des nuits d'insomnie jusqu'à ce qu'ils emménagent dans un lieu plus calme.

L'exercice est aussi important pour le A que pour le O, mais l'entraînement du A doit avoir pour objectif d'apaiser le corps et non de l'exciter davantage. Les activités comme le jogging, la gymnastique suédoise, la gymnastique ou les sports de contact auront un effet stimulant sur le système nerveux et ne feront qu'accroître l'agitation du A. Les A devraient pratiquer le yoga, le tai chi ou le chi kung, qui les aideront à étirer leurs muscles rigides et à évacuer la tension accumulée. La pratique du yoga au réveil contribuera à centrer le A et à le préparer à affronter sa journée. Je recommande aux personnes qui ont de la difficulté à dormir de rester dans la position du lotus après avoir conclu leurs *asanas* (postures de yoga) et de répéter le mot *paix* tel un mantra. Les mots influençant les états d'âme, celui-ci contribuera à apaiser l'esprit.

La méditation aidera également les A à se centrer et favorisera un sentiment de calme, surtout s'ils s'y adonnent le matin. Ils éprouveront peut-être des difficultés à faire taire leur esprit actif au départ, mais ils finiront par apprendre à harnacher leur énergie mentale en cultivant une discipline quotidienne. Des pauses de méditation de cinq minutes toutes les deux ou trois heures assureront le calme et la concentration de leur intellect, et ce, tout en exerçant un effet régénérateur.

Essayez cet exemple élémentaire avant de dormir : allongez-vous sur votre lit ou sur un tapis de sol. Prenez quelques respirations tranquilles et fixez votre attention sur vos muscles et vos organes internes. Entrez en contact avec vos tensions intérieures. Vous serez étonné de constater combien une relaxation de cinq à dix minutes a le pouvoir de détendre vos muscles crispés, surtout dans la région des épaules et du cou.

Ce simple exercice pourra vous aider à prendre conscience de l'impact de vos pensées sur votre corps, c'est-à-dire à distinguer les pensées qui drainent votre énergie de celles qui vous remplissent d'un sentiment de sérénité et de bien-être.

## *Groupe B*

Nous connaissons tous l'expression « tout en modération ». Aucun groupe sanguin n'illustre mieux la voie du milieu que le groupe B. Le régime préventif de nutrition et d'exercice du groupe B se situe exactement entre ceux des groupes O et A. Quand son organisme est dans un état de santé équilibré, le B a besoin du meilleur des deux mondes : protéines animales et régime végétarien.

Quand il n'est pas dans un état équilibré, l'organisme du B réagit soit comme le O qui devient fatigué, s'il est privé de protéines, ou comme le A qui produit une surabondance de mucus. Les B ont généralement une constitution robuste et un bon système immunitaire. Ils peuvent tolérer des quantités modérées de produits laitiers, mais s'ils consomment trop de lait, de fromage et de beurre ou s'ils en ont consommé étant enfants, ils souffriront fréquemment de catarrhe (surabondance de mucus généralement provoquée par l'inflammation des muqueuses, en particulier du nez et de la gorge) comme les A. Ils pourront aussi souffrir de maladies respiratoires, d'allergies alimentaires, de sinusites et d'asthme.

Bien qu'à mon avis, il ne soit pas sage de boire trop de café, une tasse de café par jour, biologique de préférence, noir et sans sucre, conviendra bien à l'individu du groupe B. Le café devient progressivement plus acide à mesure qu'on lui ajoute du lait et du sucre. Par conséquent, ces quelques gouttes de lait dans une tasse de café pourront entraîner des rhumes, des toux chroniques et des problèmes respiratoires plus sérieux chez le B à la santé déséquilibrée.

Dans le cas du B qui vit dans un milieu très dépendant du chauffage central ou de la climatisation – deux systèmes qui aspirent l'humidité ambiante et dessèchent les muqueuses des voies nasales, les rendant ainsi plus irritables que la normale –, le mélange des produits laitiers et de l'assèchement des voies nasales entraînera l'inflammation de ces dernières et se traduira par de la congestion. La même chose se produit dans le cas des B qui souffrent de problèmes dermatologiques comme l'eczéma et le psoriasis : les aliments qui déclenchent la formation de mucus et l'air sec irriteront leur épiderme et aggraveront leurs irritations cutanées.

À l'instar du A, le B supporte mal les produits de blé entier. Il aura donc avantage à opter pour des substituts comme l'épeautre, le quinoa, l'amarante et les pâtes de riz. À l'instar du O, le B a aussi besoin de protéines animales et il a le choix entre plusieurs aliments, comme la dinde, l'agneau, le saumon et le flétan de l'Atlantique. Le B en santé peut aussi confectionner ses repas à partir d'une grande variété de légumes et de céréales, la modération étant la clé.

Environ 7 % seulement de mes patients sont du groupe B, mais à mes yeux, ils sont les plus faciles à identifier de tous les groupes. Avant même d'avoir fait une prise de sang, je suis capable de dire si la personne devant moi est du groupe B. Ce groupe sanguin est venu de l'Est et se retrouve fréquemment chez les Sémites et les Asiatiques, mais je ne fais pas allusion à l'ethnie quand je dis que c'est un groupe facile à identifier. Je parle de son tempérament, de ses traits de caractère et de ce petit quelque chose qui donne au B son allure distinctive.

La meilleure façon que j'ai de décrire l'individu du groupe B est de dire que c'est quelqu'un de très pragmatique qui a pourtant un pied fermement planté dans le monde spirituel. Les B semblent chevaucher les mondes tangible et transcendant et les intégrer pour présenter un point de vue unique sur la vie.

Contrairement aux A qui sont enclins à une spiritualité plus artistique ou plus rêveuse, les B ont une sorte d'aura terre-à-terre que leur besoin d'ordre explique en partie. Qu'il s'agisse de leur lieu de travail, de leur foyer ou de leur approche de résolution de problèmes, les B s'épanouissent dans l'ordre et la méthode. Cela ne veut pas dire qu'ils souffrent d'un trouble compulsif, mais les perturbations peuvent les bouleverser et les mettre en colère. Leur capacité à établir des stratégies et à vite reprendre leur monde en main constitue leur marque distinctive.

Cette caractéristique sert bien les B : elle fait d'eux des dirigeants naturels, de ceux qui fonctionnent le mieux dans des postes de grande responsabilité. Les B qui n'occupent pas des postes de responsabilité ou de direction vivront probablement de grandes frustrations. Parce qu'ils sont enclins à voir des solutions plutôt que des problèmes, ce sont des innovateurs dynamiques.

L'exercice est moins important pour le B que pour le O, mais plus important que pour le A. Ici, la modération est encore le mot d'ordre. Les B ont tendance à bien fonctionner en pratiquant la marche rapide, la natation, le hatha yoga ou un jogging modéré. Alors que les O ont besoin d'une heure d'aérobie quotidienne, les B ne devraient pas en faire plus de trente minutes par jour. S'ils en font plus, leur organisme se fatiguera.

Les B réussissent bien dans les sports de compétition, comme le basket et le tennis, mais si la cervelle l'emporte sur les muscles, ils ne pourront qu'échouer comme coureurs de fond. Par contre, ils réussissent exceptionnellement bien dans les sports qui exigent un esprit créatif et stratégique. Ils ne possèdent peut-être pas l'endurance d'un O, mais la combinaison de leur force physique et de leur créativité leur permet de surmonter cette lacune et les aide à battre un O.

À mi-chemin entre le O et le A, le B qui mange et s'entraîne en fonction de son groupe jouira d'une espérance de vie supérieure à la moyenne.

## *Groupe AB*

Le groupe AB est le plus récent et le plus rare de tous ; les individus de ce groupe représentent environ 2 % de la population mondiale et possèdent les qualités des groupes A et B. Les anthropologues nous apprennent que les peuples d'Orient, où domine le groupe B, ont envahi l'Empire romain et que les unions contractées avec les individus du groupe A, alors le groupe dominant en Europe, ont produit ce dernier-né des groupes sanguins.

Les individus du groupe AB ont hérité des tolérances des deux groupes ; quand leur santé est équilibrée, leur système immunitaire tend à démontrer une capacité accrue de production des anticorps qui protègent des infections. Cela se traduit par une susceptibilité moins marquée aux allergies et aux faiblesses auto-immunes qui sont généralement le lot du groupe A.

Le meilleur régime préventif des AB consiste en un mélange des régimes du A et du B. Un régime axé sur le végétarisme qui comprend des apports modérés de protéines animales donne de bons résultats. À l'instar des A, les AB ne tolèrent pas les produits laitiers et sont aussi prédisposés à l'hypersécrétion de mucus et aux problèmes respiratoires. Il faudrait restreindre sévèrement la consommation de produits laitiers – fromage, lait, beurre et ainsi de suite –, sinon y renoncer totalement. À l'instar des B, les AB ne tolèrent pas le blé entier et devraient le remplacer par des produits d'épeautre, d'amarante, de quinoa et de riz.

Comme les A, les AB sont plus actifs intellectuellement que physiquement, même s'ils ont tendance à s'avérer un peu plus solides sur le plan de la constitution et plus actifs physiquement. Dans leur cas, l'équilibre parfait consiste à faire de quinze à vingt minutes d'aérobie le soir afin d'en tirer profit sur le plan cardiovasculaire, et du yoga le matin pour instaurer la paix et le calme intérieur dont ils ont besoin.

Si les B sont reconnus pour leur sens de l'organisation unique et les A pour leurs qualités spirituelles et intellectuelles, les AB possèdent des qualités que l'on ne retrouve pas souvent chez les autres groupes sanguins. Ils sont capables d'équilibrer la créativité du A et le sens commercial pragmatique du B. Les artistes savent qu'il est difficile de rester pratique dans un état de création et tous les directeurs généraux de société connaissent cette lutte intérieure avec leur côté sensible.

Le groupe AB, un groupe sanguin qui n'en est qu'à ses balbutiements en termes d'évolution, semble posséder le formidable talent d'équilibrer les deux mondes. Son mot clé est d'ailleurs *équilibre*. C'est en raison de leur sens de l'équilibre, non seulement du corps mais aussi de l'esprit, que les individus AB portent à mon avis dans leur sang le sort de l'espèce humaine. Ils portent en eux, non pas l'idée de l'apocalypse et de la triste disparition du monde, mais un sens de la paix et de la non-violence susceptible de tous nous aider à entrer dans une ère de transformation positive.

On m'accuse souvent de voir la vie en rose, mais comme je considère l'humanité en fonction des groupes sanguins et que le groupe AB est selon moi la prochaine étape de notre évolution, j'ai grand espoir dans l'avenir, en dépit de la menace des changements climatiques, du terrorisme et des bouleversements sociaux et politiques qui continuent de se produire dans le monde.

## Chapitre 4

# Variations sur un thème : les sous-groupes sanguins

Peu de temps après avoir écrit *One Man's Food,* j'ai traversé une période durant laquelle j'ai commencé à remettre en question mon approche de diagnostic individuel. Même si j'avais imaginé utiliser les quatre groupes sanguins comme méthodologie diagnostique et thérapeutique, et même après avoir guéri plusieurs patients de maladies chroniques, j'ai commencé à me demander s'il n'y avait pas plus de quatre groupes sanguins principaux. Après tout, les patients avaient deux parents, deux couples de grands-parents, quatre couples d'arrière-grands-parents, et cetera, et ils n'avaient pas tous le même groupe sanguin. Était-il possible que de légères variations existent en raison du « mélange » des groupes ?

Par exemple, est-ce qu'un patient dont un parent était du groupe O et l'autre du groupe A aurait un groupe sanguin dominant, disons le O, qui présenterait en outre des caractéristiques du A ? Autrement dit, est-ce qu'un O, conçu pour être actif et dynamique, mais possédant un trait de caractère du A, pourrait préférer le yoga ? Est-ce qu'un B, extrêmement organisé et plus intéressé par les affaires, pourrait pareillement posséder des caractéristiques secondaires, être artiste peintre et habiter un *loft*-atelier rempli de toiles éparpillées ?

Dans ce cas, les groupes sanguins étaient-ils en réalité des hybrides composés de plusieurs groupes plutôt que d'un seul ?

Ma réflexion m'ayant entraîné en ce sens, je me suis mis à examiner mes patients d'un œil encore plus critique. Je savais que mon utilisation des groupes sanguins, conjuguée à mes techniques diagnostiques de lecture de l'iris et des six pouls, me fournissait des données significatives grâce auxquelles je pouvais déceler les faiblesses de l'organisme et prescrire les aliments, les plantes médicinales, les vitamines et les thérapies pertinentes pour le revitaliser. Mais, si mon hypothèse était juste, si les groupes sanguins étaient en réalité des combinaisons de caractéristiques de différents groupes, je devais alors devenir encore plus sensible aux hybrides et prescrire des fiches de régime encore plus spécialisées pour aider ces patients à guérir et à prévenir les maladies.

Mais, comment savoir ? Quand les scientifiques ont une intuition ou une sensation intuitive qui annonce qu'ils sont sur le point de faire une découverte (ou même de découvrir un nouvel aspect de leur découverte originale), ils ne savent pas nécessairement ce qu'ils cherchent, simplement qu'ils doivent creuser, examiner et rester ouverts aux variations et aux découvertes entièrement nouvelles. J'ai donc suivi mon intuition initiale en élaborant une série de questions susceptibles de m'aider à mieux comprendre l'individualité et les besoins de chaque patient.

Un des premiers patients chez qui j'ai décelé une anomalie était un photographe de renommée internationale. C'était un O qui, bizarrement, ne présentait que très peu de caractéristiques de ce groupe. Il ne tolérait ni l'exercice vigoureux ni les produits laitiers. Il était particulièrement sensible et préférait une alimentation végétarienne. J'ai vérifié plusieurs fois son groupe sanguin, étant donné que son cas remettait carrément en question ma théorie d'individualisation par les quatre groupes sanguins. En examinant son sang sous microscope plutôt qu'à l'œil nu, j'ai alors remarqué un phénomène qui m'avait échappé auparavant.

J'emploie en général deux sérums pour faire un groupage, le B jaune et le A bleu. Si le sang ne s'agglutine pas en se mélangeant aux deux sérums, l'individu est du groupe O. Si le sang s'agglutine avec le sérum bleu, mais pas avec le jaune, il est du groupe A. Si le sang s'agglutine avec le jaune et pas avec le bleu, il est du groupe B et s'il s'agglutine avec les deux, il est du groupe AB.

Lorsque j'ai vérifié de nouveau le groupage de mon patient, il n'y avait eu aucune agglutination, ce qui confirmait qu'il était du groupe O. J'ai cependant remarqué que le sang qui s'était mélangé au sérum bleu présentait de petites agglutinations en périphérie et je me suis demandé s'il ne s'agissait pas de la signature d'un sous-groupe, moins dominant. Est-ce qu'un individu pouvait avoir plus d'un groupe sanguin, c'est-à-dire un groupe dominant avec des caractéristiques de sous-groupes ? Cette idée s'appliquait assurément à ce patient et à ses caractéristiques de A, car lorsque j'ai refait sa fiche de régime en prenant en compte ses caractéristiques de A, il a bien répondu au traitement : l'enflure de ses articulations a diminué et sa douloureuse condition arthritique s'est progressivement résorbée.

J'ai compris qu'il fallait que je retourne à la case départ et que je peaufine le concept et les fiches de régime des groupes sanguins afin d'y inclure les possibilités de variantes découlant de la présence des caractéristiques des sous-groupes. Ainsi, je pourrais expliquer pourquoi certains A avaient besoin d'activités sportives vigoureuses en plus du yoga, pourquoi certains O étaient hypersensibles et préféraient un environnement paisible et pourquoi certains B préféraient un style de vie retiré.

J'ai pris conscience de l'existence des sous-groupes en 1987 et je les ai depuis incorporés à mon diagnostic et à l'élaboration des fiches de régime de milliers de patients. Il y a six sous-groupes : Oa, Ob, Ao, Ab, Bo et Ba. (La première lettre, majuscule, indique le groupe sanguin principal ; la minuscule représente le sous-groupe. Pour reprendre l'exemple du patient mentionné plus haut : bien que son groupe sanguin principal ait été le O, il présentait les caractéristiques dominantes du A. J'ai vite compris qu'un régime conçu strictement pour le groupe O ne donnait pas de bons résultats dans son cas. J'ai donc inclus certains aspects bénéfiques au groupe A dans son traitement et classé ce patient dans le groupe Oa.)

La combinaison du groupe et du sous-groupe sanguins m'a aidé à raffiner mon analyse des besoins particuliers de mes patients, qu'ils soient dans un état de santé optimal ou en convalescence. Selon mon expérience, les sous-groupes sanguins ne sont pas aussi normalisés que les quatre principaux groupes sanguins. En comparant les groupes sanguins aux couleurs, je dirais que le O, le A et le B sont les couleurs primaires, soit le rouge, le bleu, le jaune, et le AB, un mélange de bleu et de jaune, soit le vert.

Les sous-groupes présentent différentes valeurs ou nuances ; lorsqu'ils sont mélangés aux couleurs primaires, ils produisent différents tons, comme lorsqu'on ajoute une pointe de jaune à du rouge pour obtenir de l'orangé, ou du bleu à du vert pour obtenir du turquoise. L'action des sous-groupes sanguins consiste à modifier la couleur primaire, c'est-à-dire le groupe sanguin principal. En fonction de son importance, le sous-groupe pourra marquer le groupe principal de variantes et de forces différentes. Il est difficile d'identifier les variations du groupe sanguin d'un individu à moins d'examiner attentivement un échantillon de son sang sous microscope. Quoi qu'il en soit, je présente ci-dessous la série de questions que j'emploie dans mon diagnostic et qui pourra vous servir à identifier avec plus de précision votre groupe sanguin principal et à déceler la présence d'un sous-groupe.

## Groupe Oa

1. Aviez-vous souvent des rhumes et des problèmes respiratoires quand vous étiez enfant ? Avez-vous ce genre de problèmes en ce moment ?

2. Souffrez-vous d'allergies en ce moment ? Avez-vous déjà souffert d'allergies ?
3. Souffrez-vous d'asthme ou de sinusites ? Est-ce déjà arrivé ?
4. Avez-vous un problème de thyroïde ?
5. Que préférez-vous : lire ou faire de l'exercice physique ?
6. Est-ce que vous avez les mains et les pieds froids la plupart du temps, même par temps chaud ?
7. Êtes-vous fatigué après avoir fait de l'exercice ?
8. Êtes-vous allergique aux produits laitiers ?
9. Avez-vous des problèmes avec votre vésicule biliaire quand vous mangez trop de viande ?
10. Êtes-vous créatif ?
11. Faites-vous de l'arthrite ?
12. Si vous êtes une femme, avez-vous beaucoup de sécrétions vaginales ?
13. Est-ce qu'un sauna ou un bain chaud vous fatigue ?
14. Êtes-vous sensible aux problèmes d'autrui ?

Si vous avez répondu *oui* à six questions ou plus et que vous êtes du groupe O, vous êtes probablement du groupe Oa. Donc, vous aviez raison si vous avez pensé, en lisant le chapitre précédent sur les groupes sanguins, que faire trop d'exercice n'était pas bon pour vous. Vous n'êtes pas un marathonien. Vous devriez modérer votre entraînement et, si vous courez par exemple, limiter vos parcours à trois à six kilomètres par jour. Il serait également sage d'intégrer le yoga à votre routine quotidienne ; il calmera votre système nerveux.

Vous devriez aussi exclure les produits laitiers de votre régime, surtout si vous avez des problèmes respiratoires chroniques. Vous pouvez manger un peu de veau, d'agneau et de bœuf, mais vous devriez surtout manger du poisson. Vous devez impérativement lire la section sur le groupe A, en particulier ce qui concerne l'esprit du A. Cela vous aidera à mieux comprendre vos processus de pensée et vous convaincra de la nécessité de commencer à vous adonner à la méditation.

## Groupe Ob

1. Est-ce que vous attirez spontanément les gens ?
2. Est-ce que les gens veulent souvent vous raconter leurs problèmes ?
3. Aimez-vous travailler au cœur d'une organisation, ou possédez-vous votre propre entreprise ?
4. Souffrez-vous d'allergies ?
5. Seriez-vous capable d'être végétarien ?
6. Que préférez-vous : conseiller des gens aux prises avec un problème ou pratiquer un exercice vigoureux ?
7. Avez-vous une large gamme d'intérêts hétéroclites ?
8. Est-ce que le désordre vous irrite ?
9. Êtes-vous un athlète qui se fie à la stratégie, par opposition à celui qui ne compte que sur la force ?
10. Digérez-vous difficilement les tomates ?

Si vous avez répondu *oui* à quatre questions ou plus (ou à plus de questions que dans le questionnaire du Oa), vous êtes probablement du groupe Ob. Vous devriez réduire votre apport quotidien en produits laitiers, mais vous pouvez manger une grande variété de protéines : poisson, un peu de poulet, veau, agneau et bœuf à l'occasion. L'exercice physique est essentiel pour vous. Vous devriez aussi lire la section sur le groupe B.

### Groupe Ao

1. Vous sentez-vous fatigué après trois mois d'un régime végétarien ?
2. Est-ce que l'exercice physique vigoureux vous revigore ?
3. Souffrez-vous de rhumes ou de sinusites chroniques ?
4. Aimez-vous prendre un bain chaud ou un sauna ?
5. Est-ce que l'exercice physique stimule votre intellect ?
6. Souffrez-vous de problèmes du système circulatoire ?
7. Faire trop d'exercice vous rend-il nerveux ou anxieux ?
8. L'exercice physique vous aide-t-il à résoudre les problèmes ?

Si vous avez répondu *oui* aux questions 1, 2, 5, 6 et 8, et *non* aux questions 3, 4 et 7, vous êtes probablement du groupe Ao. Vous aurez toujours besoin de manger du poisson, du poulet, de l'agneau et un peu de veau ; si vous avez un style de vie très physique, vous aurez probablement aussi besoin de manger de la viande tous les jours. Votre programme d'entraînement quotidien devrait inclure environ vingt minutes de yoga et quinze minutes d'exercice vigoureux. Lisez la section sur le groupe O pour comprendre vos besoins physiques.

## Groupe Ab

1. Est-ce que les produits laitiers irritent votre organisme ?
2. Aviez-vous souvent des rhumes et des problèmes respiratoires quand vous étiez enfant ?
3. Est-ce que vous aimez diriger une entreprise ?
4. Aimez-vous les situations et les activités de groupe ?
5. Êtes-vous une personne magnétique, c'est-à-dire qui attire spontanément les gens ?
6. Êtes-vous capable de bien communiquer les idées ?
7. Recherchez-vous les activités physiques ?
8. Aimez-vous que votre vie soit ordonnée ?
9. Est-ce que vous motivez les gens ?
10. Est-ce qu'il arrive que les gens soient intimidés en votre présence ?
11. Êtes-vous toujours tiraillé entre le fait de vouloir voir le bon en chacun et le sentiment que vous devez vous montrer prudent ?

Si vous avez répondu *oui* à six des questions précédentes, vous êtes probablement du groupe Ab. Ce sous-groupe a l'énergie du groupe A, mais est capable de bien fonctionner dans un poste de décision. Vous pouvez manger des produits laitiers en très petites quantités, du poisson et du poulet frugalement (une fois par semaine) et de l'agneau et du bison une fois par mois. Vous devriez manger végétarien trois ou quatre jours par semaine. Bien que vous ayez besoin de faire de l'exercice, vous en avez moins besoin que le groupe Ao.

## Groupe Bo

1. Êtes-vous compétitif dans les sports ?
2. Aimez-vous imaginer des stratégies ou faire des affaires en pratiquant une activité sportive ?
3. Avez-vous une nette préférence pour la viande ?
4. Aimez-vous discuter ?
5. Est-ce que vous résolvez des problèmes en faisant de l'exercice ?
6. Que préféreriez-vous : des vacances où vous pourriez pratiquer différentes activités sportives vigoureuses ou des vacances où vous resteriez allongé sur la plage toute la journée ?
7. Est-ce que vous possédez votre propre entreprise, ou jouez-vous un rôle important dans la société où vous travaillez ?

Si vous avez répondu *oui* à quatre questions ou plus, vous êtes probablement du groupe Bo. Ce sont des individus très physiques qui sont capables de courir de huit à seize kilomètres par jour et d'exceller dans les sports de compétition. Ce sont des personnes enthousiastes qui travaillent bien en équipe et aiment participer à des activités et à des organisations de groupe. Ce sont aussi des personnes qui communiquent mieux en faisant de l'exercice. Par conséquent, si vous êtes du groupe Bo et que vous devez mener à bien une négociation d'affaires complexe, je vous conseille de le faire sur un parcours de golf.

Vous devriez avoir accès à un gym et faire de l'exercice avant de prendre des décisions importantes. Vous pouvez consommer des produits laitiers sans trop couper dans les portions et vous tolérez bien les viandes. Par contre, vous ne devriez pas manger de poulet plus d'une fois par mois.

### Groupe Ba

1. Parvenez-vous à une décision quand vous êtes vraiment détendu ?
2. Est-ce que les lieux paisibles vous aident à prendre des décisions ?
3. Est-ce que les personnes hyperactives vous irritent ?
4. Que préférez-vous : le yoga ou la course ?
5. Penchez-vous vers le végétarisme ?
6. Préférez-vous les couleurs douces dans votre environnement, comme des bleus et des verts ?
7. Souffrez-vous actuellement d'allergies ou de problèmes de sinus ou de muqueuses ?
8. Est-ce que des séances d'exercice de plus de 35 minutes vous fatiguent ?

Si vous avez répondu *oui* à quatre questions ou plus, vous êtes probablement du groupe Ba. Ce sous-groupe présente toutes les qualités du groupe B et les réservoirs de créativité considérables du groupe A. Les problèmes respiratoires – rhumes, allergies et sinusites chroniques – sont un défi permanent pour les individus de ce sous-groupe qui peuvent aussi souffrir d'un certain nombre de problèmes du système circulatoire.

Il faut éliminer complètement les produits laitiers et remplacer les produits de blé entier par des aliments de blé germé et à base de soja. Vous ne devriez pas manger de poulet plus d'une ou deux fois par mois. Le poisson vous convient mieux et vous pouvez en manger plusieurs fois par semaine. Vous pouvez aussi manger de l'agneau et du bison avec modération. Votre entraînement devrait inclure du yoga ou du tai chi.

Une fois que vous connaîtrez votre groupe sanguin et que vous aurez déterminé votre sous-groupe, vous serez capable de préciser vos besoins sur le plan de l'alimentation et de l'exercice. Ce savoir vous aidera sans contredit à maintenir une santé optimale et à prévenir une foule de maladies dégénératives, et si vous souffrez d'une ou l'autre des maladies que je décris dans les deux chapitres suivants, il vous aidera à les vaincre et à retrouver progressivement un état de bien-être optimal.

## Chapitre 5

# L'hypoglycémie : la cause des causes

Vous sentez-vous aussi en forme que vous le devriez ?

Après huit heures de sommeil, vous réveillez-vous dynamique et de bonne humeur, l'esprit clair et excité par rapport au jour qui s'annonce ? Ou plutôt somnolent et irritable ?

Est-ce que vous luttez contre des maux plus sérieux que des rhumes chroniques ou des allergies saisonnières ? Avez-vous des douleurs articulaires ou un taux de cholestérol élevé ? Traînez-vous des kilos en trop, en rebondissant sans succès d'un régime amaigrissant à un autre ?

Avez-vous reçu un diagnostic de fatigue corticosurrénale ? De fibromyalgie ou d'épuisement chronique ? De maladie auto-immune ou d'arthrite rhumatoïde, par exemple ?

Est-ce que votre médecin vous a annoncé que vos hormones étaient déréglées ? Avez-vous un cycle menstruel irrégulier ? Des menstruations qui durent longtemps ? Avez-vous de la difficulté à tomber enceinte ?

Ou, bien pis, avez-vous découvert des grosseurs dans vos seins ou ailleurs dans votre corps ?

À votre avis, pourquoi avez-vous développé ces problèmes ou d'autres qui leur ressemblent ?

La malchance, direz-vous peut-être. Ou alors, cela vient de vos gènes et vous croyez que vous naissez avec une programmation de santé défaillante. C'est peut-être à cause de la pollution, ou parce que vous avez été exposé à des contaminants chimiques, ou à cause de ce foie d'oie que vous avez mangé à Noël l'an dernier, ou à cause de vos huit œufs au bacon hebdomadaires accompagnés de frites maison ?

La seule mauvaise réponse de cette liste est la première. Il est certain que les prédispositions génétiques ont une influence sur la santé, tout comme le fait de vivre dans une ville noyée sous le smog ou à proximité d'une raffinerie de pétrole ou de charbon. Je pense que nous savons tous à ce stade que les aliments gras et un taux élevé de cholestérol contribuent à bloquer les artères et peuvent entraîner une cardiopathie. Mais la malchance ? *Bzzzzzz... mauvaise réponse.*

De mon point de vue, vous êtes largement responsable de votre condition actuelle. Si vous avez une maladie quelconque, vous l'avez en partie créée. Oui, le rhume ; oui, l'hypercholestérolémie ; oui, les douleurs arthritiques ; oui, le cancer. Même s'il est vrai que plusieurs de ces conditions sont une ramification de votre patrimoine génétique, fallait-il nécessairement qu'elles s'éveillent et se manifestent dans *votre* organisme ?

Il est certain que la raffinerie de pétrole qui vomit ses fumées et ses toxines au bout de la rue endommagera vos poumons ; en fait, les toxines de l'environnement sont plus prévalentes que jamais dans l'air et dans l'eau et ce sont des facteurs qui causent la maladie. Par contre, ce sac de provisions dont j'ai parlé plus tôt (celui qui est rempli d'aliments totalement inappropriés pour votre groupe et votre sous-groupe sanguins) est en grande partie votre principal ennemi. Faites-moi confiance. Je diagnostique et soigne des patients depuis assez longtemps, et j'ai vu trop de gens tâtonner à l'aveuglette pour ce qui est du régime alimentaire, véritable cause de plusieurs malaises physiques, mentaux et même émotionnels.

## *Dépression et fatigue inutile*

Il y a plusieurs années, j'ai reçu à mon cabinet un jeune homme de New York : il se plaignait d'être fatigué et déprimé la plupart du temps. En plus de l'éloigner de sa famille, la dépression avait restreint ses amitiés et beaucoup nui à son avancement professionnel dans l'agence de publicité qui l'employait. Rien d'étonnant à cela : celui qui a une disposition mélancolique et très peu d'énergie ne peut pas jouer le rôle du boute-en-train de service, du collègue enthousiaste au travail ou de l'être qui gère avec doigté des relations familiales complexes.

J'ai diagnostiqué que le taux de glucose sanguin du jeune homme était très bas : j'ai donc sévèrement réduit sa consommation de glucides concentrés – pommes de terre, pâtes et pâtisseries. Comme il était du groupe O, je l'ai orienté vers un régime plus riche en protéines. Il n'a pas fallu longtemps pour normaliser son taux de glucose sanguin. Plusieurs mois de ce régime y sont parvenus. Il a constaté un changement remarquable dans sa vitalité et son état d'esprit, ce qui s'est traduit par une nouvelle attitude dans ses échanges professionnels et familiaux.

C'est ici que j'emploierai le mot dont j'ai dit plus haut qu'il ne s'appliquait pas à la santé : il est *chanceux*. Chanceux uniquement parce qu'il a reconnu sa condition assez tôt, avant qu'elle ne fasse le genre de dommages qu'un faible taux de glucose sanguin, aussi appelé hypoglycémie, est capable de causer à un organisme. De 85 à 90 % de mes patients sont hypoglycémiques, y compris ceux qui souffrent aussi d'obésité, de diabète, de déséquilibres hormonaux, d'infertilité, d'HDA, d'alcoolisme, de maladies coronariennes et de cancer.

L'hypoglycémie est non seulement la cause la plus fréquente de maladie chez la majorité de mes patients, mais aussi l'ombre ou la cause sous-jacente de la majorité des maladies dégénératives. Les taux incontrôlables de glucose dans l'organisme épuisent graduellement le pancréas, continuellement obligé de produire de l'insuline pour les neutraliser et rétablir l'équilibre. Dans la majorité des cas, la prédisposition à l'hypoglycémie a probablement été transmise génétiquement par les grands-parents, qui avaient soit un pancréas sévèrement affaibli ou le diabète. L'hypoglycémie est un précurseur du diabète ; si elle n'est pas traitée, elle se transforme finalement en cette maladie.

Le pancréas affaibli sollicite à l'excès les glandes surrénales, ce qui affecte leur production de cortisol. Quand les surrénales sont affaiblies et ne produisent plus assez de cortisol, il s'ensuit une triste histoire de déséquilibre biochimique susceptible de mener à l'apparition d'une foule de maladies, dont l'arthrite, la faiblesse auto-immune et les carences hormonales qui bouleversent le cycle menstruel de la femme et l'empêchent de concevoir.

## *L'hypoglycémie, une pieuvre à plusieurs bras*

L'hypoglycémie est le fléau de notre époque, puisque ses tentacules s'infiltrent dans bien d'autres parties du corps.

Je ne suis pas le premier à aborder le sujet : en fait, on connaît les effets dommageables de l'hypoglycémie depuis des décennies. C'est dans le traitement de l'hypoglycémie et de ses maladies connexes que mon opinion diffère et, bien entendu, dans leur prévention.

Dans la majorité des cas, la maladie a probablement été contractée durant l'enfance : en effet, les hypoglycémiques ont consommé des aliments traités et bourrés d'agents de conservation ainsi qu'une quantité déraisonnable de glucides complexes et d'aliments gorgés de sucre (ou plus récemment, de succédanés de sucre comme les jus de fruits, l'extrait de canne à sucre et le sirop de maïs riche en fructose). Non seulement ces aliments n'ont pas réussi à les nourrir, mais ils les ont aussi engagés sur le chemin de l'obésité. Par ailleurs, ils ont nui aux relations biochimiques entre les enzymes, les hormones et la vie cellulaire normale.

Qu'il me soit permis d'être très clair sur la question : l'alimentation, dès la petite enfance et par la suite, détermine la qualité de la santé que l'individu aura durant l'enfance, l'adolescence, l'âge adulte et la vieillesse. Nos corps se composent de milliards de cellules dont chacune est chargée d'une tâche précise : elle sait ce qu'elle doit faire dans l'organisme. Par exemple, une cellule rénale ne se met pas à divaguer et à se conduire tout à coup comme une cellule hépatique. Notre ADN a déterminé ce que nos cellules feront. Notre ARN, autre élément de la cellule, est le contremaître qui exécute les ordres de l'ADN. L'ARN s'assure que chaque nouvelle cellule est la réplique exacte de celle qu'elle remplace ; or, pour se reproduire parfaitement, les cellules ont besoin de nourriture.

C'est là que la situation se met à déraper pour la plupart des gens, en particulier pour les hypoglycémiques, pour ceux qui ont aveuglément ajouté du sucre ou du miel à leurs aliments et cru à tort que la poussée d'énergie qu'ils tiraient d'un aliment sucré ou d'un sandwich de pain épais accompagné de frites ou même d'un frappé aux fruits ou d'un jus de carotte, les revigorerait et leur permettrait de tenir de longues heures au travail. C'est encore pire pour ceux qui se tournent vers le whisky ou une demi-douzaine de bières après le travail pour évacuer le stress de la journée ou traverser une crise.

Vous pouvez être certain que toutes les personnes qui suivent depuis longtemps un régime alimentaire composé de glucides et de sucres sont fatiguées au réveil, s'étiolent progressivement à mesure que l'avant-midi avance et ont généralement besoin d'une sieste tout de suite après le dîner ou au milieu de l'après-midi. C'est qu'elles ont affaibli leur organisme au niveau cellulaire et que leurs cellules affaiblies créent des organes (reins, surrénales, pancréas, foie, et cetera) et un système immunitaire affaiblis.

Ce que j'ai trouvé excitant – non, fascinant – et ce qui m'a gardé passionnément engagé dans l'art de guérir, c'est la résilience remarquable du corps humain : sa capacité, dans bien des cas, de se régénérer et de recouvrer sa force et sa vitalité. Tout comme les mauvais aliments produisent des cellules faibles prédisposées aux maladies dégénératives, une alimentation adéquate peut renverser le processus et produire des cellules renforcées qui nourrissent l'organisme et gardent le corps en santé. On peut même revitaliser les cellules présentant des prédispositions génétiques aux maladies comme l'arthrite ou la cardiopathie.

Il faut du temps et de vrais efforts pour réparer les dommages survenus dans vos cellules et encore plus d'efforts pour réparer les dommages causés par les générations précédentes, qui vous ont été transmis par votre ADN. Que ce soit votre premier contact avec mon travail ou que vous soyez un praticien ayant tenté d'appliquer mes principes de diagnostic et de traitement individualisé, il est essentiel que le patient qui souffre d'hypoglycémie – ou d'une autre maladie – soit respecté comme individu aux besoins physiques uniques. C'est là que réside la différence dans mon traitement de l'hypoglycémie, du diabète, des maladies coronariennes, de l'obésité et des autres maladies enchevêtrées dans la toile de l'hypoglycémie.

## *Êtes-vous hypoglycémique ?*

Si ni votre enfant ni vous n'avez reçu de diagnostic d'hypoglycémie – les médecins l'oublient souvent –, je vous recommande d'en étudier les symptômes classiques tout de suite. Si vous éprouvez une fatigue constante, des fringales de sucre, si vous êtes déprimé, irritable, et que vous avez des coups de barre vers onze heures du matin ou entre quatorze et quinze heures l'après-midi ; si vous ressentez le besoin de boire un café ou un Coke, de manger une friandise ou même une tablette protéique au milieu de l'avant-midi pour vous redonner de l'allant, vous êtes probablement hypoglycémique.

Il y a des limites à ce qu'un lecteur peut tirer d'un livre, mais si l'un ou l'autre de ces symptômes prévaut, vous devriez suivre le régime de traitement de l'hypoglycémie présenté à la fin de ce chapitre.

Si vous êtes du groupe O, vous mettrez de deux ans à deux ans et demi à guérir. Le groupe A pourra mettre jusqu'à trois ans, et il faudra de deux ans et demi à trois ans pour corriger cette condition chez le groupe B. Par contre, en suivant mon programme, vous pourrez guérir de telle sorte que si vous êtes en âge d'avoir des enfants, vous ne leur transmettrez pas la maladie et vous réduirez les risques qu'ils développent à leur tour l'hypoglycémie ou le diabète ; si vous n'êtes plus en âge de procréer, vous pourrez aborder votre âge d'or avec une santé et une vitalité renouvelées, en évitant plusieurs maladies dégénératives communes au vieillissement.

Notez qu'il faut toujours suivre les régimes sous la supervision d'un médecin qualifié ou d'un professionnel de la santé qui possède des connaissances sur le sujet et une solide expérience pratique de la méthode Groupe et sous-groupe sanguins D'Adamo.

Si vous n'avez aucun symptôme d'hypoglycémie, suivez le régime alimentaire convenant à votre groupe et à votre sous-groupe sanguins, décrit en détail dans les fiches de régime et de menus quotidiens (chapitres 7 et 8). Ils peuvent contribuer à prévenir l'apparition de la maladie. N'oubliez pas que les régimes alimentaires Groupe et sous-groupe sanguins sont des guides qui vous orientent vers les aliments dont votre organisme a besoin pour maximiser sa santé.

Mon diagnostic de l'hypoglycémie – et de toutes les autres maladies – commence par un examen qui combine l'iridologie, la palpation des pouls et le groupage sanguin incluant l'analyse des facteurs rhésus et de certains autres indicateurs (A1 et H1). Le diagnostic est en fait une interaction entre ces trois méthodes. En prenant d'abord les pouls, je me fais une idée générale des faiblesses du patient. L'identification du groupe et du sous-groupe sanguins me permet ensuite de cibler la constitution particulière de l'individu et ce que devrait être son état de santé optimale.

L'examen de l'iris, qui reflète à l'extérieur les faiblesses organiques intérieures, sert à valider les deux autres techniques.

L'utilisation de ces trois approches m'aide à comprendre la *cause* des symptômes, et non seulement les symptômes, et à déterminer le régime alimentaire, le programme d'exercice, les suppléments et les thérapies additionnelles qui seront nécessaires pour l'éradiquer.

Même sans ces techniques diagnostiques, l'hypoglycémie est tellement prévalente que je suppose d'emblée que la majorité de mes patients de trois à cinquante ans ont développé une forme quelconque d'intolérance au sucre et qu'ils présentent un état de fatigue chronique. Je le vois tout de suite à leur visage : ils ont souvent l'air tellement lessivés et au bout du rouleau qu'on jurerait qu'ils n'ont pas eu une seule bonne nuit de sommeil depuis des années. Même ceux qui présentent une certaine vivacité apparente dissimulent une énergie induite artificiellement, une irritabilité ou une dépression que je décèle quand je les observe plus attentivement.

Je n'ai pas besoin de leur demander en quoi consiste leur alimentation, mais quand je le fais, la réponse est presque toujours la même pour tous mes patients : dans les deux tiers des cas, leur régime consiste en sucres et en féculents sous forme de pommes de terre, de pain, de pâtes, de riz, accompagnés de quelques fruits et légumes. Le palais de la majorité des Américains est tellement habitué aux glucides – que ce soit les céréales, les rôties ou le croissant du déjeuner, le petit pain qui accompagne la salade, le filet de sirop au chocolat qui garnit la coupe de crème glacée, la lichette de sirop d'érable sur la pile de gaufres au babeurre, le soupçon de miel dans la tasse de tisane à la camomille, le verre de bière ou de vin rouge après le travail – qu'il est incapable de s'en passer ne serait-ce qu'une journée.

Consommé avec modération, aucun des aliments mentionnés ci-dessus n'aura nécessairement d'effet préjudiciable sur l'organisme. Mais, aux États-Unis, la plupart des gens ne se sentent pas satisfaits à la fin d'un repas à moins de terminer par un aliment sucré ou très riche en glucides.

Je vous assènerai la mauvaise nouvelle sans détour et avec une grande fermeté affectueuse pour que vous sachiez dans quoi vous vous embarquez en essayant de guérir de l'hypoglycémie : les cinq à huit semaines qu'il vous faudra pour briser votre dépendance au sucre seront probablement les plus pénibles de votre vie. Mais, à moins que vous ne parveniez à juguler votre consommation de sucre et de glucides, votre intolérance au sucre persistera et compromettra encore davantage votre organisme, au-delà des dommages déjà causés à vos glandes surrénales et à votre pancréas, qui ont subi les plus durs assauts de la maladie jusqu'à maintenant. Vous continuerez de glisser sur la voie d'une santé déclinante.

Le choix vous appartient.

## Recommandations pour le traitement de l'hypoglycémie

1. Éliminez entièrement tous les édulcorants : sucre blanc et brun, miel, mélasse, sirop d'érable et tous les édulcorants artificiels.

2. Éliminez toutes les boissons gazeuses et les sources d'alcool, ce qui veut dire la bière, le vin, les spiritueux comme le brandy et le whisky ainsi que tous les cocktails – mojito, daiquiri et martini.

3. Réduisez sévèrement votre consommation quotidienne de pain, de riz et de pâtes. Ne mangez pas plus d'une demie à une tranche de pain par jour (incluant le pain de blé entier).

4. Réduisez votre consommation de légumes à l'index glycémique élevé – carottes, pommes de terre, betteraves et oignons – ou renoncez-y totalement.

5. Réduisez votre consommation de fruits à l'index glycémique élevé – pommes, ananas, cerises et bananes – ou renoncez-y totalement.

## *Menus quotidiens*

Il y a vingt et un repas principaux dans une semaine : ils devraient tous contenir des portions de protéines. Le groupe O privilégiera les protéines animales plus concentrées : bison, bœuf, agneau et poisson à l'occasion. Les groupes A et AB se tourneront vers les protéines moins concentrées : poisson, dinde et, à l'occasion, agneau et poulet. (Notez que les A sont incapables de tolérer un régime végétarien avant d'avoir guéri leur intolérance au sucre.) Le groupe B peut intégrer à ses repas les deux types de protéines, plus et moins concentrées. Tous les groupes sanguins devront ajouter des collations protéiques à leurs repas principaux.

Voici à quoi devrait ressembler un menu quotidien pour tous les groupes sanguins :

Au réveil, pressez la moitié d'un citron dans 250 ml (8 oz) d'eau tiède et buvez le tout. Les O et les B s'entraîneront ensuite vingt minutes. Les A et les AB feront du yoga. Après votre entraînement, buvez une boisson énergétique. Pour les O et les B, cette boisson se composera de :

- 15 g (1 c. à soupe) de lactosérum en poudre
- 30 g (2 c. à soupe) de lécithine en granules
- 5 ml (1 c. à thé) d'arabinogalactane, composé du mélèze (facultatif)
- 5 g (1 c. à thé) de levure
- 120 à 150 ml (4 à 5 oz) d'eau ou de boisson de riz ; remplacez par du jus de pamplemousse une fois par semaine

Les A et les AB emploieront la même formule, mais élimineront la levure et remplaceront le lactosérum en poudre par du soja en poudre. Le déjeuner viendra ensuite. Les O et B mangeront :

- 1/2 pamplemousse
- 1 boisson protéique ou 1 œuf
- 1 tisane

Les A et AB pourront aussi manger un bol de céréales d'épeautre, de quinoa ou de riz soufflé, avec de la boisson de soja. De deux à trois fois par semaine, ils pourront remplacer les céréales par un œuf ou une boisson protéique.

Vers onze heures, mangez une branche de céleri ou une galette de riz tartinée de beurre d'amandes ou encore une poignée d'amandes ou de graines de tournesol.

Le dîner consistera en une salade de six ou sept légumes, accompagnée de tofu, de poisson, de dinde, de bœuf, d'agneau (à l'occasion) ou de bison, en fonction de votre groupe sanguin. Terminez le repas par une tisane.

À quatorze heures, prenez une collation d'amandes ou de graines de tournesol ou mangez une branche de céleri, une galette de riz tartinée de beurre d'amandes, ou encore du tofu.

À dix-huit heures, mangez un repas de viande, de poisson, de dinde ou de poulet, accompagné de trois à cinq légumes.

De vingt et une à vingt-deux heures, prenez un autre fouetté protéique, car il est essentiel de maintenir un taux de glucose sanguin relativement normal. Un fouetté à ce stade empêchera votre glycémie de chuter durant la nuit et contribuera à réduire la fatigue du petit matin et l'irritabilité si courantes chez l'hypoglycémique.

Il est aussi essentiel d'éviter de manger des aliments riches en glucides au souper, par exemple des pâtes ou du riz. Ils déclencheront durant votre sommeil une fluctuation de votre taux de glucose sanguin et nuiront à votre humeur et à votre vitalité au réveil.

## *Vitamines*

Tous les groupes devraient prendre des vitamines. Notez que l'apport quotidien en vitamines pour le traitement de l'hypoglycémie devrait s'avérer large et complet et inclure des vitamines du complexe B, de la $B_3$, de la $B_6$, du zinc, du chrome, du sélénium, du fer, de la vitamine C ainsi que des comprimés de pancréatine. Une liste de supplémentation vitaminique axée sur la prévention et la guérison et structurée en fonction des groupes et sous-groupes sanguins est présentée plus loin dans cet ouvrage (chapitre 12). Vous pouvez vous en servir comme d'un guide de référence complet sur l'hypoglycémie.

## *Conseil et encouragement*

Soyez très patient. Vous avez mis des années à développer cette maladie et en fonction de votre état actuel et d'autres conditions sous-jacentes peut-être présentes, vous devrez suivre un régime strict avant de commencer à ressentir un certain regain d'énergie. Pourtant, c'est *faisable*. Des milliers de mes patients ont suivi mes recommandations et ont recouvré entièrement leur santé et leur vitalité. Si vous êtes incapable d'adhérer sans faillir au programme (je sais qu'on trouve à l'occasion des excuses commodes pour laisser tomber son régime), vous retrouverez une vitalité proportionnelle à vos efforts. Autrement dit, si vous suivez le régime 85 % du temps, vous pouvez vous attendre à retrouver 85 % de votre santé.

## *Autre petit conseil*

Durant les trois ou quatre premières semaines, vous pourrez souffrir de maux de tête ou d'estomac et vous sentir fatigué. Ne vous faites pas de souci. Votre organisme dépendant des aliments que vous consommez depuis des années se rebelle devant ce nouveau régime alimentaire. Vous entreprenez de casser de mauvaises habitudes ; or, les plus vieilles ont la vie longue.

## Chapitre 6

# Traitement des maladies d'origine hypoglycémique

Comme je l'ai mentionné au chapitre précédent – et permettez-moi d'insister de nouveau –, *l'hypoglycémie est éminemment traitable.* Si vous êtes un O, vous mettrez de deux ans à deux ans et demi à en guérir ; si vous êtes un A, vous pourrez mettre jusqu'à trois ans avant de recouvrer pleinement la santé. Quant au groupe B, il se situe entre les deux. Par contre, une fois guéri, une fois que vous ne serez plus l'esclave des fringales de sucre et de glucides déclenchées par votre organisme, vous pourrez savourer des pâtes, du pain et du riz, et même boire du vin rouge, toujours en fonction de votre groupe sanguin.

Soyez cependant averti : les premières semaines du programme seront difficiles, car vous devrez vous retenir de manger ce que vous aimez parce que ce sont ces mêmes aliments qui sont à l'origine de votre état actuel. Votre organisme voudra que vous en mangiez et en adoptant un nouveau régime, vous pourrez souffrir de maux d'estomac ou de tête ou vous sentir fatigué.

Il y a toutefois un avantage : avec le temps, vous ressentirez un regain d'énergie physique et de clarté mentale. Par ailleurs, vous aurez fait en sorte de mettre un terme à l'affaiblissement des organes, des systèmes et des défenses de votre organisme, qui ouvre inévitablement la voie à l'assaut d'une foule de maladies dégénératives.

Une fois totalement guéri, vous serez certain que votre santé restera florissante lorsque vous prendrez de l'âge.

Par contre, que se passera-t-il si vous ne guérissez pas de l'hypoglycémie ? Qu'est-ce qui vous attend ?

Laissez-moi vous expliquer ce qui se produit quand les produits très sucrés, les chocolateries, les crèmeries, les distributrices de boissons gazeuses et les restaurants rapides arrivent en ville.

Au milieu des années 1990, des chercheurs ont commencé à analyser le régime méditerranéen et à en faire l'éloge. Ce régime alimentaire est celui qui prévaut depuis des siècles dans les pays entourant la Méditerranée. Comme les pourcentages de maladies graves étaient moins élevés chez les habitants de cette région, qui vivaient aussi plus longtemps en moyenne que beaucoup d'Américains, leurs habitudes alimentaires suscitaient un intérêt particulier.

Le régime alimentaire méditerranéen est faible en gras saturés et riche en nutriments d'origine végétale ; il est aussi riche en fruits, céréales non raffinées, huile d'olive et vin, consommé avec modération tous les jours. Le poisson, les œufs et le poulet représentent une petite partie du régime ; on en consomme une ou deux fois par semaine. L'autre secret est que les aliments traités (sucre et farine raffinés, beurre et autres corps gras) font rarement partie du menu.

Quoi qu'il en soit, depuis dix ans, les autorités sanitaires, y compris celles de l'Organisation des Nations Unies pour l'alimentation et l'agriculture, se sont alarmées devant l'apparition d'un nouveau phénomène dans la région méditerranéenne : la population tombe malade, très malade, et de maladies qu'elle n'avait jamais contractées auparavant. Le plus intéressant, c'est que les maladies n'apparaissent pas chez les adultes, ceux qui suivent toujours le régime méditerranéen. Ce sont plutôt les enfants qui sont soudain victimes d'une série de maladies dégénératives plus souvent associées à l'âge mûr.

Comme le rapportait le *New York Times* en septembre 2008, les maladies infantiles sont maintenant éclipsées par le diabète, l'hypercholestérolémie, l'hypertension artérielle, les calculs rénaux et l'obésité, fléau du régime alimentaire américain. Les deux tiers des enfants grecs ont maintenant un surpoids et leur espérance de vie est plus brève que celle de leurs parents qui continuent d'adhérer au régime méditerranéen !

Pourquoi ? Parce qu'au cours des dix dernières années, les dépanneurs et les supermarchés ont commencé à faire leur apparition, même dans les hameaux du sud de l'Europe, apportant des aliments traités apparemment inoffensifs : céréales très sucrées, pizza surgelée, crème glacée, friandises et boissons gazeuses contenant du sirop de maïs riche en fructose. Le genre d'aliments qui ballonnent et empoisonnent beaucoup d'Américains.

En moins d'une génération, les enfants méditerranéens qui ont adopté un régime alimentaire à l'américaine ont commencé à souffrir de très graves problèmes de santé – *contrairement* à leurs parents.

Le régime méditerranéen est maintenant devenu le « cauchemar méditerranéen » ; c'est un nouveau modèle dramatique, vivant, du grave impact de la consommation excessive de sucre et de glucides sur une société. Aurait-on pu prévenir tout cela ?

Je peux offrir plusieurs histoires, des histoires tristes, de gens que j'ai traités et conseillés quant à leurs habitudes alimentaires et à l'influence d'un faible taux de glucose sanguin sur leur santé. Les opposants systématiques hausseront peut-être un sourcil ou même les deux ; même ceux qui sont disposés à suivre le régime D'Adamo se montrent parfois sceptiques par rapport à mes affirmations et à l'impact de l'hypoglycémie.

J'encourage les sceptiques, ou ceux qui affirment avoir déjà entendu tout cela, à mettre leurs doutes de côté et à prendre à cœur ce nouveau paradigme pathologique qui se répand autour de la Méditerranée. Ils devraient ensuite réfléchir à leurs propres habitudes alimentaires (en particulier en tendant la main vers ces deux cuillérées de crème glacée ou cette seconde portion de *linguines*) et à l'impact de ces aliments sur leur santé. C'est une tragédie : parmi les enfants grecs qui ont suivi le chemin de l'hypoglycémie, plusieurs ignorent qu'ils se préparent une vie de graves maladies chroniques.

À mon avis, cela répond à la question de savoir ce qui se produit et ce que l'on peut s'attendre à vivre en ne se guérissant pas de l'hypoglycémie.

J'ai abordé dans les chapitres précédents l'effet domino physiologique, c'est-à-dire la séquence d'événements qui se produisent dans l'organisme une fois que l'hypoglycémie s'installe, mais je répéterai ici les implications et les impacts de ce désordre avant d'offrir des suggestions pour prévenir ou traiter certaines maladies secondaires qui en découlent.

D'abord, l'hypoglycémie est un précurseur du diabète (je parle du diabète de type 2 et non du diabète juvénile qui n'est pas une maladie d'origine alimentaire) ; non traitée, elle conduit inéluctablement au diabète, qui est en fait la culmination de cette maladie.

Vous pouvez vous considérer comme hypoglycémique si vous obtenez une lecture inférieure à 80 en mesurant votre taux de glucose sanguin à l'aide d'un glucomètre. Comme je l'ai expliqué, lorsque l'hypoglycémie n'est pas traitée, le pancréas finit par s'affaiblir sous l'effet du stress, ce qui se traduit par une production insuffisante d'insuline, cause du diabète.

Si vous avez reçu un diagnostic de diabète, vous devez travailler de concert avec un médecin ou un professionnel de la santé qualifié et suivre immédiatement le régime pour traiter l'hypoglycémie (selon votre groupe et votre sous-groupe sanguins) décrit au chapitre précédent. Suivre un régime alimentaire et un programme d'exercice approprié à votre groupe sanguin peut exercer un effet sur votre maladie et réduire votre besoin d'insuline (le régime Groupe sanguin est particulièrement efficace si vous êtes diabétique depuis moins de dix ans). L'impact de l'hypoglycémie dépasse toutefois celui du diabète et encore une fois, ce n'est que le point de départ d'autres maladies dégénératives.

Si l'impact de votre hypoglycémie a entraîné une fatigue des surrénales en plus d'affaiblir votre pancréas, votre taux de cortisol, ce corticostéroïde naturel de l'organisme, sera plus bas que la normale. Un faible taux de cortisol provoquera d'abord des douleurs et des malaises articulaires ; à mesure que la maladie progresse, il entraînera la dégénérescence des tissus articulaires et l'apparition de la douloureuse arthrite rhumatoïde déformante.

Comme nous l'avons vu dans le cas de la région méditerranéenne, l'obésité est un autre résultat direct de l'hypoglycémie. Selon moi, les régimes amaigrissants ne fonctionnent pas. Les gens s'affament pour perdre des kilos, abandonnent leur régime et reprennent aussitôt le poids perdu. Neuf fois sur dix, c'est leur dépendance, c'est-à-dire les fringales de sucre et de glucides de leur organisme, qui les pousse à abandonner leur régime et fait en sorte qu'ils reprennent le poids perdu.

L'obésité et l'alcoolisme, que j'aborderai bientôt, ont la même origine. Certaines personnes sont peut-être prédisposées par leur génétique au gain pondéral. Par contre, celles qui engloutissent gâteaux, biscuits, crème glacée, croustilles, pâtes (et encore des pâtes), jus de fruits sucrés et boissons gazeuses, finiront par devenir tellement dépendantes du contenu en sucre de ces aliments que dans la majorité des cas, elles engraisseront énormément tout en polluant leur organisme avec un assortiment de substances toxiques.

À mesure que les kilos s'additionnent, tous les organes sont sollicités à outrance : les déchets s'agglutinent dans le côlon et les tissus des reins et du foie, nuisant ainsi à leur capacité à nettoyer le courant sanguin et entraînant l'empoisonnement de l'organisme. Le cœur et le système circulatoire peinent à pomper le sang vers les organes, les systèmes et les extrémités, étant donné que les lipides et le cholestérol s'agglutinent aux parois des artères. Les cellules normales commencent à se nourrir des déchets accumulés et d'aliments sans valeur nutritive, mettant ainsi leur intégrité en danger et préparant le terrain pour le stade malin. Au bout du compte, le pancréas et les surrénales finissent par se vider de leur énergie en tentant de réguler le taux de glucose sanguin de l'organisme.

Un corps obèse est pareil à une petite voiture compacte qui traîne un énorme semi-remorque chargé de plusieurs tonnes de marchandises… il tombe inévitablement en panne.

L'organisme de l'alcoolique fait face au même stress. Il y a des années, j'ai assisté à des rencontres des Alcooliques Anonymes (AA) afin d'étudier le régime alimentaire des alcooliques. C'est tout à leur honneur, les personnes que j'y ai rencontrées avaient vaincu leur dépendance à l'alcool. Elles se réunissaient régulièrement pour se soutenir et s'entraider à rester sobres. Par contre, j'ai remarqué qu'à la fin de chaque rencontre, le groupe se rassemblait autour d'une table à café pour manger des pâtisseries sucrées et boire du café, du Coke et d'autres boissons gazeuses. Ces personnes ne comprenaient pas qu'en ce qui concerne la qualité toxicomanogène, leur organisme était incapable de faire la différence entre deux verres bien tassés et un Coke.

Bien entendu, les boissons gazeuses n'arrondissent pas les angles comme l'alcool le fait ; en fait, elles ont l'effet inverse. La boisson gazeuse envoie une décharge de sucre dans le courant sanguin et excite l'organisme en lui procurant un sentiment d'énergie factice. Ces personnes n'étaient pas vraiment guéries de leur dépendance.

Il est vrai que beaucoup de gens ont une dépendance psychologique à l'alcool, mais dans ce cas de figure, la vérité est que ces personnes alimentaient la fringale de sucre de leur organisme.

Le traitement de l'hypoglycémie est non seulement un traitement pour l'alcoolisme, mais aussi une mesure préventive contre cette maladie. Les hypoglycémiques courent un plus grand risque de développer une dépendance à l'alcool en raison de leur besoin chronique de sucre. Plusieurs de mes patients qui étaient alcooliques ont non seulement mis un terme à leur dépendance tant au sucre qu'à l'alcool, mais sont aussi devenus des buveurs mondains – et boivent un verre de vin rouge, bon pour le cœur, au souper.

Cependant, l'impact de l'hypoglycémie est beaucoup plus grand que les dommages qu'elle cause aux taux de glucose sanguin. Comme je l'ai mentionné, elle peut affaiblir le système hormonal féminin et entraîner des irrégularités du cycle menstruel et des difficultés de conception, conduire à l'HDA, à la dépression et à d'autres maladies psychologiques, et elle est souvent à l'origine des maladies coronariennes, hépatiques et urinaires. Finalement, elle peut perturber la cellule normale à un point tel qu'elle engendre des cellules anormales qui se reproduisent anormalement, décrivant ainsi sur le plan physiologique ce qui se produit quand vous avez une maladie appelée cancer.

Vous pouvez prendre les mesures additionnelles suivantes pour traiter les effets possibles de l'hypoglycémie. Elles devraient être soumises à l'approbation d'un médecin et mises en œuvre sous sa supervision, tout comme les menus destinés au traitement de l'hypoglycémie qui conviennent à votre groupe sanguin, présentés au chapitre précédent.

## *Diabète de type 2*

Selon l'Association américaine du diabète, les États-Unis comptent 23,6 millions de diabétiques, soit 8 % de la population. Le pourcentage de nouveaux cas a bondi de 14 % de 2005 à 2007 seulement, alimenté par l'obésité grandissante et les styles de vie sédentaires. Les spécialistes de cette maladie ajoutent que selon leurs conclusions, il est impossible de prévoir la fin de l'épidémie.

La régulation des taux de glucose et d'insuline dans le sang est la clé du traitement du diabète de type 2. Il faut réduire au minimum la consommation des sucres et des féculents : les individus de tous les groupes sanguins devraient suivre à la lettre le régime contre l'hypoglycémie qui convient à leur groupe sanguin.

Il faut vérifier le taux d'insuline deux ou trois fois par jour. Plus l'individu prend d'insuline sous forme médicamenteuse, moins son organisme en sécrète. Car, voilà le hic : l'individu peut développer une pharmacodépendance à l'insuline, ce qui réduira le caractère fonctionnel de son pancréas et inhibera la production d'insuline naturelle.

Les vitamines et les extraits d'herbes médicinales peuvent jouer un rôle important dans le traitement du diabète. Selon moi, on devrait considérer les vitamines comme un médicament. Les médecins et les professionnels de la santé les recommandent à tout le monde comme suppléments génériques et bien qu'elles soient susceptibles de fournir une quantité de nutriments qui pourra manquer à l'organisme, on peut aussi les prendre en quantités impropres. Autrement dit, tout le monde ne devrait pas prendre la même quantité de préparations multivitaminiques.

Suivez les recommandations qui s'appliquent à votre groupe et à votre sous-groupe sanguins (les lignes directrices sont données dans le chapitre 12) en plus de prendre les vitamines essentielles suivantes :

- *Préparations multivitaminiques.* Le groupe O devrait prendre une formule antistress extraforte, le groupe A, une formule antistress légère et le groupe B, une formule moyenne.
- $B_{12}$. Le groupe A a besoin d'une dose plus importante, tandis que les groupes O et B ont besoin d'une dose plus faible.
- $B_6$. Cette vitamine est très importante pour la circulation. Les diabétiques ont souvent des problèmes du système circulatoire.
- *Extrait de pancréas et de surrénales.* Ces extraits sont importants, car ils revitalisent tant le pancréas que les surrénales.

- *Calcium.* Le groupe A doit le prendre avec des capsules d'acide chlorhydrique pour favoriser son assimilation.
- *Vanadium.* Cet oligoélément aide le pancréas à sécréter de l'insuline.

Les thérapies suivantes sont aussi importantes dans le traitement du diabète :

- Les bains de pieds allemands contribuent à améliorer la circulation et sont parfois offerts dans des cliniques ou des stations thermales de style européen prônant une approche naturelle. Les bains de pieds vendus dans le commerce ne contiennent pas le même mélange d'herbes et ne stimulent pas efficacement la circulation.
- Si la personne souffre de constipation, l'irrigation du côlon peut améliorer le transit intestinal.
- Le traitement en chambre hyperbare pompe de l'oxygène dans l'organisme, ce qui contribue à une meilleure oxygénation du sang et entraîne une meilleure oxygénation des cellules, favorisant ainsi l'évacuation des toxines.
- L'acupuncture est une méthode efficace pour améliorer la circulation.

## Obésité

La première question qu'il faut se poser dans ce cas est la suivante : *Pourquoi suis-je obèse ?* Bien sûr, un facteur génétique peut être en cause, mais chez 95 % de mes patients aux prises avec un surplus de poids ou avec l'obésité, le problème n'est pas génétique, mais hypoglycémique. L'embonpoint et l'obésité sont un symptôme, non la cause ; ils signalent presque toujours une dépendance au sucre et aux glucides.

Il est absolument impératif – et je ne saurais trop insister sur ce point – que les personnes qui ont un surplus de poids respectent parfaitement les besoins alimentaires de leur groupe sanguin et suivent à la lettre le régime contre l'hypoglycémie également prévu pour leur groupe sanguin. J'ai traité des milliers de patients qui avaient essayé de perdre du poids avec le programme des Weight Watchers, de Jenny Craig ou avec d'autres régimes amaigrissants. Ils se plaignaient tous du même problème de taille : après tous ces mois de régime, ils reprenaient invariablement les kilos perdus.

Suivez le menu contre l'hypoglycémie qui convient à votre groupe sanguin en augmentant votre consommation de protéines et en coupant sévèrement dans toutes les sources de glucides et de sucre. Vous devez manger des protéines trois fois par jour. Entre les repas, mangez des branches de céleri tartinées d'un peu de beurre d'amandes, ou une poignée de noisettes, de graines de tournesol ou d'amandes. Il est impératif de garder votre taux de protéines élevé et constant durant la journée. (Le groupe A peut tartiner un mélange de tofu et de beurre d'amandes sur les branches de céleri comme collation entre les repas.) Le matin, buvez un fouetté protéique qui convient à votre groupe sanguin (suivez la recette donnée au chapitre précédent).

Buvez une autre boisson protéique à quatorze heures et avant d'aller au lit vers vingt-deux heures. Je recommande aussi à mes patients de manger la moitié d'une cuillérée à thé de beurre d'amandes sur un morceau de céleri avant d'aller au lit afin de maintenir la stabilité de leur glycémie sanguine durant la nuit. Si vous ne maintenez pas cet équilibre, vous vous réveillerez fatigué et peut-être de mauvaise humeur. Au matin, le cercle vicieux de l'hypoglycémie se perpétuera quand vous essaierez de satisfaire votre besoin de sucre en mangeant un beignet, une rôtie ou même une grosse portion de fruits ou en buvant un grand verre de jus d'orange – des aliments qui sont tous riches en sucre ou en glucides.

Prenez en plus un supplément du complexe B convenant à votre groupe sanguin. Prenez aussi de la vitamine C et E, de la lécithine, du calcium, du magnésium et du zinc. Les extraits de surrénales et de pancréas seront aussi indispensables durant cette période pour régénérer et soutenir ces deux glandes.

Employée en médecine ayurvédique, la *gymnema* sylvestre est une plante qui peut contribuer à réguler l'appétit. Parmi les autres thérapies, je recommande l'irrigation ou l'hydrothérapie du côlon (pour débarrasser l'organisme de l'accumulation de déchets putréfiés), l'acupuncture et le sauna Firard, c'est-à-dire à l'infrarouge lointain avec oxygène. (L'appareil Firard produit des ondes à l'infrarouge lointain qui entraînent une chaleur profonde et pénétrante que l'épiderme ne bloque pas, contrairement aux infrarouges traditionnels. Le Firard sert souvent à stimuler les aiguilles employées en acupuncture pour le traitement des douleurs lombaires ou pour accroître l'énergie « yang » dans l'organisme.)

Bien entendu, l'exercice que vous ferez le matin (en fonction de votre groupe sanguin) vous revigorera et stimulera votre corps et votre intellect. Par ailleurs, il est crucial de continuer à suivre le régime même quand vous commencerez à perdre du poids. Oui, vous perdrez des kilos en suivant ce régime, mais cela ne voudra pas dire que vous serez guéri de l'hypoglycémie. Sachez que lorsque vous serez guéri de cette maladie, vous aurez aussi vaincu l'obésité. Vous pourrez alors facilement diversifier votre régime alimentaire sans reprendre le poids perdu.

Voici une bonne astuce : regardez-vous dans le miroir et demandez-vous si vous voulez rester obèse. Le secret consiste à vous aimer davantage. Vous devez vous forger une image favorable de vous-même et la renforcer régulièrement. Vous n'atteindrez jamais votre objectif en faisant des vœux pieux et en espérant avoir un poids plus normal. Vous avez abusé de votre corps, mais le moment est venu de vous aimer et de cultiver une image plus positive de vous-même.

## *Arthrite*

Plusieurs formes d'arthrite sont causées par un excès de sucre ou de glucides dans l'organisme et par le stress. Comme le pancréas est sollicité à outrance et affaibli par l'hypoglycémie, les surrénales sont appelées en renfort pour prévenir le diabète. Malheureusement, elles finissent par s'épuiser à leur tour et, comme je l'ai expliqué, diminuent le taux de cortisol naturel de l'organisme, ce qui conduit à l'arthrite ou à la fibromyalgie.

Comme dans tous les désordres causés par le sucre, les personnes qui souffrent de maux, de douleurs et des effets débilitants de l'arthrite doivent surveiller leur consommation de sucre et de glucides. Par ailleurs, elles devraient prendre les suppléments suivants, en fonction de leur groupe sanguin :

- *Vitamines A et D* (j'ai découvert qu'une dose élevée de vitamine A sans une dose élevée de vitamine D peut causer des maux et des douleurs. Une vitamine A de 10 000 UI devrait être équilibrée avec une vitamine D de 800 à 1 200 mg, selon votre groupe sanguin.)
- *Huile de foie de morue*
- *Boswellia* (herbe ayurvédique)
- *Sulfate de glucosamine*
- *Vitamine du complexe B* (selon votre groupe sanguin)
- *Calcium avec vitamine K*

Le groupe A devrait prendre des capsules d'acide chlorhydrique avec le calcium. L'hydrothérapie et l'irrigation du côlon favoriseront l'évacuation des déchets et de l'acide urique accumulés dans le côlon descendant, qui finiront par se frayer un chemin dans les muscles et les articulations s'ils ne sont pas éliminés et par se manifester en condition arthritique.

Je recommande aussi l'acupuncture, les traitements de chiropractie pour le soulagement de la douleur ainsi que des traitements d'hydrothérapie constitutionnelle pour favoriser l'élimination des toxines de l'organisme, particulièrement dans le cas du groupe O.

## *Maladies d'origine cardiaque*

Pour garder votre cœur en santé, vous devez complètement changer vos valeurs en ce qui concerne l'alimentation, le travail, le stress et l'exercice physique. L'hypercholestérolémie (et ses effets ultérieurs sur les artères coronariennes), le diabète, l'obésité et les maladies d'origine cardiaque ou rénale se développent souvent ensemble et il existe des interrelations entre elles. Les réponses médicales aux maladies coronariennes, comme les endoprothèses qui élargissent et débloquent les artères bouchées et les pontages, sont des solutions temporaires à un problème majeur : des années d'abus alimentaire. Ajoutez le stress, le manque d'exercice et le tabagisme et vous obtiendrez les causes fondamentales de la plupart des maladies cardiaques.

On peut gérer jusqu'à un certain point plusieurs maladies d'origine cardiaque, mais l'individu doit vraiment décider quelle proportion de sa santé il souhaite essayer de recouvrer. Le régime conséquent peut même s'avérer plus sévère que celui qui traite l'hypoglycémie. L'apport en sucres et glucides, quels qu'ils soient, doit être sévèrement réduit, tout comme la consommation de fromage, de produits laitiers, de beurre, de corps gras et de protéines. Il faudrait que le groupe A devienne exclusivement végétarien et que le groupe O modifie sa consommation normale de protéines animales et mange des viandes maigres – dinde, poisson et bison ; de son côté, le groupe B pourra manger de la dinde, du poisson et un peu d'agneau maigre.

Je souhaite être très clair sur un point : je désapprouve absolument l'utilisation de médicaments pour réduire le cholestérol.

On peut diminuer le taux de cholestérol par l'application de changements alimentaires prudents et par un programme d'exercice. (Les programmes d'exercice convenant à votre groupe sanguin sont une partie essentielle d'un régime axé sur la réduction du cholestérol et devraient être adoptés très graduellement.) Les « anticholestérolémiants » exigent un lourd tribut du foie et représentent en fait une approche de paresseux : des médicaments comme la statine permettent aux gens de continuer à s'empiffrer. Or, ne vous y trompez pas ! Tous les médicaments ont des effets secondaires. Regardez simplement la publicité télévisée pour un anticholestérolémiant comme le Crestor™ et vous verrez qu'il a une longue liste d'effets secondaires nocifs.

Les suppléments devraient aussi inclure un supplément du complexe B, des vitamines $B_6$ et $B_{12,}$ et surtout de la vitamine E qui éclaircit le sang. La lécithine contribue à nettoyer les artères et le Choleast™, un produit fabriqué à partir de la levure du riz rouge, aide aussi à diminuer le taux de cholestérol sanguin de l'organisme. Durant cette période, il sera aussi important de prendre des suppléments de magnésium, de zinc, de coenzyme Q10, de carditone (produit ayurvédique) et de cenelles.

La chélation peut contribuer à réduire la plaque artérielle ; par ailleurs, les oméga-3 et 6, ainsi que l'huile de foie de morue, sont essentiels pour redonner leur souplesse aux artères et réduire la plaque.

## *Hypertension artérielle*

Si vous souffrez d'hypertension artérielle, suivez le régime pour réduire le taux de cholestérol qui convient à votre groupe sanguin et limitez votre consommation de viandes lourdes comme le bœuf et le porc et de produits laitiers. Vous devez aussi éliminer le sel ainsi que les aliments riches en sodium, comme le céleri et les olives. Vous devez augmenter votre absorption de liquides jusqu'à huit verres d'eau par jour au minimum. Je vous recommande aussi de manger de l'ail, car il diminue naturellement la pression artérielle.

On peut faire appel à une vaste gamme de thérapies pour nettoyer le corps, stimuler la circulation et diminuer l'hypertension artérielle. La nattokinase, une enzyme créée à partir du soja fermenté, prévient l'agrégation plaquettaire dans les artères et soulage la pression artérielle. L'hydrothérapie ou l'irrigation du côlon, les bains de pieds, la chiropractie ou l'ostéopathie, l'acupuncture et l'oxygénothérapie multiphasique peuvent réussir à traiter cette condition.

La vitamine C renforce les parois artérielles et les capsules de rutine les revitalisent. La *Rauwolfia serpentina,* une herbe médicinale utilisée depuis longtemps en médecine ayurvédique indienne, contribue à réduire la pression artérielle ; par ailleurs, un apport en potassium et le fait de boire beaucoup d'eau sont d'autres moyens de traiter cette maladie.

Dans le traitement de l'hypertension artérielle, il est aussi essentiel de faire le point sur l'importance du stress que vous vivez. Vous devrez peut-être faire quelques ajustements à votre mode de vie et adopter un style plus détendu. L'exercice est utile pour diminuer le stress et améliorer la pression artérielle, mais ne vous y trompez pas : l'hypertension artérielle est une maladie dangereuse et tout changement que vous mettez en œuvre – qu'il se rapporte à l'alimentation ou à l'exercice physique – devra être supervisé par un médecin qualifié.

## *Hypotension artérielle*

À part les changements alimentaires mentionnés plus haut, les personnes souffrant d'hypotension artérielle devraient prendre un ensemble de vitamines incluant un supplément du complexe B, des vitamines $B_6$, C, E et A, ainsi que de la $B_{12}$, de l'acide folique, du fer et du foie déshydraté. Le groupe A ne devrait pas prendre de vitamine B antistress à dosage élevé et devrait respecter les apports recommandés en vitamine C. Par ailleurs, la $B_3$ peut s'avérer bénéfique dans ce cas de figure, puisqu'elle agit comme agent vasodilatateur (le rougissement du visage est souvent une réaction normale à cette vitamine).

Comme l'hypotension artérielle est souvent provoquée par des problèmes de thyroïde, tout le monde devrait faire vérifier sa glande thyroïde. Il se peut que votre thyroïde soit paresseuse et que vous ayez besoin d'une légère médication.

## *Cancer*

Tous les cancers ne sont pas associés aux abus alimentaires. Des états cancéreux peuvent apparaître pour une foule de raisons, par exemple à cause du stress, d'une exposition excessive à la lumière solaire ou de l'ingestion d'agents de conservation et de produits chimiques durs. Quoi qu'il en soit, le cancer est en grande partie une maladie d'origine alimentaire, bien que tous les cas ne soient pas associés à l'hypoglycémie et au stress.

Les mauvaises habitudes alimentaires, en particulier l'alimentation qui s'écarte du régime convenant à votre groupe sanguin, ont deux conséquences : elles débilitent l'organisme en lui fournissant une nourriture qui ne lui convient pas, ce qui affaiblit par le fait même le système immunitaire, et elles augmentent les taux de toxicité. L'organisme qui présente un taux élevé de toxicité s'intoxique – autrement dit, la vie cellulaire devient polluée parce qu'elle se nourrit des toxines présentes dans le courant sanguin. C'est ainsi que les cellules normales finissent par devenir des cellules anormales qui se reproduisent à un rythme anormal, ce qui constitue la définition du cancer.

Le cancer ne vient pas d'un germe, d'une bactérie ou d'un virus. C'est une maladie auto-immune engendrée par des années de stress et d'abus alimentaires. S'il est vrai que certains aliments comme le brocoli et le chou-fleur semblent arrêter la production de cellules cancéreuses, plusieurs légumes verts qui ne sont pas modifiés génétiquement ni traités aux pesticides sont bons pour interrompre le développement des tumeurs. Suivre le régime qui convient à votre groupe sanguin est réellement le secret pour prévenir cette terrible maladie.

En présence d'hypoglycémie, tous les groupes sanguins devraient suivre le régime pour hypoglycémique qui convient à leur groupe sanguin. Si vous n'êtes pas hypoglycémique, suivez le régime ordinaire prévu pour votre groupe sanguin. D'une façon ou d'une autre, vous devriez inclure un supplément du complexe B, des vitamines $B_{12}$, $B_6$, A, D et E à la base de votre programme de supplémentation vitaminique. Si vous êtes hypoglycémique, vous auriez besoin de prendre des enzymes pancréatiques au moins cinq fois par jour pour renforcer votre pancréas.

Dans le traitement du cancer, on cherche à réduire la taille des tumeurs et à arrêter la propagation des cellules anormales. En lui-même, le régime alimentaire ne pourra cependant y parvenir. Il est donc crucial de désintoxiquer et de nettoyer l'organisme. Les thérapies qui réduisent la toxicité de l'organisme incluent l'hydrothérapie et l'irrigation du côlon, les bains de pieds et la chambre hyperbare. Comme les cellules cancéreuses meurent en présence d'oxygène ou de chaleur intense, j'utilise aussi le sauna à infrarouge lointain avec oxygène ainsi qu'une oxygénothérapie multiphasique. (Ces thérapies sont habituellement utilisées à l'institut D'Adamo, mais il est possible qu'elles ne soient pas offertes dans beaucoup de cliniques de santé.) L'apport par voie intraveineuse de doses élevées de vitamine C accompagnée de gui homéopathique constitue un remède efficace pour traiter le cancer, de conserve avec les champignons agaric et maitake et les pectines. Si les cellules cancéreuses ont migré vers le foie, les traitements peuvent inclure des teintures-mères pour le foie, de l'huile de foie de morue, des vitamines D et $B_{12}$, des coenzymes CQ10, beaucoup d'enzymes pancréatiques et des champignons agarics. Il est essentiel de noter que ces suppléments et vitamines ne doivent être pris qu'après consultation d'un médecin qualifié.

## *Dépression et anxiété*

Si le courant sanguin est une mer agitée, le corps et l'intellect auront l'impression d'être un navire malmené par une série de déferlantes. On ne saurait sous-estimer les implications physiologiques et psychologiques d'un sang saturé de sucre et de glucides : si vous souffrez de dépression ou d'une forme d'anxiété, soyez assuré que votre taux de glucose sanguin est à l'origine du problème. L'élimination de toutes les sources de sucre et de glucides de votre alimentation calmera vos eaux intérieures ; de fait, votre humeur changeante et vos états d'âme fluctuants se stabiliseront presque immédiatement.

En plus de suivre le programme d'exercice qui convient à votre groupe sanguin, prenez un supplément du complexe B, de l'acide pantothénique ainsi que des vitamines $B_6$ et $B_{12}$ qui seront les composantes de base grâce auxquelles vous arriverez à réguler votre état. Les herbes médicinales comme la *Rhodiola rosea* détendent les surrénales, ce qui diminue le stress et la fatigue de l'organisme ; le millepertuis commun, la passiflore, la camomille, la scutellaire ou la valériane sont aussi recommandés. L'acupuncture et les bains de pieds allemands peuvent aussi contribuer à calmer et à apaiser le corps.

Si vous souffrez d'une forme quelconque de dépression ou d'anxiété, vous devriez consulter immédiatement.

## Chapitre 7

# Menus pour les groupes et sous-groupes sanguins

La loi juive stipule que « l'on ne devrait pas manger en fonction de ses papilles gustatives, mais choisir sa nourriture avec sagesse, en sachant quels aliments redonneront des forces à l'organisme tout entier ».

J'ai rencontré très peu d'individus qui ont un véritable sens intuitif des aliments dont leur organisme a besoin. La majorité mange pour satisfaire ses papilles gustatives ou pour goûter à la plus récente et à la plus publicisée des nouvelles cuisines.

Ce chapitre contient sept jours de menus d'initiation pour chaque groupe sanguin. Je les ai préparés afin de vous aider à choisir les aliments qui conviennent à votre groupe et à intégrer facilement le programme. Je sais qu'apporter des changements à sa vie est parfois exigeant et peut semer la confusion. Cette période de transition sera néanmoins plus facile si vous vous rappelez souvent qu'en choisissant les aliments qui conviennent à votre corps *à vous*, vous travaillez avec la nature et vous la soutenez en même temps qu'elle régénère votre organisme.

Comme je l'ai mentionné, ce sont des menus d'initiation. Une fois que vous aurez intégré à votre quotidien le menu convenant à votre groupe sanguin, vous pourrez le diversifier en faisant appel au large éventail d'aliments, de fines herbes, d'épices et de tisanes qui sont présentés dans les fiches de régime individuel, dans le prochain chapitre. Prenez quelques semaines pour adopter le menu en entier. Vous adoptez un nouveau style de vie : rien ne vous oblige à vous précipiter et à vivre du stress.

### *Menus pour le groupe O*

## DIMANCHE

**Déjeuner**
Eau citronnée
1/2 pamplemousse
1 œuf poché
1 ou 2 tranches de pain d'épeautre
1 tasse de tisane

**Dîner**
120 g (4 oz) de viande ou de poisson
2 galettes de riz ou 1 tranche de pain
*Salade :* laitue, germes de haricot, chicorée frisée, céleri
*Vinaigrette :* huile d'olive et jus de citron
1 tasse de tisane

**Souper**
125 g (1/4 lb) de bifteck maigre grillé
Borécole, bette à carde, brocoli et pissenlit, vapeur
*Salade :* concombre, germes de haricot, pois
*Vinaigrette :* huile d'olive et jus de citron
1 tasse de tisane

## LUNDI

**Déjeuner**
Eau citronnée
1/2 pamplemousse
Céréales d'épeautre ou de grains entiers
1 tasse de tisane

**Dîner**
120 g (4 oz) de poulet ou de poisson
Tomate et laitue
1 tranche de pain d'épeautre
1 tasse de tisane

**Souper**
2 côtelettes d'agneau maigre, ou pâtes
*Salade :* laitue, germes de haricot, chicorée frisée
*Vinaigrette :* huile d'olive et jus de citron
1 tasse de tisane

## MARDI

**Déjeuner**
Eau citronnée
1/2 pamplemousse
1 ou 2 œufs pochés
1 tasse de tisane

**Dîner**
120 g (4 oz) de dinde ou de poisson
Quartiers de laitue, légumes verts, germes de haricot
1 tasse de tisane

**Souper**
1/4 poulet, sans la peau, grillé au four ou bouilli
Brocoli, asperges, haricots à parchemin et pois, vapeur
*Salade :* laitue, concombre, germes de haricot
*Vinaigrette :* huile d'olive et jus de citron
1 tasse de tisane

## MERCREDI

**Déjeuner**
Eau citronnée
1/2 pamplemousse
Céréales de kamut ou quinoa
1 tasse de tisane

**Dîner**
120 g (4 oz) de viande, poisson ou volaille
Laitue, germes de haricot, concombre
1 tasse de tisane

**Souper**
1 darne de saumon au four ou grillée
*Salade :* cresson, tomate, champignons, chicorée frisée, céleri, borécole, germes de haricot
*Vinaigrette :* huile d'olive et jus de citron
1 tasse de tisane

## JEUDI

**Déjeuner**
Eau citronnée
1/2 pamplemousse
1 ou 2 tranches de pain d'épeautre
1 tasse de tisane

**Dîner**
120 g (4 oz) de poisson ou de volaille
Quartiers de laitue, tomates, concombre, germes de haricot
1 tasse de tisane

**Souper**
1 côtelette de veau maigre, grillée
Feuilles de betterave, pissenlit et asperges, vapeur
*Salade :* épinards, champignons
*Vinaigrette :* huile d'olive et jus de citron
1 tasse de tisane

## VENDREDI

**Déjeuner**
Eau citronnée
1/2 pamplemousse
1 ou 2 tranches de pain d'épeautre
1 tasse de tisane

**Dîner**
120 g (4 oz) de poisson, de viande ou de volaille
Brocoli et haricots à parchemin, garnis d'un mélange d'ail et d'huile d'olive

**Souper**
1 filet de plie au four ou grillé
Brocoli, vapeur
*Salade :* laitue, concombre, germes de haricot
*Vinaigrette :* huile d'olive et jus de citron
1 tasse de tisane

## SAMEDI

**Déjeuner**
1/2 pamplemousse
Pain d'épeautre
Céréales de millet ou d'épeautre
1 tasse de tisane

**Dîner**
Riz brun
Pain d'épeautre
*Salade :* laitue, concombre, germes de haricot, tomate
*Vinaigrette :* huile d'olive et jus de citron
1 tasse de tisane

**Souper**
1/4 poulet, sans la peau, au four, grillé ou bouilli
Épinards, scarole, brocoli et borécole, vapeur
*Salade :* laitue, céleri, concombre, germes de haricot
*Vinaigrette :* huile d'olive et jus de citron
1 tasse de tisane

### Notes

- Comme collation de fin de soirée (tous les jours), mangez une pomme ou la moitié d'un pamplemousse. Quand vous mangez un fruit avant un repas, attendez toujours dix minutes avant de passer à table.
- Si vous êtes diabétique ou hypoglycémique, réduisez l'apport en glucides et en protéines.
- Si vous souffrez d'hypercholestérolémie, évitez le lait et le fromage, et éliminez le bœuf de votre alimentation.

- Si vous avez des caractéristiques du groupe B, réduisez votre consommation de dinde, d'agneau, de bœuf et de bison.
- Si vous avez des caractéristiques du groupe A, privilégiez le poisson, la dinde et l'agneau ; réduisez votre consommation de viande en général.

## *Menus pour le groupe A*

### DIMANCHE

**Déjeuner**
Eau citronnée
1 ou 2 tranches de pain de soja grillé avec tartinade de tofu (mélangez 15 g [1 c. à soupe] de tofu, 15 g [1 c. à soupe] de beurre d'amandes, 1,25 ml [1/4 c. à thé] d'huile d'olive ; ajoutez de l'oignon haché et du persil frais au goût)
1 tasse de tisane

**Dîner**
Riz brun
1 tranche de pain de soja grillé
*Salade :* laitue, tomate, céleri, cresson, concombre, germes de haricot
*Vinaigrette :* huile d'olive et jus de citron
1 tasse de tisane

**Souper**
1/4 poulet, sans la peau, bouilli ou grillé
Bette à carde, pissenlit et asperges, vapeur
*Salade :* laitue, concombre, céleri, germes de haricot, tomate, 1/2 carré de tofu
*Vinaigrette :* huile d'olive et jus de citron
1 tasse de tisane

## LUNDI

**Déjeuner**
Eau citronnée
Céréales de millet
1 tasse de tisane

**Dîner**
Riz brun
*Salade :* laitue, branche de céleri, tomate, 1/2 carré de tofu, persil
*Vinaigrette :* huile d'olive et jus de citron
1 tasse de tisane

**Souper**
1 darne de saumon grillée
Borécole, haricots à parchemin et fleurons de brocoli, vapeur
*Salade :* laitue, tomate, germes de haricot
*Vinaigrette :* huile d'olive et jus de citron
1 tasse de tisane

## MARDI

**Déjeuner**
Eau citronnée
1 ou 2 tranches de pain de kamut grillé avec tartinade de tofu
1 tasse de tisane

**Dîner**
1 pamplemousse
*Salade :* haricots à parchemin, brocoli froid
Pain Ézéchiel
1 tasse de tisane

**Souper**
Dinde, sans la peau, bouillie ou grillée
Pissenlit, fleurons de brocoli et asperges, vapeur
*Salade :* laitue, concombre, céleri, persil
*Vinaigrette :* huile d'olive et jus de citron
1 tasse de tisane

## MERCREDI

**Déjeuner**
Eau citronnée
1 ou 2 tranches de pain Ézéchiel ou de kamut grillé avec tartinade de tofu
1 tasse de tisane

**Dîner**
1 boîte de sardines dans l'eau
Assortiment de légumes
*Salade :* salade composée
*Vinaigrette :* huile d'olive et jus de citron
1 tasse de tisane

**Souper**
1/2 pamplemousse
1 ou 2 tranches de pain de soja ou Ézéchiel
*Salade :* laitue, céleri, tomate, concombre, persil, épinards, chicorée frisée, champignons frais, 1/2 carré de tofu
*Vinaigrette :* huile d'olive et jus de citron
1 tasse de tisane

## JEUDI

**Déjeuner**
Eau citronnée
1 ou 2 tranches de pain Ézéchiel ou de kamut avec tartinade de tofu
1 tasse de tisane

**Dîner**
2 œufs durs
*Salade :* salade composée
*Vinaigrette :* huile d'olive et jus de citron
1 tasse de tisane

**Souper**
120 g (4 oz) de mérou grillé
Haricots à parchemin, vapeur
*Salade :* laitue, germes de haricot, céleri, concombre
*Vinaigrette :* huile d'olive et jus de citron
1 tasse de tisane

## VENDREDI

**Déjeuner**
Eau citronnée
1 ou 2 tranches de pain Ézéchiel, d'épeautre ou de kamut (ou céréales)
1 tasse de tisane

**Dîner**
*Salade :* laitue, concombre, cresson, germes de haricot, céleri, tomate, 1/2 carré de tofu, persil
*Vinaigrette :* huile d'olive et jus de citron
1 tasse de tisane

**Souper**

Borécole, laminaire, gombo, bette à carde et pois mange-tout, vapeur

Riz brun

*Salade :* laitue, céleri, chicorée frisée, cresson, germes de haricot, persil

*Vinaigrette :* huile d'olive et jus de citron

1 tranche de pain de soja

1 tasse de tisane

## SAMEDI

**Déjeuner**

Eau citronnée

1 ou 2 tranches de pain Ézéchiel grillé avec tartinade de tofu

1 tasse de tisane

**Dîner**

*Salade :* haricots à parchemin, brocoli et asperges, avec blancs d'œufs brouillés et tofu

1 tranche de pain de soja grillé

1 tasse de tisane

**Souper**

120 g (4 oz) d'aiglefin, de flétan de l'Atlantique, de sole ou de saumon

Légumes, vapeur

*Salade :* laitue, tomate, chicorée frisée, céleri, germes de haricot, concombre, persil

*Vinaigrette :* huile d'olive et jus de citron

1 tasse de tisane

### Notes

- Quand vous mangez un fruit avant un repas, attendez toujours dix minutes avant de passer à table.
- Si vous êtes diabétique ou hypoglycémique, réduisez l'apport en glucides et en protéines.
- Bien que le groupe A pur soit typiquement végétarien, les personnes dont les caractéristiques secondaires rappellent le groupe B devraient penser à manger du poisson, de l'agneau ou de la dinde pour éviter la fatigue accompagnant l'introduction du régime. Réduisez l'apport en viande à mesure que vous retrouvez votre vitalité.

## *Menus pour le groupe B*

### DIMANCHE

**Déjeuner**
Eau citronnée
1/2 pamplemousse
1 ou 2 tranches de pain d'épeautre ou Ézéchiel grillé avec tartinade de tofu (mélangez 15 g [1 c. à soupe] de tofu, 15 g [1 c. à soupe] de beurre d'amandes, 1,25 ml [1/4 c. à thé] d'huile d'olive ; ajoutez de l'oignon haché et du persil frais au goût)
1 tasse de tisane

**Dîner**
1/2 pamplemousse
120 à 170 g (4 à 6 oz) de poisson
Assortiment de légumes-feuilles avec asperges et haricots à parchemin
Salade de fruits : 1 pomme, 1 mangue, raisins

**Souper**
Dinde grillée, au four ou bouillie
Feuilles de betterave, brocoli et borécole, vapeur
Salade de concombre
*Vinaigrette :* huile d'olive et jus de citron
1 tasse de tisane

## LUNDI

**Déjeuner**
Eau citronnée
1/2 pamplemousse
2 blancs d'œufs brouillés avec légumes
1 ou 2 tranches de pain d'épeautre ou Ézéchiel
1 tasse de tisane

**Dîner**
1/2 carré de tofu
Riz brun
*Salade :* laitue, germes de haricot, céleri, tomate, concombre, chicorée frisée, persil
*Vinaigrette :* huile d'olive et jus de citron
1 tranche de pain de soja grillé
1 tasse de tisane

**Souper**
1 darne de saumon
Haricots à parchemin, pissenlit et fleurons de brocoli, vapeur
*Salade :* laitue, concombre, chicorée frisée, germes de haricot
*Vinaigrette :* huile d'olive et jus de citron
1 tasse de tisane

## MARDI

**Déjeuner**
Eau citronnée
1/2 pamplemousse
1 ou 2 tranches de pain d'épeautre ou Ézéchiel grillé avec tartinade de tofu
1 tasse de tisane

**Dîner**
1/2 pamplemousse
1 tranche de pain de blé entier grillé avec tartinade de tofu
Salade composée
*Vinaigrette :* huile d'olive et jus de citron
1 tasse de tisane

**Souper**
120 à 170 g (4 à 6 oz) d'agneau grillé
Feuilles de betterave, pissenlit et asperges, vapeur
*Salade :* laitue, germes de haricot, concombre
*Vinaigrette :* huile d'olive et jus de citron
1 tasse de tisane

## MERCREDI

**Déjeuner**
Eau citronnée
1/2 pamplemousse
Céréales d'épeautre ou de quinoa
1 tasse de tisane

**Dîner**
Salade de fruits : pastèque, papaye, bleuets et mûres
Salade composée
1 tasse de tisane

**Souper**
Asperge et brocoli, vapeur
Riz brun
*Salade :* épinards, feuilles de betterave, laitue, chicorée frisée, champignons, tomate, germes de haricot, 1/2 carré de tofu
*Vinaigrette :* huile d'olive et jus de citron
1 tasse de tisane

## JEUDI

**Déjeuner**
Eau citronnée
1/2 pamplemousse
1 ou 2 tranches de pain d'épeautre ou Ézéchiel avec tartinade de tofu
1 tasse de tisane

**Dîner**
2 œufs durs
Assortiment de légumes
*Salade :* salade composée
*Vinaigrette :* huile d'olive et jus de citron
1 tasse de tisane

**Souper**
1 darne de flétan de l'Atlantique
Borécole et scarole, vapeur
*Salade :* laitue, concombre
*Vinaigrette :* huile d'olive et jus de citron
1 tasse de tisane

## VENDREDI

**Déjeuner**
Eau citronnée
1/2 pamplemousse
Pain de soja ou d'épeautre
1 tasse de tisane

**Dîner**
1/2 carré de tofu
2 ou 3 légumes verts
*Salade :* quartiers de laitue
1 ou 2 tranches de pain d'épeautre ou Ézéchiel grillé
1 tasse de tisane

**Souper**
Dinde grillée
Brocoli et asperges, vapeur
*Salade :* laitue, 1/2 tomate, concombre, germes de haricot
*Vinaigrette :* huîle d'olive et jus de citron
1 tasse de tisane

## SAMEDI

**Déjeuner**
Eau citronnée
1/2 pamplemousse
1 ou 2 œufs
1 tasse de tisane

**Dîner**
1/2 carré de tofu
Riz brun
*Salade :* épinards, champignons frais
*Vinaigrette :* huile d'olive et jus de citron
1 tasse de tisane

**Souper**
125 à 250 g (1/4 à 1/2 lb) de veau ou de bœuf grillé
Borécole et asperges, vapeur
*Salade :* laitue, tomate, céleri, cresson, germes de haricot
*Vinaigrette :* huile d'olive et jus de citron
1 tasse de tisane

## Notes

- Quand vous mangez un fruit avant un repas, attendez toujours dix minutes avant de passer à table.
- Comme collation du soir, mangez une pomme une fois par semaine ; le reste du temps, mangez la moitié d'un pamplemousse.
- Si vous êtes du groupe B et que vous présentez des caractéristiques du groupe O, augmentez votre consommation de bœuf.
- Si vous êtes du groupe B et que vous présentez des caractéristiques du groupe A, augmentez votre consommation de tofu et de poisson.
- Si vous êtes hypoglycémique, augmentez votre consommation de protéines en mangeant une collation riche en protéines trois fois par jour ; si vous êtes diabétique, réduisez votre apport en glucides et en sucre ; si vous souffrez d'hypercholestérolémie, diminuez votre consommation

d'aliments gras et de produits laitiers, mangez des viandes maigres (dinde ou poisson) et faites de l'exercice.

## *Menus pour le groupe AB*

Le groupe AB devrait d'abord suivre le menu du groupe A et, par la suite, ajouter lentement de petites quantités d'autres aliments, comme le poulet, le poisson, les produits de blé entier, le lait écrémé et les fromages. En surveillant vos réactions à ces ajouts, vous pourrez déterminer les quantités qui vous conviennent. Par exemple, si vous souffrez de congestion nasale après avoir introduit le lait dans votre régime, réduisez la portion.

### Notes

- Si vous tendez vers le groupe B, augmentez votre consommation de poisson, de dinde et d'agneau. N'oubliez pas de faire de l'exercice.
- Si vous tendez vers le groupe A, diminuez votre consommation d'agneau.
- Si vous êtes hypoglycémique, réduisez votre apport en glucides et ajoutez des collations protéiques à votre régime trois fois par jour : amandes, graines de sésame ou de citrouille, ou branches de céleri tartinées de beurre d'amandes. Si vous êtes diabétique, évitez les glucides. Vous devriez essayer d'adopter un régime végétarien si votre taux de cholestérol sanguin est élevé.

Je vous recommande fortement de photocopier ou d'écrire le menu qui correspond à votre groupe et de le garder à portée de la main pendant que vous vous adaptez à cette nouvelle façon de manger. J'aimerais aussi vous rappeler qu'il convient de laisser le temps à votre organisme de s'adapter à cette nouvelle alimentation avant de passer aux fiches du régime de votre groupe. Les menus d'initiation de ce chapitre sont conçus pour vous aider à consommer des aliments de qualité et à éliminer ceux qui ont eu un effet débilitant sur votre santé. Votre organisme a toutefois besoin de temps pour s'habituer à tout cela (le temps nécessaire varie selon chacun et en fonction de son état de santé, mais prend en général de quatre à six semaines). Ainsi, si vous étiez un gros buveur de café ou que vous aviez un faible pour les sucreries, vous ressentirez probablement de la fatigue, un signe du sevrage qui accompagne le fait de ne plus consommer de caféine ou d'aliments sucrés. En éliminant les aliments vides et traités, bourrés d'agents de conservation et d'ingrédients artificiels de votre régime, vous ressentirez un calme fort bienvenu.

Commencez simplement. Restez à l'affût de ces changements physiques et mentaux et passez graduellement aux fiches de régime de votre groupe. À mesure que vous élargissez votre menu, observez votre réaction à chaque aliment que vous ajoutez. Si vous vous sentez bien, continuez d'expérimenter avec divers aliments. Dans le cas contraire, si certains aliments ne vous conviennent pas – par exemple, si certains légumes crus en salade irritent votre estomac ou vous donnent des gaz –, diminuez les portions ou faites-les cuire à la vapeur, cela les rendra plus digestibles.

En explorant votre nouveau régime alimentaire, souvenez-vous que vous suivez les traces de plusieurs de mes patients qui ont repris le chemin d'une meilleure santé et d'une plus grande vitalité en faisant d'abord ces premiers pas.

## Chapitre 8

# Fiches de régime des groupes et sous-groupes sanguins

Une fois que vous aurez intégré votre menu quotidien de base, vous pourrez diversifier votre régime en y ajoutant plus de sortes de viandes, de poissons, de légumes, de noix, de fines herbes, de condiments et de tisanes.

Dans les pages qui suivent, les fiches de régime sont présentées par groupe et sous-groupe sanguins et indiquent combien de fois par semaine ou par mois vous pouvez manger tel et tel aliment. J'ai aussi indiqué que certains aliments doivent être consommés d'une à deux fois par semaine ; s'il n'y a pas de remarque, vous pouvez en manger aussi souvent que vous le voulez.

Dans ce chapitre, j'ai créé plusieurs tableaux pour vous aider à déterminer les viandes et les poissons qui vous seront les plus bénéfiques en fonction de votre groupe sanguin. J'ai appliqué un système de numérotation, composé d'une échelle de 1 à 3 et parfois aussi élevée que 5. Dans le cas des viandes, le chiffre 1 signifie que vous pouvez en manger souvent ; 2 signifie plusieurs fois par semaine ; 3 signifie une fois par semaine ; et 4 ou 5 indique un aliment que vous ne devriez manger que dans des occasions spéciales – fêtes, célébrations et invitations à souper. Suivant l'exemple du groupe O, vous pourrez donc choisir de la dinde ou du bœuf (les deux sont 1) de préférence au poulet (1,5).

Le poisson est classé selon la même échelle, mais les chiffres indiquent le taux de toxicité. Ainsi, suivant le tableau du groupe O, le saumon (1) et l'aiglefin (1,5) seront préférables au flétan de l'Atlantique (2,5) et à la sole (3).

Tous les aliments énumérés dans les fiches de régime correspondant à votre groupe sanguin peuvent, au fil du temps, vous redonner la santé et la vitalité. Je vous prie néanmoins d'entreprendre ce programme sous la supervision d'un médecin qualifié.

## *Fiche de régime du groupe O*

### Viande

La numérotation des colonnes indique l'importance à donner à chaque viande dans le régime du groupe O. Les viandes de la colonne 1 sont consommées les plus souvent et celles de la colonne 3, les moins souvent. Cuite au four ou grillée seulement.

| 1 | 1,5 | 2 | 3 |
|---|---|---|---|
| Autruche<br>Bison<br>Bœuf<br>Cœur (bœuf ou agneau)<br>Dinde<br>Veau | Agneau<br>Foie de veau*<br>Poulet | Caille<br>Canard<br>Faisan<br>Lièvre<br>Perdrix<br>Rognon (bœuf ou agneau)<br>Venaison | Foie de bœuf |

* *Acheté dans un magasin d'aliments naturels seulement*

## Poisson

La numérotation est basée sur la toxicité pour le groupe sanguin. Le chiffre 1 indique la toxicité la plus faible et le 4, la plus élevée. Le poisson d'élevage est à éviter ; privilégiez le poisson sauvage. Cuit au four, grillé ou bouilli (sans friture).

| 1 | 1,5 | 2 | 2,5 | 3 | 4 |
|---|---|---|---|---|---|
| Saumon | Aiglefin<br>Hoplostète orange<br>Morue (décembre à avril)<br>Omble chevalier | Alose<br>Baudroie<br>Corégone<br>Coryphène<br>Mérou<br>Petit gade<br>Raie<br>Sardine*<br>Thazard<br>Truite<br>Turbot | Flétan de l'Atlantique | Achigan<br>Brochet<br>Flet<br>Sole | Esturgeon<br>Maquereau<br>Merlu<br>Tilapia<br>Vivaneau |

* *Dans l'eau*

Le groupe O devrait consommer de quatorze à seize portions de viande et de poisson par semaine au total.

## Œufs

Le groupe O peut manger cinq œufs complets par semaine, avec des légumes. Privilégiez les œufs (sans friture) de poules élevées en liberté.

## Fromages

Recherchez des fromages qui ne contiennent pas de colorants alimentaires, d'additifs ou d'agents de conservation.

Chèvre*
Féta**
Manchego** (ou fromage semblable)
Mozzarella**
Ricotta**

* *À l'occasion (une fois par semaine)*
** *Rarement (une fois par mois)*

## Céréales

Amarante
Céréales de grains germés
Crème de riz brun
Épeautre
Gruau*
Kamut
Millet
Quinoa
Riz soufflé
Son d'avoine*
Son de riz

* *À l'occasion (une fois par semaine)*

## Boissons pour les céréales (sans sucre ajouté)

Boisson d'amandes
Boisson de riz
Boisson de soja**

** *Rarement (une fois par mois)*

## Pains et craquelins (sans levain)

Amande
Blé germé
Épeautre
Essénien
Ézéchiel
Galette de riz
Kamut
Quinoa
Riz

**Pâtes** *ou* **Céréales**

**Pâtes**

Épeautre
Riz
Soja

**Céréales**

Amarante
Boulgour
Épeautre
Millet
Orge
Quinoa
Riz basmati
Riz brun
Riz sauvage
Sarrasin (kasha)
Tef

## Féculents

Patate douce
Pomme de terre (blanche, bleue, rouge)
Topinambour

## Haricots, lentilles et pois secs (légumineuses)

Gourgane**
Haricot cannellini**
Haricot-rognon**
Lentille**
Pois chiche**

*** Rarement (une fois par mois)*

## Légumes (frais ou congelés)

Ail en gousses
Algue (toutes les variétés)
Aneth
Artichaut
Asperge
Bette à carde
Betterave (petite)
Borécole
Brocoli (avec citron)
Câpre
Carotte (crue ou bouillie)
Céleri
Céleri-rave
Champignon shiitake
Châtaigne d'eau
Chicorée frisée
Chou (blanc)*
Chou cavalier*
Chou chinois
Chou de Bruxelles**
Chou de Savoie
Chou-fleur*
Chou-rave
Concombre
Courge (d'hiver ou d'été)
Courgette
Cresson
Crosse de fougère
Daikon
Dolique bulbeux
Échalote
Endive
Épinard (cru)
Feuille de betterave
Feuille de pissenlit
Germination (toutes les variétés)
Gombo
Haricot à parchemin (vert ou jaune)
Laitue (toutes les variétés)
Oignon
Oignon vert
Olive (verte)
Panais
Persil
Piment fort
Poireau
Pois
Pois mange-tout
Poivron (vert, rouge)
Pousse de bambou
Radis
Rapini
Roquette
Rutabaga
Scarole
Tomate (fruit)
Topinambour (frais)

* *À l'occasion (une fois par semaine)*
** *Rarement (une fois par mois)*

Essayez la recette végétarienne du chapitre 11 pour une merveilleuse soupe de légumes. Faites-en une grosse quantité pour pouvoir en manger une ou deux louches, une ou deux fois par jour.

## Noix et graines

Toutes les variétés devraient être crues, non salées et, de préférence, dans l'écale ; assurez-vous de bien les mastiquer. (Une poignée équivaut à environ 60 g [4 c. à soupe] ou 60 ml [1/4 tasse].)

Amande
Graine de citrouille
Graine de lin
Graine de sésame**
Graine de tournesol
Marron*
Noisette
Noix
Noix du Brésil
Pacane
Pignon
Pistache*

* *À l'occasion (une fois par semaine)*
** *Rarement (une fois par mois)*

## Beurres de noix et de graines

Toutes les variétés devraient être crues et crémeuses, sans sucre ni additifs.

Amande
Noix de macadamia
Tournesol

## Fruits (frais seulement ou séchés si indiqué)

| Acide | Peu acide | Sucré | Neutre |
|---|---|---|---|
| Ananas<br>Canneberge<br>Citron<br>Fraise<br>Framboise<br>Grenade<br>Lime<br>Pamplemousse | Abricot<br>Bleuet<br>Cerise<br>Figue (fraîche)<br>Groseille à maquereau<br>Kiwi<br>Mangue<br>Mûre<br>Mûre de Logan<br>Nectarine<br>Papaye<br>Pêche<br>Poire<br>Pomme<br>Prune (foncée)<br>Raisin (bleu) | Datte<br>Figue (séchée)<br>Groseille noire<br>Kaki<br>Kumquat<br>Pruneau*<br>Raisin (rouge) | Caïmito<br>Fruit de l'arbre à pain<br>Pastèque<br>Sapotille |

* *À l'occasion (une fois par semaine)*

Vous pouvez manger du citron aussi souvent que vous le désirez et le combiner avec n'importe quel autre aliment. Par contre, il faut toujours manger les fraises sans accompagnement.

## Jus

Les jus devraient être frais pressés et conservés dans des bocaux de verre, ou achetés congelés et sans sucre. Le groupe O peut boire de 500 ml à 1 L (2 à 4 tasses) de jus par jour au total, chaque portion comprenant un quart de jus pour trois quarts d'eau de source.

Abricot
Ananas
Bleuet
Canneberge
Carotte
Céleri
Cerise
Cerise noire
Eau citronnée
Nectarine
Pamplemousse
Papaye
Pêche
Pomme
Pruneau**
Raisin
Tomate

** *Rarement (une fois par mois)*

## Gras saturés et insaturés

Toutes les huiles devraient être pressées à froid, biologiques de préférence, et ne pas contenir d'ingrédients génétiquement modifiés. N'utilisez pas l'huile d'olive pour la cuisson étant donné que sa composition moléculaire change sous l'effet de la chaleur. Elle perd alors de sa valeur nutritive et peut même s'avérer carcinogène. Utilisez plutôt de l'huile de pépins de raisin dont la résistance à la chaleur est plus élevée.

Huile de carthame*
Huile de lin
Huile de pépins de raisin
Huile de sésame*
Huile de tournesol
Huile d'olive

* *À l'occasion (une fois par semaine)*

L'institut D'Adamo a créé une tartinade santé (la tartinade de l'institut) qui peut remplacer la margarine ou le beurre. Le groupe O devrait en consommer 1,25 g (1/4 c. à thé) trois fois par semaine.

## Tartinade de l'institut

125 g (1/4 lb) de beurre doux
65 ml (1/4 tasse) d'huile de pépins de raisin ou d'huile d'olive
1 capsule de vitamine E
1 capsule de lécithine

Fouettez les ingrédients ensemble et réfrigérez.

## Fines herbes

Ail en gousses
Aneth
Basilic
Cerfeuil
Ciboulette
Citronnelle
Coriandre (feuille)
Estragon
Fenouil
Feuille de laurier
Graine de céleri
Marjolaine
Menthe
Oignon vert
Origan
Persil
Romarin
Sarriette
Sauge
Thym

## Épices

Anis
Cannelle
Cari
Carvi
Cayenne
Chili
Clou de girofle
Coriandre
Cumin
Curcuma
Fenugrec
Gingembre
Graine de moutarde
Moutarde (sèche)
Muscade
Paprika**
Safran

** *Rarement (une fois par mois)*

## Condiments

Gousse de vanille
Petit goémon en flocons
Sel aux légumes
Sel de mer
Tamari sans blé
Varech en poudre
Vinaigre de cidre non pasteurisé

## Tisanes

Ces tisanes sont très bénéfiques et présentent toutes des qualités thérapeutiques. Vous pouvez en boire aussi souvent que vous le désirez. Préparez les tisanes avec de l'eau de source ou de l'eau purifiée par osmose inverse. Déposez 5 g (1 c. à thé) de tisane dans 250 ml (1 tasse) d'eau bouillante et laissez infuser cinq ou six minutes. N'ajoutez jamais de sucre, de lait ou de citron.

Alchémille
Aubépine
*Avena sativa*
Basilic
Barbe de maïs
Bardane
Bouleau blanc
Busserole
Camomille
Chardon-Marie
Cynorrhodon
Fenugrec
Feuille de pissenlit
Figue
Fougère
Fraise
Framboise
Genièvre
Gingembre
Ginseng (instantané)
Ginseng sibérien
Graine d'aneth
Graine de carvi
Gui
Guimauve officinale
Hydraste du Canada
Luzerne
Maté
Menthe poivrée
Millepertuis
Mouron des oiseaux
Orge
Orme rouge
Ortie
Persil
Prêle
Racine de ginseng
Racine de réglisse
Sceau de Salomon
Scutellaire
Tanaisie
Thé blanc
Thé vert japonais
Tilleul

## Routine matinale

Au réveil, pressez le quart ou la moitié d'un citron dans 110 ml (3 1/2 oz) d'eau froide.

## Boisson énergétique du groupe O

15 g (1 c. à soupe) de lactosérum en poudre
5 g (1 c. à thé) de psyllium en poudre
5 g (1 c. à thé) d'arabinogalactane
5 ml (1 c. à thé) d'huile de lin

Mélangez les ingrédients dans 180 à 250 ml (6 à 8 oz) d'eau, de jus de raisin dilué ou de boisson de soja (ou de riz). Boire d'une à trois fois par jour.

# *Fiche de régime du groupe Oa*

## Viande

La numérotation des colonnes indique l'importance de chaque viande dans le régime du groupe Oa. Les viandes de la colonne 1 sont consommées les plus souvent et celles de la colonne 3, les moins souvent. Cuite au four ou grillée seulement.

| 1 | 1,5 | 2 | 3 |
|---|---|---|---|
| Autruche<br>Dinde | Poulet | Agneau<br>Bison<br>Canard | Bœuf<br>Lièvre<br>Veau<br>Venaison |

## Poisson

La numérotation est basée sur la toxicité pour le groupe sanguin. Le chiffre 1 indique la toxicité la plus faible et le 4, la plus élevée. Le poisson d'élevage est à éviter ; privilégiez le poisson sauvage. Cuit au four, grillé ou bouilli (sans friture).

| 1 | 1,5 | 2 | 2,5 | 3 | 4 |
|---|---|---|---|---|---|
| Saumon | Aiglefin<br>Hoplostète orange<br>Morue (décembre à avril)<br>Omble chevalier | Mérou<br>Petit gade<br>Raie<br>Thazard<br>Truite<br>Turbot | Alose | Achigan<br>Coryphène<br>Flet<br>Flétan de l'Atlantique<br>Sardine* | Esturgeon<br>Merlu<br>Sole<br>Tilapia<br>Vivaneau |

* *Dans l'eau*

Le groupe Oa devrait consommer de sept à neuf portions de viande et de poisson par semaine au total.

## Œufs

Le groupe Oa peut manger trois œufs par semaine. Privilégiez les œufs de poules élevées en liberté. Mangez-les avec des légumes et du tofu à l'occasion ; autrement, confectionnez une omelette de blancs d'œufs avec du tofu et des légumes (brocoli et asperges, par exemple). N'utilisez pas les blancs d'œufs du commerce. Blancs d'œufs pochés, brouillés ou durs (sans friture).

## Céréales

Amarante
Céréales de grains germés
Céréales de riz brun
Épeautre
Kamut
Quinoa
Riz soufflé
Son de riz

## Boissons pour les céréales (sans sucre ajouté)

Boisson d'amandes*
Boisson de riz
Boisson de soja*

** À l'occasion (une fois par semaine)*

## Pains et craquelins

Blé germé
Épeautre*
Essénien
Ézéchiel (sans levain)
Galette de riz
Kamut
Quinoa
Soja

** À l'occasion (une fois par semaine)*

**Pâtes** *ou* **Céréales**

**Pâtes**
Artichaut
Épeautre
Riz
Soja*

**Céréales**
Amarante
Boulgour
Épeautre*
Millet
Orge
Quinoa
Riz basmati
Riz brun
Riz sauvage
Sarrasin (kasha)*
Tef

** À l'occasion (une fois par semaine)*

## Féculents

Patate douce
Pomme de terre (blanche, bleue, rouge)
Topinambour

## Haricots, lentilles et pois secs (légumineuses)

Adzuki**
Gourgane**
Haricot cannellini**
Haricot-rognon**
Lentille**
Pois chiche**
Soja**

*** Rarement (une fois par mois)*

## Légumes (frais ou congelés)

Ail en gousses
Algue (toutes les variétés)
Aneth
Artichaut
Asperge
Bette à carde
Betterave (petite)
Borécole
Brocoli (avec citron)
Câpre
Carotte (bouillie et crue**)
Céleri
Céleri-rave
Champignon**
Champignon shiitake
Châtaigne d'eau
Chicorée frisée
Chou chinois
Chou de Bruxelles**
Chou-fleur**
Chou-rave
Courge (d'hiver et d'été)
Courgette
Cresson
Crosse de fougère
Daikon
Dolique bulbeux
Échalote
Endive
Épinard (cru)
Feuille de betterave
Feuille de pissenlit
Germination (toutes les variétés)
Gombo
Haricot à parchemin (vert et jaune)
Haricot de soja (frais)*
Laitue (toutes les variétés)
Oignon
Oignon vert
Olive (verte)
Persil
Piment fort*
Poireau
Pois
Pois mange-tout
Poivron (vert*, rouge)
Pousse de bambou
Radis
Rapini
Roquette
Scarole
Tomate*
Topinambour (frais)

** À l'occasion (une fois par semaine)*
*** Rarement (une fois par mois)*

Essayez la recette végétarienne du chapitre 11 pour une merveilleuse soupe de légumes. Le groupe Oa peut en manger d'une à sept fois par semaine.

## Noix et graines

Toutes les variétés devraient être crues, non salées et, de préférence, dans l'écale ; assurez-vous de bien les mastiquer. (Une poignée équivaut à environ 60 g [4 c. à soupe] ou 60 ml [1/4 tasse].)

Amande
Graine de citrouille
Graine de lin
Graine de sésame*
Graine de tournesol
Marron*
Noix
Noix du Brésil
Pacane
Pignon

* *À l'occasion (une fois par semaine)*

## Beurres de noix et de graines

Toutes les variétés devraient être crues et crémeuses, sans sucre ni additifs.

Amande
Noix de macadamia
Soja**
Tahini (beurre de sésame)*
Tournesol

* *À l'occasion (une fois par semaine)*
** *Rarement (une fois par mois)*

## Fruits (frais seulement)

| Acide | Peu acide | Sucré | Neutre |
|---|---|---|---|
| Ananas | Abricot | Datte | Caïmito |
| Canneberge | Bleuet | Grenade | Fruit de l'arbre à pain |
| Citron | Cerise | Kaki | Pastèque |
| Fraise | Figue (fraîche) | Kumquat | Sapotille |
| Framboise | Groseille à maquereau | Raisin (rouge) | |
| Grenade | Kiwi | | |
| Lime | Mangue | | |
| Pamplemousse | Mûre | | |
| | Mûre de Logan | | |
| | Nectarine | | |
| | Papaye | | |
| | Pêche | | |
| | Poire | | |
| | Prune (foncée) | | |
| | Raisin (bleu) | | |

Vous pouvez manger du citron aussi souvent que vous le désirez et le combiner avec n'importe quel autre aliment. Par contre, il faut toujours manger les fraises sans accompagnement.

## Jus

Les jus devraient être frais pressés et conservés dans des bocaux de verre, ou achetés congelés et sans sucre. Le groupe Oa peut boire de 500 ml à 1,75 l (2 à 7 tasses) de jus par jour au total, chaque portion comprenant un quart de jus pour trois quarts d'eau de source.

Abricot
Ananas
Bleuet
Canneberge
Céleri
Cerise noire
Eau citronnée
Nectarine
Pamplemousse
Papaye
Raisin

## Gras saturés et insaturés

Toutes les huiles devraient être pressées à froid, biologiques de préférence, et ne pas contenir d'ingrédients génétiquement modifiés. N'utilisez pas l'huile d'olive pour la cuisson, étant donné que sa composition moléculaire change sous l'effet de la chaleur. Elle perd alors de sa valeur nutritive et peut même s'avérer carcinogène. Utilisez plutôt de l'huile de pépins de raisin dont la résistance à la chaleur est plus élevée.

Huile d'arachide*
Huile de carthame*
Huile de lin
Huile de pépins de raisin
Huile de sésame*
Huile de soja*
Huile de tournesol*
Huile d'olive

* *À l'occasion (une fois par semaine)*

L'institut D'Adamo a créé une tartinade santé (la tartinade de l'institut) qui peut remplacer la margarine ou le beurre. Le groupe O devrait en consommer 1,25 g (1/4 c. à thé) trois fois par semaine.

## Tartinade de l'institut

125 g (1/4 lb) de beurre doux
65 ml (1/4 tasse) d'huile de pépins de raisin ou d'huile d'olive
1 capsule de vitamine E
1 capsule de lécithine

Fouettez les ingrédients ensemble et réfrigérez.

## Fines herbes

Ail en gousses
Aneth
Basilic
Cerfeuil
Ciboulette
Citronnelle
Coriandre (feuille)
Estragon
Fenouil
Feuille de laurier
Graine de céleri
Menthe
Oignon vert
Origan
Persil
Romarin
Sarriette
Sauge
Thym

## Épices

Anis
Cannelle
Carvi
Cayenne*
Clou de girofle
Coriandre (graine)
Cumin
Curcuma
Fenugrec
Gingembre
Graine de moutarde*
Moutarde (sèche)
Muscade*
Safran*

* *À l'occasion (une fois par semaine)*

## Condiments

Gousse de vanille
Miso**
Petit goémon en flocons
Sel aux légumes
Sel de mer
Tamari sans blé
Varech en poudre
Vinaigre de cidre non pasteurisé

** *Rarement (une fois par mois)*

## Tisanes

Ces tisanes sont très bénéfiques et présentent toutes des qualités thérapeutiques. Vous pouvez en boire aussi souvent que vous le désirez. Préparez les tisanes avec de l'eau de source ou de l'eau purifiée par osmose inverse. Déposez 5 g (1 c. à thé) de tisane dans 250 ml (1 tasse) d'eau bouillante et laissez infuser de cinq à six minutes. N'ajoutez jamais de sucre, de lait ou de citron.

Aubépine
*Avena sativa*
Barbe de maïs
Busserole
Camomille
Chardon-Marie*
Cynorrhodon*
Fenugrec
Feuille de pissenlit
Fougère
Framboise
Genièvre
Gingembre
Ginseng (instantané)
Ginseng sibérien
Gui
Guimauve officinale
Hydraste du Canada
Luzerne
Maté*
Menthe poivrée
Millepertuis*
Mouron des oiseaux
Orme rouge
Ortie
Persil
Prêle
Racine de ginseng
Racine de réglisse
Scutellaire
Tanaisie
Thé blanc
Thé vert japonais
Tilleul

** À l'occasion (une fois par semaine)*

## Routine matinale

Au réveil, pressez le quart ou la moitié d'un citron dans 110 ml (3 1/2 oz) d'eau tiède.

## Boisson énergétique du groupe Oa

15 g (1 c. à soupe) de protéine de soja (ou de lactosérum) en poudre
5 g (1 c. à thé) de psyllium en poudre
5 g (1 c. à thé) d'arabinogalactane

Mélangez les ingrédients dans 180 à 250 ml (6 à 8 oz) d'eau, de jus de raisin dilué ou de boisson de soja (ou de riz). Boire d'une à trois fois par jour.

## *Fiche de régime du groupe Ob*

### Viande

La numérotation des colonnes indique l'importance de chaque viande dans le régime du groupe Ob. Les viandes de la colonne 1 sont consommées les plus souvent et celles de la colonne 4, les moins souvent. Cuite au four ou grillée seulement.

| 1 | 1,5 | 2 | 3 | 4 |
|---|---|---|---|---|
| Agneau<br>Autruche<br>Bison<br>Dinde | Foie de veau* | Bœuf<br>Caille<br>Canard<br>Lièvre<br>Venaison | Poulet<br>Veau | Foie de bœuf |

* *Acheté dans un magasin d'aliments naturels seulement*

### Poisson

La numérotation est basée sur la toxicité pour le groupe sanguin. Le chiffre 1 indique la toxicité la plus faible et le 4, la plus élevée. Le poisson d'élevage est à éviter ; privilégiez le poisson sauvage. Cuit au four, grillé ou bouilli (sans friture).

| 1 | 1,5 | 2 | 2,5 | 3 | 4 |
|---|---|---|---|---|---|
| Saumon | Aiglefin<br>Hoplostète orange<br>Morue (décembre à avril)<br>Omble chevalier | Alose<br>Coryphène<br>Mérou<br>Petit gade<br>Raie<br>Thazard<br>Truite<br>Turbot | Baudroie<br>Corégone<br>Esturgeon | Achigan<br>Flet<br>Flétan de l'Atlantique<br>Sardine*<br>Sole | Maquereau<br>Merlu<br>Tilapia<br>Vivaneau |

* *Dans l'eau*

Le groupe Ob devrait consommer de douze à quinze portions de viande et de poisson par semaine au total.

## Œufs

Le groupe Ob peut manger de trois à quatre œufs entiers par semaine, avec des légumes. Privilégiez les œufs (sans friture) de poules élevées en liberté.

## Fromages

Le groupe Ob devrait consommer 120 g (4 oz) de fromage par semaine. Recherchez des fromages qui ne contiennent pas de colorants alimentaires, d'additifs ou d'agents de conservation.

Chèvre
Mozzarella
Ricotta

## Produits laitiers (120 g [4 oz] par semaine)

Lait de chèvre
Yogourt nature (lait entier ou 2 %)

## Céréales

Amarante
Céréales de grains germés
Céréales de riz brun
Épeautre
Gruau*
Kamut
Millet
Quinoa
Riz soufflé
Son d'avoine*
Son de riz

* *À l'occasion (une fois par semaine)*

## Boissons pour les céréales (sans sucre ajouté)

Boisson d'amandes
Boisson d'avoine
Boisson de riz

## Pains et craquelins

Amande
Blé germé
Épeautre*
Essénien
Ézéchiel
Galette de riz
Kamut
Quinoa
Riz

* *À l'occasion (une fois par semaine)*

**Pâtes (125 g [1/4 lb] ou moins)** *ou* **Céréales**

Pâtes :
Artichaut
Épeautre
Riz

Céréales :
Amarante
Boulgour
Épeautre
Millet
Orge
Quinoa
Riz basmati
Riz brun
Riz sauvage
Sarrasin (kasha)*
Tef

* *À l'occasion (une fois par semaine)*

## Féculents

Patate douce
Pomme de terre (blanche, bleue, rouge)
Topinambour

## Haricots, lentilles et pois secs (légumineuses)

Adzuki**
Gourgane**
Haricot cannellini**
Haricot-rognon**
Lentille**
Pois chiche**

*** Rarement (une fois par mois)*

## Légumes (frais ou congelés)

Ail en gousses
Algue (toutes les variétés)
Aneth
Artichaut
Asperge
Bette à carde
Betterave (petite)
Borécole
Brocoli (avec citron)
Carotte (crue ou bouillie*)
Céleri
Céleri-rave
Champignon
Champignon shiitake
Châtaigne d'eau*
Chicorée frisée
Chou (blanc** ou rouge**)
Chou cavalier*
Chou chinois*
Chou de Bruxelles*
Chou de Savoie*
Chou-fleur**
Chou-rave
Ciboulette
Concombre
Courge (d'hiver ou d'été)
Courgette
Cresson
Crosse de fougère
Daikon
Dolique bulbeux
Échalote
Endive
Épinard (cru)
Feuille de betterave
Feuille de moutarde
Feuille de pissenlit
Germination (toutes les variétés)
Gombo
Haricot à parchemin (vert ou jaune)
Laitue (toutes les variétés)
Oignon
Oignon vert
Olive (verte)
Persil
Piment fort*
Poireau
Pois
Pois mange-tout
Poivron (vert, rouge)
Pousse de bambou
Radis
Rapini
Roquette
Rutabaga
Scarole
Tomate*
Topinambour (frais)

** À l'occasion (une fois par semaine)*

*** Rarement (une fois par mois)*

## Noix et graines

Toutes les variétés devraient être crues, non salées et, de préférence, dans l'écale ; assurez-vous de bien les mastiquer. (Une poignée équivaut à environ 60 g [4 c. à soupe] ou 60 ml [1/4 tasse].)

Amande
Graine de citrouille
Graine de lin
Graine de sésame**
Graine de tournesol
Marron*
Noisette
Noix
Noix du Brésil
Pacane
Pignon
Pistache*

** À l'occasion (une fois par semaine)*
*** Rarement (une fois par mois)*

## Beurres de noix et de graines

Toutes les variétés devraient être crues et crémeuses, sans sucre ni additifs.

Amande
Noix de macadamia
Tahini (beurre de sésame)
Tournesol

## Tofu

Utilisez du tofu biologique et mangez-en rarement (une fois par mois).

## **Fruits** (frais seulement ou séchés si indiqué)

| Acide | Peu acide | Sucré | Neutre |
|---|---|---|---|
| Ananas | Abricot | Datte | Caïmito |
| Canneberge | Bleuet | Figue (séchée) | Fruit de l'arbre à pain |
| Citron | Cerise | Grenade | Pastèque |
| Fraise | Figue (fraîche) | Groseille noire | Sapotille |
| Framboise | Groseille à maquereau | Kaki | |
| Grenade | Kiwi | Kumquat | |
| Lime | Mangue | Pruneau* | |
| Pamplemousse | Mûre | Raisin (rouge) | |
| | Mûre de Logan | | |
| | Nectarine | | |
| | Papaye | | |
| | Pêche | | |
| | Poire | | |
| | Pomme | | |
| | Prune (foncée) | | |

* *À l'occasion (une fois par semaine)*

Vous pouvez manger du citron aussi souvent que vous le désirez et le combiner avec n'importe quel autre aliment. Par contre, il faut toujours manger les fraises sans accompagnement.

## Jus

Les jus devraient être frais pressés et conservés dans des bocaux de verre, ou achetés congelés et sans sucre. Le groupe Ob peut boire de 500 ml à 1,5 l (2 à 6 tasses) de jus par jour au total, chaque portion comprenant un quart de jus pour trois quarts d'eau de source.

Abricot
Ananas
Bleuet
Canneberge
Carotte
Céleri
Cerise
Cerise noire
Eau citronnée
Nectarine
Pamplemousse
Papaye
Pomme
Pruneau*
Raisin
Tomate**

* *À l'occasion (une fois par semaine)*
** *Rarement (une fois par mois)*

## Gras saturés et insaturés

Toutes les huiles devraient être pressées à froid, biologiques de préférence, et ne pas contenir d'ingrédients génétiquement modifiés. N'utilisez pas l'huile d'olive pour la cuisson, étant donné que sa composition moléculaire change sous l'effet de la chaleur. Elle perd alors de sa valeur nutritive et peut même s'avérer carcinogène. Utilisez plutôt de l'huile de pépins de raisin dont la résistance à la chaleur est plus élevée.

Huile de carthame*
Huile de lin
Huile de pépins de raisin
Huile de sésame*
Huile de tournesol*
Huile d'olive

* *À l'occasion (une fois par semaine)*

L'institut D'Adamo a créé une tartinade santé (la tartinade de l'institut) qui peut remplacer la margarine ou le beurre. Le groupe Ob devrait en consommer 0,5 g (1/8 c. à thé) trois fois par semaine.

## Tartinade de l'institut

125 g (1/4 lb) de beurre doux
65 ml (1/4 tasse) d'huile de pépins de raisin ou d'huile d'olive
1 capsule de vitamine E
1 capsule de lécithine

Fouettez les ingrédients ensemble et réfrigérez.

## Fines herbes

Ail en gousses
Aneth
Basilic
Cerfeuil
Ciboulette
Citronnelle
Coriandre (feuille)
Estragon
Fenouil
Feuille de laurier
Graine de céleri
Marjolaine
Menthe
Oignon vert
Origan
Persil
Romarin
Sarriette
Sauge
Thym

## Épices

Anis
Cannelle
Cari
Carvi
Cayenne
Chili
Clou de girofle
Coriandre (graine)
Cumin
Curcuma
Fenugrec
Gingembre
Graine de moutarde*
Moutarde (sèche)
Muscade*
Paprika*
Safran

* *À l'occasion (une fois par semaine)*

## Condiments

Miso**
Petit goémon en flocons
Sel aux légumes
Sel de mer
Tamari sans blé
Varech en poudre
Vinaigre de cidre non pasteurisé*

* *À l'occasion (une fois par semaine)*
** *Rarement (une fois par mois)*

## Tisanes

Ces tisanes sont très bénéfiques et présentent toutes des qualités thérapeutiques. Vous pouvez en boire aussi souvent que vous le désirez. Préparez les tisanes avec de l'eau de source ou de l'eau purifiée par osmose inverse. Déposez 5 g (1 c. à thé) de tisane dans 250 ml (1 tasse) d'eau bouillante et laissez infuser de cinq à six minutes. N'ajoutez jamais de sucre, de lait ou de citron.

Alchémille
Aubépine
*Avena sativa*
Barbe de maïs
Basilic
Bouleau blanc
Busserole
Camomille
Chardon-Marie
Cynorrhodon
Fenugrec
Feuille de pissenlit
Fougère
Fraise
Framboise
Genièvre
Gingembre
Ginseng (instantané)
Ginseng sibérien
Graine d'aneth
Graine de carvi
Gui
Guimauve officinale
Hydraste du Canada
Luzerne
Maté
Menthe poivrée
Millepertuis
Mouron des oiseaux
Orge
Orme rouge
Ortie
Persil
Prêle
Racine de ginseng
Racine de réglisse
Sceau de Salomon
Scutellaire
Tanaisie
Thé blanc
Thé vert japonais
Tilleul

### Routine matinale

Au réveil, pressez le quart ou la moitié d'un citron dans 110 ml (3 1/2 oz) d'eau froide.

### Boisson énergétique du groupe Ob

15 g (1 c. à soupe) de protéine de soja (ou de lactosérum) en poudre
5 g (1 c. à thé) de psyllium en poudre
5 g (1 c. à thé) d'arabinogalactane
5 ml (1 c. à thé) d'huile de lin

Mélangez les ingrédients dans 180 à 250 ml (6 à 8 oz) d'eau, de jus de raisin dilué ou de boisson de soja (ou de riz). Boire d'une à trois fois par jour.

## *Fiche de régime du groupe A*

### Poisson

La numérotation est basée sur la toxicité pour le groupe sanguin. Le chiffre 1 indique la toxicité la plus faible et le 4, la plus élevée. Le poisson d'élevage est à éviter ; privilégiez le poisson sauvage. Cuit au four, grillé ou bouilli (sans friture). Le groupe A peut manger du poisson deux ou trois fois par semaine.

| 1 | 1,5 | 2 | 3 | 4 |
|---|---|---|---|---|
| Saumon | Aiglefin<br>Hoplostète orange<br>Morue (décembre à avril)<br>Omble chevalier | Mérou<br>Raie<br>Thazard<br>Truite<br>Turbot | Achigan<br>Corégone<br>Coryphène<br>Esturgeon<br>Flet<br>Flétan de l'Atlantique<br>Petit gade<br>Sole | Merlu<br>Tilapia<br>Vivaneau |

## Œufs

Le groupe A peut manger deux œufs par semaine, avec du tofu ou des légumes. Utilisez uniquement les blancs d'œufs. N'utilisez pas les blancs d'œufs du commerce. Privilégiez les œufs de poules élevées en liberté. Blancs d'œufs pochés, brouillés ou durs (sans friture).

## Féculents

Évitez les produits contenant du blé.

## Céréales

Les céréales peuvent être mangées avec du lait de soja sans sucre ajouté.

Amarante
Céréales de grains germés
Céréales de riz brun
Épeautre
Kamut
Quinoa
Riz soufflé
Son de riz

## Pains et craquelins

Amande
Épeautre
Essénien
Ézéchiel (sans levain)
Kamut
Riz
Soja

**Pâtes** *ou* **Céréales**

**Pâtes**

Artichaut
Épeautre
Riz
Soja

**Céréales**

Amarante
Boulgour
Épeautre*
Millet
Orge
Quinoa
Riz basmati
Riz brun
Riz sauvage
Sarrasin (kasha)*
Tef

* *À l'occasion (une fois par semaine)*

## Féculents (cuits)

Citrouille
Igname
Patate douce
Pomme de terre (blanche, bleue, rouge)
Topinambour

## Haricots, lentilles et pois secs (légumineuses)

Adzuki*
Gourgane*
Haricot cannellini*
Haricot de soja
Lentille*
Pois chiche*

** À l'occasion (une fois par semaine)*

## Légumes (frais ou congelés)

Ail en gousses
Algue (toutes les variétés)
Aneth
Artichaut
Asperge
Bette à carde
Betterave (petite)
Borécole
Brocoli (avec citron)
Carotte (bouillie)
Céleri
Céleri-rave
Champignon shiitake*
Châtaigne d'eau
Chicorée frisée
Chou chinois*
Chou de Bruxelles*
Chou de Savoie**
Chou-rave
Ciboulette
Courge (d'hiver ou d'été)
Courgette
Cresson
Crosse de fougère
Daikon
Dolique bulbeux
Échalote
Endive
Épinard (cru)**
Feuille de betterave
Feuille de pissenlit
Germination (toutes les variétés)
Gombo
Haricot à parchemin (vert ou jaune)
Haricot de soja (frais)
Laitue (toutes les variétés)
Oignon
Oignon vert
Olive (verte)**
Persil
Poireau
Pois
Pois mange-tout
Poivron (vert* ou rouge*)
Pousse de bambou
Rapini
Roquette
Scarole
Tomate**
Topinambour (frais)

** À l'occasion (une fois par semaine)*
*** Rarement (une fois par mois)*

Essayez la recette végétarienne du chapitre 11 pour une merveilleuse soupe de légumes. Le groupe A devrait en manger d'une à sept fois par semaine.

## Noix et graines

Toutes les variétés devraient être crues, non salées et, de préférence, dans l'écale ; assurez-vous de bien les mastiquer. (Une poignée équivaut à environ 60 g [4 c. à soupe] ou 60 ml [1/4 tasse].)

Amande
Graine de citrouille
Graine de lin
Graine de sésame*
Graine de tournesol
Marron*
Noisette
Noix
Noix du Brésil
Pacane
Pignon

* *À l'occasion (une fois par semaine)*

## Beurres de noix et de graines

Toutes les variétés devraient être crues et crémeuses, sans sucre ni additifs. Mangez-en de 5 à 10 g (1 à 2 c. à soupe) par jour sur des galettes de riz, des craquelins ou des branches de céleri.

Amande
Noix de macadamia
Soja
Tahini (beurre de sésame)*
Tournesol*

* *À l'occasion (une fois par semaine)*

## Tofu

Le tofu est une bonne source de protéines végétales. Le groupe A devrait manger au moins sept portions de tofu biologique par semaine.

## Fruits (frais seulement ou séchés si indiqué)

| Acide | Peu acide | Sucré | Neutre |
|---|---|---|---|
| Ananas | Abricot | Datte | Caïmito |
| Canneberge | Bleuet | Figue (séchée) | Fruit de l'arbre à pain |
| Citron | Figue (fraîche) | Kaki | Pastèque |
| Fraise | Groseille à maquereau | Kumquat | Sapotille |
| Framboise | Kiwi | Raisin (rouge) | |
| Grenade | Mangue | | |
| Lime | Mûre | | |
| Pamplemousse | Mûre de Logan | | |
| | Nectarine | | |
| | Papaye | | |
| | Pêche | | |
| | Poire | | |
| | Prune (foncée) | | |
| | Raisin (bleu) | | |

Vous pouvez manger du citron aussi souvent que vous le désirez et le combiner avec n'importe quel autre aliment. Par contre, il faut toujours manger les fraises sans accompagnement.

## Jus

Les jus devraient être frais pressés et conservés dans des bocaux de verre, ou achetés congelés et sans sucre. Le groupe A peut boire de 500 ml à 1,75 l (2 à 7 tasses) de jus par jour au total, chaque portion comprenant un quart de jus pour trois quarts d'eau de source.

Abricot
Ananas
Bleuet
Canneberge
Céleri
Cerise noire
Eau citronnée
Nectarine
Pamplemousse
Papaye
Raisin

## Gras saturés et insaturés

Toutes les huiles devraient être pressées à froid, biologiques de préférence, et ne pas contenir d'ingrédients génétiquement modifiés. N'utilisez pas l'huile d'olive pour la cuisson, étant donné que sa composition moléculaire change sous l'effet de la chaleur. Elle perd alors de sa valeur nutritive et peut même s'avérer carcinogène. Utilisez plutôt de l'huile de pépins de raisin dont la résistance à la chaleur est plus élevée.

Huile d'arachide*
Huile de carthame*
Huile de lin
Huile de pépins de raisin
Huile de sésame*
Huile de soja*
Huile de tournesol*
Huile d'olive

** À l'occasion (une fois par semaine)*

## Fines herbes

Ail en gousses
Aneth
Basilic
Cerfeuil
Ciboulette
Citronnelle
Coriandre (feuille)
Estragon
Fenouil
Feuille de laurier
Graine de céleri
Menthe
Oignon vert
Origan
Persil
Romarin
Sarriette
Sauge
Thym

## Épices

Anis
Cannelle
Coriandre (graine)
Cumin
Curcuma
Fenugrec
Gingembre
Graine de moutarde*
Moutarde (sèche)*
Safran*

* *À l'occasion (une fois par semaine)*

## Condiments

Gousse de vanille
Miso
Petit goémon en flocons*
Sel aux légumes
Sel de mer
Tamari sans blé
Tempeh*
Varech en poudre

* *À l'occasion (une fois par semaine)*

## Tisanes

Ces tisanes sont très bénéfiques et présentent toutes des qualités thérapeutiques. Vous pouvez en boire aussi souvent que vous le désirez. Préparez les tisanes avec de l'eau de source ou de l'eau purifiée par osmose inverse. Déposez 5 g (1 c. à thé) de tisane dans 250 ml (1 tasse) d'eau bouillante et laissez infuser de cinq à six minutes. N'ajoutez jamais de sucre, de lait ou de citron.

Aubépine
*Avena sativa*
Barbe de maïs
Basilic
Busserole
Camomille
Cynorrhodon*
Fenugrec
Feuille de pissenlit
Fougère
Genièvre
Gingembre
Ginseng (instantané)
Ginseng sibérien
Guimauve officinale
Hydraste du Canada
Luzerne
Menthe poivrée
Millepertuis
Mouron des oiseaux
Orme rouge
Ortie
Persil
Prêle
Racine de ginseng
Scutellaire
Thé blanc
Thé vert japonais
Tilleul

* *À l'occasion (une fois par semaine)*

## Routine matinale

Au réveil, pressez le quart d'un citron dans 90 ml (3 oz) d'eau chaude.

## Boisson énergétique du groupe A

15 g (1 c. à soupe) de protéine de soja en poudre
5 g (1 c. à thé) de psyllium en poudre
5 g (1 c. à thé) d'arabinogalactane

Mélangez les ingrédients dans 180 à 250 ml (6 à 8 oz) d'eau, de jus de pamplemousse dilué ou de boisson de soja (ou de riz). Boire d'une à trois fois par jour.

## *Fiche de régime du groupe Ab*

Si vous êtes en parfaite santé, vous devriez adopter un régime végétarien. Par contre, si vous ressentez un peu de fatigue, mangez du poisson ; si vous êtes souvent fatigué, ajoutez de la dinde à votre régime alimentaire.

### Viande

La numérotation des colonnes indique l'importance de chaque viande dans le régime du groupe Ab. Les viandes de la colonne 1 sont consommées les plus souvent et celles de la colonne 4, les moins souvent. Cuite au four ou grillée seulement.

| 1 | 1,5 | 2 | 3 | 3,5 | 4 |
|---|---|---|---|---|---|
| Dinde | Agneau<br>Autruche | Bison | Canard | Poulet | Bœuf |

### Poisson

La numérotation est basée sur la toxicité pour le groupe sanguin. Le chiffre 1 indique la toxicité la plus faible et le 4, la plus élevée. Le poisson d'élevage est à éviter ; privilégiez le poisson sauvage. Cuit au four, grillé ou bouilli (sans friture).

| 1 | 1,5 | 2 | 2,5 | 3 | 4 |
|---|---|---|---|---|---|
| Saumon | Aiglefin<br>Hoplostète orange<br>Morue (décembre à avril)<br>Omble chevalier | Mérou<br>Petit gade<br>Raie<br>Thazard<br>Truite<br>Turbot | Corégone | Achigan<br>Coryphène<br>Flet<br>Flétan de l'Atlantique | Esturgeon<br>Merlu<br>Sole<br>Tilapia<br>Vivaneau |

Le groupe Ab devrait consommer de cinq à sept portions de viande et de poisson par semaine au total.

## Œufs

Le groupe Ab peut manger trois blancs d'œufs par semaine, avec des légumes ou du tofu. N'utilisez pas les blancs d'œufs du commerce. Privilégiez les œufs de poules élevées en liberté. Blancs d'œufs pochés, brouillés ou durs (sans friture).

## Fromages

Recherchez des fromages ne contenant pas de colorant alimentaire, d'additifs ou d'agents de conservation.

Féta**
Mozzarella**
Ricotta**

** *Rarement (une fois par mois)*

## Féculents

Évitez les produits contenant du blé.

## Céréales

Amarante
Céréales de grains germés
Céréales de riz brun
Épeautre
Kamut
Quinoa
Riz soufflé
Son de riz

## Boissons pour céréales (sans sucre ajouté)

Boisson de riz*
Boisson de soja

** À l'occasion (une fois par semaine)*

## Pains et craquelins (sans levain)

Essénien
Ézéchiel
Soja

| **Pâtes** | *ou* | **Céréales** |
|---|---|---|
| Artichaut | | Amarante |
| Épeautre | | Boulgour |
| Riz | | Épeautre* |
| Soja | | Millet |
| | | Quinoa |
| | | Riz basmati |
| | | Riz brun |
| | | Riz sauvage |
| | | Sarrasin (kasha)* |
| | | Tef |

** À l'occasion (une fois par semaine)*

## Féculents (cuits)

Igname
Patate douce
Pomme de terre (blanche, bleue, rouge)
Topinambour

## Haricots, lentilles et pois secs (légumineuses)

Adzuki*
Gourgane**
Haricot cannellini**
Pois chiche

* *À l'occasion (une fois par semaine)*
** *Rarement (une fois par mois)*

## Légumes (frais ou congelés)

Ail en gousses
Algue (toutes les variétés)
Aneth
Artichaut
Asperge
Bette à carde
Betterave (petite)
Borécole
Brocoli (avec citron)
Carotte (bouillie)
Céleri
Céleri-rave
Champignon*
Champignon shiitake
Châtaigne d'eau
Chicorée frisée
Chou chinois
Chou de Bruxelles*
Chou de Savoie*
Chou-rave
Ciboulette
Concombre*
Courge (d'hiver ou d'été)
Courgette
Cresson
Crosse de fougère
Daikon
Dolique bulbeux
Échalote
Endive
Épinard (cru)
Feuille de betterave
Feuille de pissenlit
Germination (toutes les variétés)
Gombo
Haricot à parchemin (vert ou jaune)
Haricot de soja (frais)
Laitue (toutes les variétés)
Oignon
Oignon vert
Olive (verte)
Persil
Piment fort**
Poireau
Pois
Pois mange-tout
Poivron (vert, rouge)
Pousse de bambou
Radis*
Rapini
Roquette
Scarole
Tomate**
Topinambour (frais)

* *À l'occasion (une fois par semaine)*
** *Rarement (une fois par mois)*

## Noix et graines

Toutes les variétés devraient être crues, non salées et, de préférence, dans l'écale ; assurez-vous de bien les mastiquer. (Une poignée équivaut à environ 60 g [4 c. à soupe] ou 60 ml [1/4 tasse].)

Amande
Graine de citrouille
Graine de lin
Graine de sésame*
Graine de tournesol
Marron*
Noix
Noix du Brésil
Pacane
Pignon

** À l'occasion (une fois par semaine)*

## Beurres de noix et de graines

Toutes les variétés devraient être crues et crémeuses, sans sucre ni additifs. Mangez-en de 5 à 10 g (1 à 2 c. à soupe) par jour sur des galettes de riz, des craquelins ou des branches de céleri.

Amande
Noix de macadamia
Soja
Tahini (beurre de sésame)*
Tournesol*

** À l'occasion (une fois par semaine)*

## Tofu

Le tofu est une bonne source de protéines végétales. Le groupe Ab devrait manger du tofu biologique de trois à quatre fois par semaine.

## Fruits (frais seulement ou séchés si indiqué)

| Acide | Peu acide | Sucré | Neutre |
|---|---|---|---|
| Ananas | Abricot | Datte | Caïmito |
| Canneberge | Bleuet | Figue (séchée) | Fruit de l'arbre à pain |
| Citron | Figue (fraîche) | Grenade | Pastèque |
| Fraise | Goyave | Groseille noire | Sapotille |
| Framboise | Groseille à maquereau | Kumquat | |
| Grenade | Kiwi | Raisin (rouge) | |
| Lime | Mangue | | |
| Pamplemousse | Mûre | | |
| | Mûre de Logan | | |
| | Nectarine | | |
| | Papaye | | |
| | Pêche | | |
| | Poire | | |
| | Prune (foncée) | | |
| | Raisin (bleu) | | |

Vous pouvez manger du citron aussi souvent que vous le désirez et le combiner avec n'importe quel autre aliment. Par contre, il faut toujours manger les fraises sans accompagnement.

## Jus

Les jus devraient être frais pressés et conservés dans des bocaux de verre, ou achetés congelés et sans sucre. Le groupe Ab peut boire de 500 ml à 1,75 l (2 à 7 tasses) de jus par jour au total, chaque portion comprenant un quart de jus pour trois quarts d'eau de source.

Abricot
Ananas
Bleuet
Canneberge
Céleri
Cerise noire
Eau citronnée
Pamplemousse
Papaye
Raisin

## Gras saturés et insaturés

Toutes les huiles devraient être pressées à froid, biologiques de préférence, et ne pas contenir d'ingrédients génétiquement modifiés. N'utilisez pas l'huile d'olive pour la cuisson, étant donné que sa composition moléculaire change sous l'effet de la chaleur. Elle perd alors de sa valeur nutritive et peut même s'avérer carcinogène. Utilisez plutôt de l'huile de pépins de raisin dont la résistance à la chaleur est plus élevée.

Huile d'arachide*
Huile de carthame*
Huile de lin
Huile de pépins de raisin
Huile de sésame*
Huile de soja*
Huile de tournesol*
Huile d'olive

* *À l'occasion (une fois par semaine)*

## Fines herbes

Ail en gousses
Aneth
Basilic
Cerfeuil
Ciboulette
Citronnelle
Coriandre (feuille)
Estragon
Fenouil
Feuille de laurier
Graine de céleri
Menthe
Oignon vert
Origan
Persil
Romarin
Sarriette
Sauge
Thym

## Épices

Cannelle
Cayenne**
Chili
Clou de girofle**
Coriandre (graine)
Cumin
Curcuma
Fenugrec
Gingembre
Moutarde (sèche)*
Muscade**
Safran*

** À l'occasion (une fois par semaine)*
*** Rarement (une fois par mois)*

## Condiments

Gousse de vanille*
Miso*
Petit goémon en flocons
Sel aux légumes
Sel de mer
Tamari sans blé
Tempeh
Varech en poudre

** À l'occasion (une fois par semaine)*

## Tisanes

Ces tisanes sont très bénéfiques et présentent toutes des qualités thérapeutiques. Vous pouvez en boire aussi souvent que vous le désirez. Préparez les tisanes avec de l'eau de source ou de l'eau purifiée par osmose inverse. Déposez 5 g (1 c. à thé) de tisane dans 250 ml (1 tasse) d'eau bouillante et laissez infuser de cinq à six minutes. N'ajoutez jamais de sucre, de lait ou de citron.

Aubépine
*Avena sativa*
Barbe de maïs
Basilic
Bouleau blanc
Busserole
Camomille
Cynorrhodon
Fenugrec
Feuille de pissenlit
Fougère
Fraise
Genièvre
Gingembre
Ginseng (instantané)
Ginseng sibérien
Graine d'aneth
Gui
Guimauve officinale
Hydraste du Canada
Luzerne
Menthe poivrée
Mouron des oiseaux
Orme rouge
Ortie
Persil
Prêle
Racine de ginseng
Scutellaire
Thé blanc
Thé vert japonais
Tilleul

## Routine matinale

Au réveil, pressez le quart d'un citron dans 90 ml (3 oz) d'eau chaude ou tiède.

## Boisson énergétique du groupe Ab

15 g (1 c. à soupe) de protéine de soja ou de riz en poudre
5 g (1 c. à thé) de psyllium en poudre
5 g (1 c. à thé) d'arabinogalactane

Mélangez les ingrédients dans 180 à 250 ml (6 à 8 oz) d'eau, de jus de pamplemousse dilué ou de boisson de soja (ou de riz). Boire d'une à trois fois par jour.

## *Fiche de régime du groupe Ao*

### Viande

La numérotation des colonnes indique l'importance de chaque viande dans le régime du groupe Ab. Les viandes de la colonne 1 sont consommées les plus souvent et celles de la colonne 4, les moins souvent. Cuite au four ou grillée seulement.

| 1 | 2 | 2,5 | 3 | 4 |
|---|---|---|---|---|
| Autruche<br>Dinde | Poulet | Agneau | Bison | Bœuf |

### Poisson

La numérotation est basée sur la toxicité pour le groupe sanguin. Le chiffre 1 indique la toxicité la plus faible et le 4, la plus élevée. Le poisson d'élevage est à éviter ; privilégiez le poisson sauvage. Cuit au four, grillé ou bouilli (sans friture).

| 1 | 1,5 | 2 | 3 | 4 | 5 |
|---|---|---|---|---|---|
| Saumon | Aiglefin<br>Hoplostète orange<br>Morue (décembre à avril)<br>Omble chevalier | Corégone<br>Mérou<br>Petit gade<br>Raie<br>Thazard<br>Truite<br>Turbot | Flet<br>Flétan de l'Atlantique<br>Coryphène<br>Sole | Esturgeon<br>Merlu<br>Tilapia<br>Vivaneau | Achigan |

Le groupe Ao devrait consommer de six à huit portions de viande et de poisson par semaine au total.

## Œufs

Le groupe Ao peut manger deux œufs par semaine, avec des légumes ou du tofu à l'occasion. Privilégiez les œufs de poules élevées en liberté. Blancs d'œufs ou œufs entiers pochés, brouillés ou durs (pas de friture). N'utilisez pas les blancs d'œufs du commerce.

## Céréales

Amarante
Céréales de grains germés
Céréales de riz brun
Épeautre
Kamut
Quinoa
Riz soufflé
Son de riz

## Boissons pour céréales (sans sucre ajouté)

Boisson de riz*
Boisson de soja

** À l'occasion (une fois par semaine)*

## Pains et craquelins

Amande
Blé germé
Épeautre*
Essénien
Ézéchiel (sans levain)
Galette de riz
Kamut
Quinoa
Riz
Soja

** À l'occasion (une fois par semaine)*

| **Pâtes** | *ou* | **Céréales** |
|---|---|---|
| Artichaut* | | Amarante |
| Épeautre* | | Boulgour |
| Riz | | Épeautre* |
| Soja* | | Millet |
| | | Orge |
| | | Quinoa |
| | | Riz basmati |
| | | Riz brun |
| | | Riz sauvage |
| | | Sarrasin (kasha)* |
| | | Tef |

* *À l'occasion (une fois par semaine)*

## Féculents

Patate douce
Pomme de terre (blanche, bleue, rouge)
Topinambour

## Haricots, lentilles et pois secs (légumineuses)

Adzuki**
Gourgane*
Haricot cannellini**
Pois chiche**

* *À l'occasion (une fois par semaine)*
** *Rarement (une fois par mois)*

## Légumes (frais ou congelés)

Ail en gousses
Algue (toutes les variétés)
Aneth
Artichaut
Asperge
Bette à carde
Betterave (petite)
Borécole
Brocoli (avec citron)
Câpre*
Carotte (bouillie ou crue*)
Céleri
Céleri-rave
Champignon*
Champignon shiitake
Châtaigne d'eau
Chicorée frisée
Chou cavalier**
Chou chinois
Chou de Bruxelles*
Chou de Savoie*
Chou-fleur**
Chou-rave
Ciboulette
Concombre*
Courge (d'hiver ou d'été)
Courgette
Cresson
Crosse de fougère
Daikon
Dolique bulbeux
Échalote
Endive
Épinard (cru)
Feuille de betterave
Feuille de pissenlit
Germination (toutes les variétés)
Gombo
Haricot à parchemin (vert ou jaune)
Haricot de soja (frais)*
Laitue (toutes les variétés)
Oignon
Oignon vert
Olive (verte)
Persil
Piment fort*
Poireau
Pois
Pois mange-tout
Poivron (vert, rouge)
Pousse de bambou
Radis*
Rapini
Roquette
Scarole
Tomate
Topinambour (frais)

* *À l'occasion (une fois par semaine)*

** *Rarement (une fois par mois)*

## Noix et graines

Toutes les variétés devraient être crues, non salées et, de préférence, dans l'écale ; assurez-vous de bien les mastiquer. (Une poignée équivaut à environ 60 g [4 c. à soupe] ou 60 ml [1/4 tasse].)

Amande
Graine de citrouille
Graine de lin
Graine de sésame*
Graine de tournesol
Marron*
Noisette
Noix
Noix du Brésil
Pacane
Pignon

** À l'occasion (une fois par semaine)*

## Beurres de noix et de graines

Toutes les variétés devraient être crues et crémeuses, sans sucre ni additifs.

Amande
Noix de macadamia*
Soja**
Tahini (beurre de sésame)**
Tournesol*

** À l'occasion (une fois par semaine)*
*** Rarement (une fois par mois)*

## Tofu

Le tofu est une bonne source de protéines végétales. Le groupe Ao devrait manger du tofu biologique de trois à cinq fois par semaine.

## Fruits (frais seulement ou séchés si indiqué)

| Acide | Peu acide | Sucré | Neutre |
|---|---|---|---|
| Ananas | Abricot | Datte | Caïmito |
| Canneberge | Bleuet | Grenade | Fruit de l'arbre à pain |
| Citron | Figue (fraîche) | Groseille noire | Pastèque |
| Fraise | Groseille à maquereau | Kaki | Sapotille |
| Framboise | Kiwi | Kumquat | |
| Grenade | Mangue | Raisin (rouge) | |
| Lime | Mûre | | |
| Pamplemousse | Mûre de Logan | | |
| | Nectarine | | |
| | Papaye | | |
| | Pêche | | |
| | Poire | | |
| | Pomme (1 ou 2 par semaine) | | |
| | Prune (foncée) | | |
| | Raisin (bleu) | | |

Vous pouvez manger du citron aussi souvent que vous le désirez et le combiner avec n'importe quel autre aliment. Par contre, il faut toujours manger les fraises sans accompagnement. Le groupe Ao devrait manger de deux à cinq portions de fruits par jour.

## Jus

Les jus devraient être frais pressés et conservés dans des bocaux de verre, ou achetés congelés et sans sucre. Le groupe Ao peut boire de 500 ml à 1 L (2 à 4 tasses) de jus par jour au total, chaque portion comprenant un quart de jus pour trois quarts d'eau de source.

Abricot
Ananas
Bleuet
Canneberge
Céleri
Cerise
Cerise noire
Eau citronnée
Nectarine
Pamplemousse
Papaye
Pomme**
Raisin
Tomate**

*** Rarement (une fois par mois)*

## Gras saturés et insaturés

Toutes les huiles devraient être pressées à froid, biologiques de préférence, et ne pas contenir d'ingrédients génétiquement modifiés. N'utilisez pas l'huile d'olive pour la cuisson, étant donné que sa composition moléculaire change sous l'effet de la chaleur. Elle perd alors de sa valeur nutritive et peut même s'avérer carcinogène. Utilisez plutôt de l'huile de pépins de raisin dont la résistance à la chaleur est plus élevée.

Huile d'arachide**
Huile de carthame*
Huile de lin
Huile de pépins de raisin
Huile de sésame*
Huile de soja**
Huile de tournesol*
Huile d'olive

** À l'occasion (une fois par semaine)*
*** Rarement (une fois par mois)*

## Fines herbes

Ail en gousses
Aneth
Basilic
Cerfeuil
Ciboulette
Citronnelle
Coriandre (feuille)
Estragon
Fenouil
Feuille de laurier
Graine de céleri
Menthe
Oignon vert
Origan
Persil
Romarin
Sarriette
Sauge
Thym

## Épices

Anis
Cannelle
Cayenne*
Chili*
Clou de girofle*
Coriandre (graine)
Cumin
Curcuma
Fenugrec
Gingembre
Graine de moutarde*
Moutarde (sèche)*
Muscade*
Safran*

* *À l'occasion (une fois par semaine)*

## Condiments

Gousse de vanille*
Miso**
Petit goémon en flocons
Sel aux légumes
Sel de mer
Tamari sans blé
Tempeh**
Varech en poudre
Vinaigre de cidre non pasteurisé

* *À l'occasion (une fois par semaine)*
** *Rarement (une fois par mois)*

## Tisanes

Ces tisanes sont très bénéfiques et présentent toutes des qualités thérapeutiques. Vous pouvez en boire aussi souvent que vous le désirez. Préparez les tisanes avec de l'eau de source ou de l'eau purifiée par osmose inverse. Déposez 5 g (1 c. à thé) de tisane dans 250 ml (1 tasse) d'eau bouillante et laissez infuser de cinq à six minutes. N'ajoutez jamais de sucre, de lait ou de citron.

Aubépine
*Avena sativa*
Barbe de maïs
Basilic
Bouleau blanc
Busserole
Camomille
Cynorrhodon
Fenugrec
Feuille de pissenlit
Figue
Fougère
Fraise
Framboise
Genièvre
Gingembre
Ginseng (instantané)
Ginseng sibérien
Gui
Guimauve officinale
Hydraste du Canada
Luzerne
Menthe poivrée
Millepertuis
Mouron des oiseaux
Orge
Orme rouge
Ortie
Persil
Prêle
Racine de ginseng
Racine de réglisse
Scutellaire
Thé blanc
Thé vert japonais
Tilleul

## Routine matinale

Au réveil, pressez le quart d'un citron dans 90 ml (3 oz) d'eau tiède.

## Boisson énergétique du groupe Ao

15 g (1 c. à soupe) de protéine de soja ou de lactosérum en poudre
5 g (1 c. à thé) de psyllium en poudre
5 g (1 c. à thé) d'arabinogalactane

Mélangez les ingrédients dans 180 à 250 ml (6 à 8 oz) d'eau, de jus de pamplemousse dilué ou de boisson de soja (ou de riz). Boire d'une à trois fois par jour, selon votre vitalité physique.

## *Fiche de régime du groupe B*

### Viande

La numérotation des colonnes indique l'importance de chaque viande dans le régime du groupe B. Les viandes de la colonne 1 sont consommées les plus souvent et celles de la colonne 5 les moins souvent. Cuite au four ou grillée seulement.

| 1 | 1,5 | 2 | 3 | 5 |
|---|---|---|---|---|
| Agneau<br>Autruche<br>Dinde | Bison | Canard<br>Foie de veau* | Bœuf<br>Veau<br>Venaison | Poulet |

* *Acheté dans un magasin d'aliments naturels seulement*

### Poisson

La numérotation est basée sur la toxicité pour le groupe sanguin. Le chiffre 1 indique la toxicité la plus faible et le 4, la plus élevée. Le poisson d'élevage est à éviter ; privilégiez le poisson sauvage. Cuit au four, grillé ou bouilli (sans friture).

| 1 | 1,5 | 2 | 2,5 | 3 | 4 |
|---|---|---|---|---|---|
| Saumon | Aiglefin<br>Hoplostète orange<br>Morue (décembre à avril)<br>Omble chevalier | Coryphène<br>Mérou<br>Petit gade<br>Raie<br>Thazard<br>Truite<br>Turbot | Corégone | Achigan<br>Flet<br>Flétan de l'Atlantique<br>Sole | Esturgeon<br>Merlu<br>Tilapia<br>Vivaneau |

Le groupe B devrait consommer de sept à neuf portions de viande et de poisson par semaine au total.

## Œufs

Le groupe B peut manger quatre œufs entiers par semaine, avec des légumes. Privilégiez les œufs (sans friture) de poules élevées en liberté.

## Fromages

Recherchez des fromages ne contenant pas de colorant alimentaire, d'additifs ou d'agents de conservation. Le groupe B devrait consommer de 180 à 250 g (6 à 8 oz) de fromage par semaine.

Brie
Chèvre
Fromage fermier
Mozzarella
Ricotta

## Produits laitiers (145 g [5 oz] par semaine)

Lait de chèvre
Yogourt nature (lait entier ou 2 %)

## Céréales

Amarante
Céréales de grains germés
Céréales de riz brun
Épeautre
Grape-Nuts
Gruau*
Kamut
Millet
Quinoa
Riz soufflé
Son de riz

* *À l'occasion (une fois par semaine)*

## Boissons pour céréales (sans sucre ajouté)

Boisson d'amandes
Boisson de riz
Boisson de soja*

** À l'occasion (une fois par semaine)*

## Pains et craquelins

Blé germé
Épeautre
Essénien
Ézéchiel (au levain)
Galette de riz
Kamut
Quinoa

**Pâtes** *ou* **Céréales**

**Pâtes**

Artichaut
Épeautre
Soja

**Céréales**

Amarante
Boulgour
Épeautre
Millet
Orge
Quinoa
Riz basmati
Riz brun
Riz sauvage
Sarrasin (kasha)*
Tef

** À l'occasion (une fois par semaine)*

## Féculents

Patate douce
Pomme de terre (blanche, bleue, rouge)
Topinambour

## Haricots, lentilles et pois secs (légumineuses)

Adzuki**
Gourgane**
Haricot cannellini**
Haricot-rognon**
Pois chiche*

** À l'occasion (une fois par semaine)*
*** Rarement (une fois par mois)*

## Légumes (frais ou congelés)

Ail en gousses
Algue (toutes les variétés)
Aneth
Artichaut
Asperge
Bette à carde
Betterave (petite)
Borécole
Brocoli (avec citron)
Carotte (crue ou bouillie)
Céleri
Céleri-rave
Champignon
Champignon shiitake
Châtaigne d'eau*
Chicorée frisée
Chou (blanc* ou rouge)
Chou cavalier
Chou chinois
Chou de Bruxelles*
Chou de Savoie
Chou-fleur**
Chou-rave
Ciboulette
Concombre
Courge (d'hiver ou d'été)
Courgette
Cresson
Crosse de fougère
Daikon
Dolique bulbeux
Échalote
Endive
Épinard (cru)
Feuille de betterave
Feuille de pissenlit
Germination (toutes les variétés)
Gombo
Haricot à parchemin (vert ou jaune)
Laitue (toutes les variétés)
Oignon
Oignon vert
Olive (verte)
Persil
Piment fort*
Poireau
Pois
Pois mange-tout
Poivron (vert, rouge)
Pousse de bambou
Radis
Rapini
Roquette
Rutabaga
Scarole
Tomate**
Topinambour (frais)

** À l'occasion (une fois par semaine)*
*** Rarement (une fois par mois)*

## Noix et graines

Toutes les variétés devraient être crues, non salées et, de préférence, dans l'écale ; assurez-vous de bien les mastiquer. (Une poignée équivaut à environ 60 g [4 c. à soupe] ou 60 ml [1/4 tasse].)

Amande
Graine de citrouille
Graine de lin
Graine de tournesol
Marron*
Noisette
Noix
Noix du Brésil
Pacane
Pignon
Pistache*

* *À l'occasion (une fois par semaine)*

## Beurres de noix et de graines

Toutes les variétés devraient être crues et crémeuses, sans sucre ni additifs.

Amande
Noix de macadamia
Tahini (beurre de sésame)*
Tournesol*

* *À l'occasion (une fois par semaine)*

## Tofu

Le tofu est une bonne source de protéines végétales. Le groupe B devrait manger d'une à deux portions de tofu biologique par semaine, au milieu de l'avant-midi.

## **Fruits** (frais seulement ou séchés si indiqué)

| Acide | Peu acide | Sucré | Neutre |
|---|---|---|---|
| Ananas | Abricot | Datte | Caïmito |
| Canneberge | Bleuet | Figue (séchée) | Fruit de l'arbre à pain |
| Citron | Cerise | Grenade | Pastèque |
| Fraise | Figue (fraîche) | Groseille noire | Sapotille |
| Framboise | Groseille à maquereau | Kaki | |
| Grenade | Kiwi | Kumquat | |
| Lime | Mangue | Raisin (rouge) | |
| Pamplemousse | Mûre | | |
| | Mûre de Logan | | |
| | Nectarine | | |
| | Papaye | | |
| | Pêche | | |
| | Poire | | |
| | Pomme* | | |
| | Prune (foncée) | | |
| | Raisin (bleu) | | |

** À l'occasion (une fois par semaine)*

Vous pouvez manger du citron aussi souvent que vous le désirez et le combiner avec n'importe quel autre aliment. Par contre, il faut toujours manger les fraises sans accompagnement.

## Jus

Les jus devraient être frais pressés et conservés dans des bocaux de verre, ou achetés congelés et sans sucre. Le groupe B peut boire de 500 ml à 1,75 l (2 à 7 tasses) de jus par jour au total, chaque portion comprenant un quart de jus pour trois quarts d'eau de source.

Abricot
Ananas
Bleuet
Canneberge
Carotte
Céleri
Cerise
Cerise noire
Eau citronnée
Pamplemousse
Papaye
Pêche
Raisin

## Gras saturés et insaturés

Toutes les huiles devraient être pressées à froid, biologiques de préférence, et ne pas contenir d'ingrédients génétiquement modifiés. N'utilisez pas l'huile d'olive pour la cuisson, étant donné que sa composition moléculaire change sous l'effet de la chaleur. Elle perd alors de sa valeur nutritive et peut même s'avérer carcinogène. Utilisez plutôt de l'huile de pépins de raisin dont la résistance à la chaleur est plus élevée.

Huile d'arachide*
Huile de carthame*
Huile de lin
Huile de pépins de raisin
Huile de sésame*
Huile de soja*
Huile de tournesol*
Huile d'olive

* *À l'occasion (une fois par semaine)*

L'institut D'Adamo a créé une tartinade santé (la tartinade de l'institut) qui peut remplacer la margarine ou le beurre. Le groupe B devrait en consommer de 1,25 à 2 g (1/4 à 1/2 c. à thé) trois fois par semaine.

## Tartinade de l'institut

125 g (1/4 lb) de beurre doux
65 ml (1/4 tasse) d'huile de pépins de raisin ou d'huile d'olive
1 capsule de vitamine E
1 capsule de lécithine

Fouettez les ingrédients ensemble et réfrigérez.

## Fines herbes

| | | |
|---|---|---|
| Ail en gousses | Estragon | Origan |
| Aneth | Fenouil | Persil |
| Basilic | Feuille de laurier | Romarin |
| Cerfeuil | Graine de céleri | Sarriette |
| Ciboulette | Marjolaine | Sauge |
| Citronnelle | Menthe | Thym |
| Coriandre (feuille) | Oignon vert | |

## Épices

| | | |
|---|---|---|
| Anis | Coriandre (graine) | Muscade* |
| Cannelle | Cumin | Paprika* |
| Cari* | Curcuma | Poivre* |
| Cayenne* | Fenugrec | Safran |
| Chili | Gingembre | |
| Clou de girofle | Moutarde (sèche) | |

* *À l'occasion (une fois par semaine)*

## Condiments

Gousse de vanille*
Miso**
Petit goémon en flocons
Sel aux légumes
Sel de mer
Tamari sans blé
Varech en poudre
Vinaigre de cidre non pasteurisé*

* *À l'occasion (une fois par semaine)*
** *Rarement (une fois par mois)*

## Tisanes

Ces tisanes sont très bénéfiques et présentent toutes des qualités thérapeutiques. Vous pouvez en boire aussi souvent que vous le désirez. Préparez les tisanes avec de l'eau de source ou de l'eau purifiée par osmose inverse. Déposez 5 g (1 c. à thé) de tisane dans 250 ml (1 tasse) d'eau bouillante et laissez infuser de cinq à six minutes. N'ajoutez jamais de sucre, de lait ou de citron.

Alchémille
Aubépine
*Avena sativa*
Barbe de maïs
Basilic
Bouleau blanc
Busserole
Camomille
Chardon-Marie
Ciste de crète
Cynorrhodon
Fenugrec
Feuille de pissenlit
Fougère
Fraise
Genièvre
Gingembre
Ginseng (instantané)
Ginseng sibérien
Graine d'aneth
Gui
Guimauve officinale
Hydraste du Canada
Luzerne
Maté
Menthe poivrée
Mouron des oiseaux
Orme rouge
Ortie
Persil
Prêle
Racine de ginseng
Racine de réglisse
Sceau de Salomon
Scutellaire
Tanaisie
Thé blanc
Thé vert japonais
Tilleul

## Routine matinale

Au réveil, pressez le quart d'un citron dans 110 ml (3 1/2 oz) d'eau tiède.

## Boisson énergétique du groupe B

15 g (1 c. à soupe) de protéine de soja, de riz ou de lactosérum en poudre
5 g (1 c. à thé) de psyllium en poudre
5 g (1 c. à thé) d'arabinogalactane
5 ml (1 c. à thé) d'huile de lin

Mélangez les ingrédients dans 180 à 250 ml (6 à 8 oz) d'eau, de jus de pamplemousse dilué ou de boisson de soja (ou de riz). Boire d'une à trois fois par jour.

# *Fiche de régime du groupe Ba*

## Viande

La numérotation des colonnes indique l'importance de chaque viande dans le régime du groupe Ba. Les viandes de la colonne 1 sont consommées les plus souvent et celles de la colonne 4, les moins souvent. Cuite au four ou grillée seulement.

| 1 | 2 | 2,5 | 3 | 4 |
|---|---|---|---|---|
| Autruche<br>Dinde | Bison | Agneau | Bœuf | Poulet |

## Poisson

La numérotation est basée sur la toxicité pour le groupe sanguin. Le chiffre 1 indique la toxicité la plus faible et le 5, la plus élevée. Le poisson d'élevage est à éviter ; privilégiez le poisson sauvage. Cuit au four, grillé ou bouilli (sans friture).

| 1 | 1,5 | 2 | 3 | 4 | 5 |
|---|---|---|---|---|---|
| Saumon | Aiglefin<br>Hoplostète orange<br>Morue (décembre à avril)<br>Omble chevalier | Mérou<br>Petit gade<br>Raie<br>Thazard<br>Truite<br>Turbot | Achigan<br>Coryphène<br>Flétan de l'Atlantique<br>Raie<br>Sole | Esturgeon<br>Merlu<br>Tilapia<br>Vivaneau | Maquereau |

## Œufs

Le groupe Ba peut manger trois œufs par semaine, avec du tofu ou des légumes. Consommez uniquement les blancs d'œufs. N'utilisez pas les blancs d'œufs du commerce. Privilégiez les œufs de poules élevées en liberté. Blancs d'œufs pochés, brouillés ou durs (sans friture).

## Féculents

Évitez les produits contenant du blé.

## Céréales

Amarante
Céréales de grains germés
Céréales de riz brun
Épeautre
Kamut
Quinoa
Riz soufflé
Son de riz

## Boissons pour céréales (sans sucre ajouté)

Boisson d'amandes*
Boisson de riz
Boisson de soja

** À l'occasion (une fois par semaine)*

## Pains et craquelins (sans levain)

Blé germé
Épeautre*
Essénien
Ézéchiel (sans levain)
Kamut
Quinoa
Soja

** À l'occasion (une fois par semaine)*

**Pâtes** *ou* **Céréales**

**Pâtes**

Artichaut
Épeautre
Riz
Soja

**Céréales**

Amarante
Boulgour
Épeautre
Millet
Orge
Quinoa
Riz basmati
Riz brun
Riz sauvage
Sarrasin (kasha)*
Tef

** À l'occasion (une fois par semaine)*

## Féculents

Patate douce
Pomme de terre (blanche, bleue, rouge)
Topinambour

## Haricots, lentilles et pois secs (légumineuses)

Adzuki*
Gourgane*
Haricot cannellini*
Pois chiche*

* *À l'occasion (une fois par semaine)*

## Légumes (frais ou congelés)

Ail en gousses
Algue (toutes les variétés)
Aneth
Artichaut
Asperge
Bette à carde
Betterave (petite)
Borécole
Brocoli (avec citron)
Câpre
Carotte (crue ou bouillie)
Céleri
Céleri-rave
Champignon shiitake
Châtaigne d'eau
Chicorée frisée
Chou cavalier*
Chou chinois
Chou de Bruxelles*
Chou de Savoie*
Chou-rave
Ciboulette
Concombre
Courge (d'hiver ou d'été)
Courgette
Cresson
Crosse de fougère
Daikon
Dolique bulbeux
Échalote
Endive
Épinard (cru)
Feuille de betterave
Feuille de pissenlit
Germination (toutes les variétés)
Gombo
Haricot à parchemin (vert ou jaune)
Laitue (toutes les variétés)
Oignon
Oignon vert
Olive (verte)
Persil
Piment fort**
Poireau
Pois
Pois mange-tout
Poivron (vert, rouge)
Pousse de bambou
Radis*
Rapini
Roquette
Rutabaga
Scarole
Tomate**
Topinambour (frais)

* *À l'occasion (une fois par semaine)*
** *Rarement (une fois par mois)*

## Noix et graines

Toutes les variétés devraient être crues, non salées et, de préférence, dans l'écale ; assurez-vous de bien les mastiquer. (Une poignée équivaut à environ 60 g [4 c. à soupe] ou 60 ml [1/4 tasse].)

Amande
Graine de citrouille
Graine de lin
Graine de tournesol
Marron*
Noix
Pacane
Pignon
Pistache*

* *À l'occasion (une fois par semaine)*

## Beurres de noix et de graines

Toutes les variétés devraient être crues et crémeuses, sans sucre ni additifs.

Amande
Noix de macadamia
Tahini (beurre de sésame)*
Tournesol

* *À l'occasion (une fois par semaine)*

## Tofu

Le tofu est une bonne source de protéines végétales. Le groupe Ba devrait manger d'une à deux portions de tofu biologique par semaine.

## Fruits (frais seulement ou séchés si indiqué)

| Acide | Peu acide | Sucré | Neutre |
|---|---|---|---|
| Ananas<br>Canneberge<br>Citron<br>Fraise<br>Framboise<br>Grenade<br>Lime<br>Pamplemousse | Abricot<br>Bleuet<br>Cerise<br>Figue (fraîche)<br>Groseille à maquereau<br>Kiwi<br>Mangue<br>Mûre<br>Mûre de Logan<br>Nectarine<br>Papaye<br>Pêche<br>Poire<br>Pomme**<br>Prune (foncée)<br>Raisin (bleu) | Datte<br>Figue (séchée)<br>Grenade<br>Groseille noire<br>Kaki<br>Kumquat<br>Raisin (rouge) | Caïmito<br>Fruit de l'arbre à pain<br>Pastèque<br>Sapotille |

** *Rarement (une fois par mois)*

Vous pouvez manger du citron aussi souvent que vous le désirez et le combiner avec n'importe quel autre aliment. Par contre, il faut toujours manger les fraises sans accompagnement.

## Jus

Les jus devraient être frais pressés et conservés dans des bocaux de verre, ou achetés congelés et sans sucre. Le groupe Ba peut boire de 500 ml à 1,75 l (2 à 7 tasses) de jus par jour au total, chaque portion comprenant un quart de jus pour trois quarts d'eau de source.

Abricot
Ananas
Bleuet
Canneberge
Céleri
Cerise
Cerise noire
Eau citronnée
Pamplemousse
Papaye
Raisin

## Gras saturés et insaturés

Toutes les huiles devraient être pressées à froid, biologiques de préférence, et ne pas contenir d'ingrédients génétiquement modifiés. N'utilisez pas l'huile d'olive pour la cuisson, étant donné que sa composition moléculaire change sous l'effet de la chaleur. Elle perd alors de sa valeur nutritive et peut même s'avérer carcinogène. Utilisez plutôt de l'huile de pépins de raisin dont la résistance à la chaleur est plus élevée.

Huile de carthame*
Huile de lin
Huile de pépins de raisin
Huile de sésame*
Huile de soja*
Huile de tournesol*
Huile d'olive

* *À l'occasion (une fois par semaine)*

L'institut D'Adamo a créé une tartinade santé (la tartinade de l'institut) qui peut remplacer la margarine ou le beurre. Le groupe Ba devrait en consommer 0,5 g (1/8 c. à thé) deux fois par semaine.

## Tartinade de l'institut

125 g (1/4 lb) de beurre doux
65 ml (1/4 tasse) d'huile de pépins de raisin ou d'huile d'olive
1 capsule de vitamine E
1 capsule de lécithine

Fouettez les ingrédients ensemble et réfrigérez.

## Fines herbes

Ail en gousses
Aneth
Basilic
Cerfeuil
Ciboulette
Citronnelle
Coriandre (feuille)
Estragon
Fenouil
Feuille de laurier
Graine de céleri
Menthe
Oignon vert
Origan
Persil
Romarin
Sarriette
Sauge
Thym

## Épices

Anis
Cannelle
Cari**
Chili**
Clou de girofle*
Coriandre (graine)
Cumin
Curcuma
Fenugrec
Gingembre
Moutarde (sèche)*
Safran*

* *À l'occasion (une fois par semaine)*
** *Rarement (une fois par mois)*

## Condiments

Gousse de vanille*
Miso*
Petit goémon en flocons
Sel aux légumes
Sel de mer
Tamari sans blé
Tempeh*
Varech en poudre

* *À l'occasion (une fois par semaine)*
** *Rarement (une fois par mois)*

## Tisanes

Ces tisanes sont très bénéfiques et présentent toutes des qualités thérapeutiques. Vous pouvez en boire aussi souvent que vous le désirez. Préparez les tisanes avec de l'eau de source ou de l'eau purifiée par osmose inverse. Déposez 5 g (1 c. à thé) de tisane dans 250 ml (1 tasse) d'eau bouillante et laissez infuser de cinq à six minutes. N'ajoutez jamais de sucre, de lait ou de citron.

| | | |
|---|---|---|
| Aubépine | Gingembre | Ortie |
| *Avena sativa* | Ginseng (instantané) | Persil |
| Busserole | Ginseng sibérien | Prêle |
| Camomille | Guimauve officinale | Racine de ginseng |
| Chardon-Marie | Hydraste du Canada | Racine de réglisse |
| Cynorrhodon* | Luzerne | Scutellaire |
| Fenugrec | Maté | Thé blanc |
| Feuille de pissenlit | Menthe poivrée | Thé vert japonais |
| Fougère | Mouron des oiseaux | Tilleul |
| Fraise | Orme rouge | |

* *À l'occasion (une fois par semaine)*

## Routine matinale

Au réveil, pressez le quart d'un citron dans 110 ml (3 1/2 oz) d'eau tiède.

### Boisson énergétique du groupe Ba

15 g (1 c. à soupe) de protéine de soja ou de riz en poudre
5 g (1 c. à thé) de psyllium en poudre
5 g (1 c. à thé) d'arabinogalactane

Mélangez les ingrédients dans 180 à 250 ml (6 à 8 oz) d'eau, de jus de pamplemousse dilué ou de boisson de soja (ou de riz). Boire d'une à trois fois par jour.

## *Fiche de régime du groupe Bo*

### Viande

La numérotation des colonnes indique l'importance de chaque viande dans le régime du groupe Bo. Les viandes de la colonne 1 sont consommées les plus souvent et celles de la colonne 4, les moins souvent. Cuite au four ou grillée seulement.

| 1 | 1,5 | 2 | 2,5 | 3 | 4 |
|---|---|---|---|---|---|
| Agneau<br>Autruche<br>Cœur (bœuf ou agneau)<br>Dinde | Bison | Bœuf<br>Canard<br>Veau | Foie de veau*<br>Venaison | Lièvre | Poulet |

** Acheté dans un magasin d'aliments naturels seulement*

## Poisson

La numérotation est basée sur la toxicité pour le groupe sanguin. Le chiffre 1 indique la toxicité la plus faible et le 4, la plus élevée. Le poisson d'élevage est à éviter ; privilégiez le poisson sauvage. Cuit au four, grillé ou bouilli (sans friture).

| 1 | 1,5 | 2 | 2,5 | 3 | 4 |
|---|---|---|---|---|---|
| Saumon | Aiglefin<br>Hoplostète orange<br>Morue (décembre à avril)<br>Omble chevalier | Coryphène<br>Mérou<br>Petit gade<br>Raie<br>Thazard<br>Truite<br>Turbot | Corégone<br>Esturgeon<br>Flétan de l'Atlantique<br>Sardines* | Alose<br>Flet<br>Maquereau<br>Sole | Merlu<br>Tilapia<br>Vivaneau |

* *Dans l'eau*

Le groupe Bo devrait manger de huit à dix portions de viande et de poisson par semaine au total.

## Œufs

Le groupe Bo peut manger quatre œufs entiers par semaine, avec des légumes. Privilégiez les œufs (sans friture) de poules élevées en liberté.

## Fromages

Recherchez des fromages qui ne contiennent pas de colorants alimentaires, d'additifs ou d'agents de conservation. Le groupe Bo peut consommer de 150 à 180 g (5 à 6 oz) de fromage par semaine.

Chèvre**
Mozzarella*
Ricotta*

** À l'occasion (une fois par semaine)*
*** Rarement (une fois par mois)*

## Produits laitiers (85 g [3 oz] par semaine)

Lait de chèvre
Yogourt nature (lait entier ou 2 %)

## Céréales

Amarante
Céréales de grains germés
Céréales de riz brun
Épeautre
Grape-Nuts
Gruau*
Kamut
Millet
Quinoa
Riz soufflé
Son de riz

** À l'occasion (une fois par semaine)*

## Boissons pour céréales (sans sucre ajouté)

Boisson d'amandes
Boisson de riz
Boisson de soja**

*** Rarement (une fois par mois)*

## Pains et craquelins (sans levain)

Amande
Blé germé
Essénien
Ézéchiel (sans levain)
Épeautre*
Galette de riz
Quinoa
Riz

* *À l'occasion (une fois par semaine)*

**Pâtes** *ou* **Céréales**

**Pâtes**
Artichaut
Épeautre
Riz
Soja**

**Céréales**
Amarante
Boulgour
Épeautre
Millet
Orge
Quinoa
Riz basmati
Riz brun
Riz sauvage
Tef

** *Rarement (une fois par mois)*

## Féculents

Patate douce
Pomme de terre (blanche, bleue, rouge)
Topinambour

## Haricots, lentilles et pois secs (légumineuses)

Gourgane**
Haricot cannellini**
Haricot-rognon**
Lentille**
Pois chiche**

** *Rarement (une fois par mois)*

## Légumes (frais ou congelés)

Ail en gousses
Algue (toutes les variétés)
Aneth
Artichaut
Asperge
Bette à carde
Betterave (petite)
Borécole
Brocoli (avec citron)
Câpre
Carotte (crue ou bouillie)
Céleri
Céleri-rave
Champignon*
Champignon shiitake
Châtaigne d'eau
Chicorée frisée
Chou (blanc**)
Chou cavalier
Chou chinois
Chou de Bruxelles*
Chou de Savoie**
Chou-fleur**
Chou-rave
Ciboulette
Concombre
Courge (d'hiver ou d'été)
Courgette
Cresson
Crosse de fougère
Daikon
Dolique bulbeux
Échalote
Endive
Épinard (cru)
Feuille de betterave
Feuille de pissenlit
Germination (toutes les variétés)
Gombo
Haricot à parchemin (vert ou jaune)
Laitue (toutes les variétés)
Oignon
Oignon vert
Olive (verte)
Persil
Piment fort
Poireau
Pois
Pois mange-tout
Poivron (vert, rouge)
Pousse de bambou
Radis
Rapini
Roquette
Rutabaga
Scarole
Tomate**
Topinambour (frais)

** À l'occasion (une fois par semaine)*
*** Rarement (une fois par mois)*

Essayez la recette végétarienne du chapitre 11 pour une merveilleuse soupe de légumes. Le groupe Bo peut en manger d'une à sept fois par semaine.

## Noix et graines

Toutes les variétés devraient être crues, non salées et, de préférence, dans l'écale ; assurez-vous de bien les mastiquer. (Une poignée équivaut à environ 60 g [4 c. à soupe] ou 60 ml [1/4 tasse].)

Amande
Graine de citrouille
Graine de lin
Graine de sésame**
Graine de tournesol
Marron*
Noisette
Noix
Noix du Brésil
Pacane
Pignon
Pistache*

** À l'occasion (une fois par semaine)*
*** Rarement (une fois par mois)*

## Beurres de noix et de graines

Toutes les variétés devraient être crues et crémeuses, sans sucre ni additifs.

Amande
Noix de macadamia
Tahini (beurre de sésame)**
Tournesol

*** Rarement (une fois par mois)*

## Tofu

Le tofu est une bonne source de protéines végétales. Le groupe Bo devrait manger de deux à trois portions de tofu biologique par semaine.

### Fruits (frais seulement ou séchés si indiqué)

| Acide | Peu acide | Sucré | Neutre |
|---|---|---|---|
| Ananas | Abricot | Datte | Caïmito |
| Canneberge | Bleuet | Figue (séchée) | Fruit de l'arbre à pain |
| Citron | Cerise | Grenade | Pastèque |
| Fraise | Figue (fraîche) | Groseille noire | Sapotille |
| Framboise | Groseille à maquereau | Kaki | |
| Grenade | Kiwi | Kumquat | |
| Lime | Mangue | Raisin (rouge) | |
| Pamplemousse | Mûre | | |
| | Nectarine | | |
| | Papaye | | |
| | Pêche | | |
| | Poire | | |
| | Pomme (1 ou 2 par semaine) | | |
| | Prune (foncée) | | |
| | Raisin (bleu) | | |

Vous pouvez manger du citron aussi souvent que vous le désirez et le combiner avec n'importe quel autre aliment. Par contre, il faut toujours manger les fraises sans accompagnement.

### Jus

Les jus devraient être frais pressés et conservés dans des bocaux de verre, ou achetés congelés et sans sucre. Chaque portion comprendra un quart de jus pour trois quarts d'eau de source.

Abricot
Ananas
Bleuet
Canneberge
Carotte
Céleri
Cerise
Cerise noire
Eau citronnée
Nectarine
Pamplemousse
Pêche
Raisin

## Gras saturés et insaturés

Toutes les huiles devraient être pressées à froid, biologiques de préférence, et ne pas contenir d'ingrédients génétiquement modifiés. N'utilisez pas l'huile d'olive pour la cuisson, étant donné que sa composition moléculaire change sous l'effet de la chaleur. Elle perd alors de sa valeur nutritive et peut même s'avérer carcinogène. Utilisez plutôt de l'huile de pépins de raisin dont la résistance à la chaleur est plus élevée.

Huile de carthame*
Huile de lin
Huile de pépins de raisin
Huile de sésame*
Huile de tournesol*
Huile d'olive

** À l'occasion (une fois par semaine)*

L'institut D'Adamo a créé une tartinade santé (la tartinade de l'institut) qui peut remplacer la margarine ou le beurre. Le groupe Bo devrait en consommer 2,5 g (1/2 c. à thé) de trois à quatre fois par semaine.

## Tartinade de l'institut

125 g (1/4 lb) de beurre doux
65 ml (1/4 tasse) d'huile de pépins de raisin ou d'huile d'olive
1 capsule de vitamine E
1 capsule de lécithine

Fouettez les ingrédients ensemble et réfrigérez.

## Fines herbes

Ail en gousses
Aneth
Basilic
Cerfeuil
Ciboulette
Citronnelle
Coriandre (feuille)
Estragon
Fenouil
Feuille de laurier
Graine de céleri
Marjolaine
Menthe
Oignon vert
Origan
Persil
Romarin
Sarriette
Sauge
Thym

## Épices

Anis
Cannelle
Cari*
Cayenne*
Chili*
Clou de girofle
Coriandre (graine)
Cumin
Curcuma
Fenugrec
Gingembre
Moutarde (sèche)
Muscade
Paprika*
Safran*

* *À l'occasion (une fois par semaine)*

## Condiments

Petit goémon en flocons
Sel aux légumes
Sel de mer
Tamari sans blé
Varech en poudre
Vinaigre de cidre non pasteurisé*

* *À l'occasion (une fois par semaine)*

## Tisanes

Ces tisanes sont très bénéfiques et présentent toutes des qualités thérapeutiques. Vous pouvez en boire aussi souvent que vous le désirez. Préparez les tisanes avec de l'eau de source ou de l'eau purifiée par osmose inverse. Déposez 5 g (1 c. à thé) de tisane dans 250 ml (1 tasse) d'eau bouillante et laissez infuser de cinq à six minutes. N'ajoutez jamais de sucre, de lait ou de citron.

| | | |
|---|---|---|
| Aubépine | Fraise | Orme rouge |
| *Avena sativa* | Genièvre | Ortie |
| Barbe de maïs | Gingembre | Persil |
| Basilic | Ginseng (instantané) | Prêle |
| Bouleau blanc | Graine d'aneth | Racine de ginseng |
| Busserole | Gui | Racine de réglisse |
| Camomille | Guimauve officinale | Sceau de Salomon |
| Chardon-Marie | Hydraste du Canada | Scutellaire |
| Cynorrhodon* | Luzerne | Tanaisie |
| Fenugrec | Maté | Thé blanc |
| Feuille de pissenlit | Menthe poivrée | Thé vert japonais |
| Fougère | Mouron des oiseaux | Tilleul |

* *À l'occasion (une fois par semaine)*

## Routine matinale

Au réveil, pressez la moitié d'un citron dans 110 ml (3 1/2 oz) d'eau tiède ou froide.

### Boisson énergétique du groupe Bo

15 g (1 c. à soupe) de lactosérum en poudre
5 g (1 c. à thé) de psyllium en poudre
5 g (1 c. à thé) d'arabinogalactane

Mélangez les ingrédients dans 180 à 250 ml (6 à 8 oz) d'eau, de jus de pamplemousse dilué ou de boisson de soja (ou de riz). Boire de deux à trois fois par jour.

## *Fiche de régime du groupe AB*

### Viande

La numérotation des colonnes indique l'importance de chaque viande dans le régime du groupe AB. Les viandes de la colonne 1 sont consommées les plus souvent et celles de la colonne 3, les moins souvent. Cuite au four ou grillée seulement.

| 1 | 2 | 2,5 | 3 |
|---|---|---|---|
| Autruche<br>Dinde | Bison<br>Canard<br>Venaison | Agneau<br>Foie de veau* | Bœuf<br>Poulet |

* *Acheté dans un magasin d'aliments naturels seulement*

### Poisson

La numérotation est basée sur la toxicité pour le groupe sanguin. Le chiffre 1 indique la toxicité la plus faible et le 4, la plus élevée. Le poisson d'élevage est à éviter ; privilégiez le poisson sauvage. Cuit au four, grillé ou bouilli (sans friture).

| 1 | 1,5 | 2 | 2,5 | 3 | 4 |
|---|---|---|---|---|---|
| Saumon | Aiglefin<br>Hoplostète orange<br>Omble chevalier | Mérou<br>Petit gade<br>Raie<br>Thazard<br>Truite<br>Turbot | Corégone | Achigan<br>Flet<br>Flétan de l'Atlantique<br>Sole | Esturgeon<br>Maquereau<br>Merlu<br>Tilapia<br>Vivaneau |

Le groupe AB devrait manger de cinq à sept portions de viande et de poisson par semaine au total.

## Œufs

Le groupe AB peut manger de trois à quatre œufs entiers par semaine, avec des légumes ou du tofu. Privilégiez les œufs (sans friture) de poules élevées en liberté.

## Fromages

Recherchez des fromages qui ne contiennent pas de colorants alimentaires, d'additifs ou d'agents de conservation.

Féta**
Mozzarella*
Ricotta**

** À l'occasion (une fois par semaine)*
*** Rarement (une fois par mois)*

## Céréales

Amarante
Céréales de grains germés
Céréales de riz brun
Épeautre
Gruau**
Kamut
Quinoa
Millet
Riz soufflé
Son de riz

*** Rarement (une fois par mois)*

## Boissons pour céréales (sans sucre ajouté)

Boisson d'amandes
Boisson de riz
Boisson de soja

## Pains et craquelins (sans levain)

Épeautre
Essénien
Ézéchiel
Galette de riz
Kamut
Quinoa
Soja

**Pâtes** *ou* **Céréales**

**Pâtes**

Épeautre
Riz
Soja

*ou*

**Céréales**

Amarante
Boulgour
Épeautre
Millet
Orge
Quinoa
Sarrasin (kasha)
Riz basmati
Riz brun
Riz sauvage
Tef

## Féculents

Patate douce
Pomme de terre (blanche, bleue, rouge)
Topinambour

## Haricots, lentilles et pois secs (légumineuses)

Adzuki*
Arachide
Gourgane*
Haricot cannellini*
Haricot-rognon*
Lentille**
Pois chiche*
Soja*

** À l'occasion (une fois par semaine)*
*** Rarement (une fois par mois)*

## Légumes (frais ou congelés)

Ail en gousses
Algue (toutes les variétés)
Aneth
Artichaut
Asperge
Bette à carde
Betterave (petite)
Borécole
Brocoli (avec citron)
Câpre*
Carotte (crue* ou bouillie)
Céleri
Céleri-rave
Champignon*
Champignon shiitake
Châtaigne d'eau*
Chicorée frisée
Chou cavalier
Chou chinois
Chou de Bruxelles
Chou de Savoie*
Chou-fleur*
Chou-rave
Ciboulette
Concombre*
Courge (d'hiver ou d'été)
Courgette
Cresson
Crosse de fougère
Daikon
Dolique bulbeux
Échalote
Endive
Épinard (cru)
Feuille de betterave
Feuille de pissenlit
Germination (toutes les variétés)
Gombo
Haricot à parchemin (vert ou jaune)
Haricot de soja (frais)
Laitue (toutes les variétés)
Oignon
Oignon vert
Olive (verte)
Persil
Piment fort*
Poireau
Pois
Pois mange-tout
Poivron (vert, rouge)
Pousse de bambou
Radis
Rapini
Roquette
Scarole
Tomate*
Topinambour (frais)

** À l'occasion (une fois par semaine)*

## Noix et graines

Toutes les variétés devraient être crues, non salées et, de préférence, dans l'écale ; assurez-vous de bien les mastiquer. (Une poignée équivaut à environ 60 g [4 c. à soupe] ou 60 ml [1/4 tasse].)

Amande
Graine de citrouille
Graine de lin
Graine de sésame*
Graine de tournesol
Marron*
Noisette
Noix
Noix du Brésil
Pacane
Pignon
Pistache*

* *À l'occasion (une fois par semaine)*

## Beurres de noix et de graines

Toutes les variétés devraient être crues et crémeuses, sans sucre ni additifs.

Amande
Noix de macadamia
Soja
Tahini (beurre de sésame)*
Tournesol*

* *À l'occasion (une fois par semaine)*

## Fruits (frais ou séchés si indiqué)

| Acide | Peu acide | Sucré | Neutre |
| --- | --- | --- | --- |
| Ananas<br>Canneberge<br>Citron<br>Fraise<br>Framboise<br>Grenade<br>Lime<br>Pamplemousse | Abricot<br>Bleuet<br>Cerise<br>Figue (fraîche)<br>Goyave<br>Groseille à maquereau<br>Kiwi<br>Mangue<br>Mûre<br>Mûre de Logan<br>Nectarine<br>Papaye<br>Pêche<br>Poire<br>Prune (foncée)<br>Raisin (bleu) | Datte<br>Figue (séchée)<br>Groseille noire<br>Kumquat<br>Raisin (rouge) | Caïmito<br>Fruit de l'arbre à pain<br>Pastèque<br>Sapotille |

Vous pouvez manger du citron aussi souvent que vous le désirez et le combiner avec n'importe quel autre aliment. Par contre, il faut toujours manger les fraises sans accompagnement.

## Jus

Les jus devraient être frais pressés et conservés dans des bocaux de verre, ou achetés congelés et sans sucre. Le groupe AB peut boire de 500 ml à 1,75 l (2 à 7 tasses) de jus par jour au total, chaque portion comprenant un quart de jus pour trois quarts d'eau de source.

Abricot
Ananas
Bleuet
Canneberge
Carotte
Céleri
Cerise noire
Eau citronnée
Pamplemousse
Papaye
Raisin

## Gras saturés et insaturés

Toutes les huiles devraient être pressées à froid, biologiques de préférence, et ne pas contenir d'ingrédients génétiquement modifiés. N'utilisez pas l'huile d'olive pour la cuisson, étant donné que sa composition moléculaire change sous l'effet de la chaleur. Elle perd alors de sa valeur nutritive et peut même s'avérer carcinogène. Utilisez plutôt de l'huile de pépins de raisin dont la résistance à la chaleur est plus élevée.

Huile de carthame*
Huile de lin
Huile de pépins de raisin
Huile de sésame*
Huile de soja*
Huile de tournesol*
Huile d'olive

* *À l'occasion (une fois par semaine)*

## Fines herbes

Ail en gousses
Aneth
Basilic
Cerfeuil
Ciboulette
Citronnelle
Coriandre (feuille)
Estragon
Fenouil
Feuille de laurier
Graine de céleri
Marjolaine
Menthe
Oignon vert
Origan
Persil
Romarin
Sarriette
Sauge
Thym

## Épices

Anis
Cannelle
Cari*
Cayenne*
Chili*
Clou de girofle
Coriandre (graine)
Cumin
Curcuma
Fenugrec
Gingembre
Moutarde (sèche)
Muscade*
Paprika*
Raifort*
Safran*

* *À l'occasion (une fois par semaine)*

## Condiments

Gousse de vanille*
Miso*
Petit goémon en flocons
Sel aux légumes
Sel de mer
Tamari sans blé
Tempeh*
Varech en poudre

* *À l'occasion (une fois par semaine)*

## Tisanes

Ces tisanes sont très bénéfiques et présentent toutes des qualités thérapeutiques. Vous pouvez en boire aussi souvent que vous le désirez. Préparez les tisanes avec de l'eau de source ou de l'eau purifiée par osmose inverse. Déposez 5 g (1 c. à thé) de tisane dans 250 ml (1 tasse) d'eau bouillante et laissez infuser de cinq à six minutes. N'ajoutez jamais de sucre, de lait ou de citron.

Alchémille
Armoise
Aubépine
*Avena sativa*
Barbe de maïs
Bardane
Basilic
Bouleau blanc
Busserole
Camomille
Chardon-Marie
Cynorrhodon
Fenugrec
Feuille de pissenlit
Fougère
Fraise
Genièvre
Gingembre
Graine d'aneth
Gui
Guimauve officinale
Hydraste du Canada
Luzerne
Marguerite
Maté
Menthe poivrée
Millepertuis
Mouron des oiseaux
Orge
Orme rouge
Ortie
Patience frisée
Persil
Prêle
Racine de ginseng
Racine de réglisse
Scutellaire
Thé blanc
Thé vert japonais
Tilleul

## Routine matinale

Au réveil, pressez le quart d'un citron dans 90 ml (3 oz) d'eau tiède.

## Boisson énergétique du groupe AB

15 g (1 c. à soupe) de protéines de soja ou de riz en poudre
5 g (1 c. à thé) de psyllium en poudre
5 g (1 c. à thé) d'arabinogalactane

Mélangez les ingrédients dans 180 à 250 ml (6 à 8 oz) d'eau, de jus de pamplemousse dilué ou de boisson de soja (ou de riz). Boire d'une à trois fois par jour si vous ressentez de la fatigue ou si vous êtes obèse ou constipé.

## Chapitre 9

# Comment créer votre programme de prévention

Peu de gens sont capables d'adopter du jour au lendemain un nouveau régime alimentaire. Les changements nécessaires étant trop nombreux et trop exigeants, on est susceptible d'abandonner après quelques jours ou quelques semaines d'efforts. Dans ce chapitre, je vous servirai de guide pendant que vous modifierez votre régime alimentaire et votre style de vie. Le secret est d'y aller lentement et de donner à votre corps et à votre esprit le temps de s'adapter. Dans la majorité des cas, vous mettrez environ un an pour intégrer sans heurt votre nouveau régime, quel que soit votre groupe sanguin. (Veuillez noter que cela pourra varier en fonction de l'état de santé de chacun.)

## *Groupe O*

### Première étape

Éliminez les aliments transformés et raffinés. Remplacez les pains à base de farine blanche ou enrichie par des pains de farine de kamut, de quinoa et d'épeautre, et des pains de type Ézéchiel ; renoncez aux céréales traitées. Commencez à remplacer les céréales sucrées et soufflées du déjeuner par des céréales de riz et de blé germé.

Réduisez votre consommation de produits de bœuf et de porc. Optez pour des protéines animales venant du bison, de l'agneau, du foie de veau, du poulet, de la dinde, des abats du bétail provenant d'élevage biologique (rognons, cœurs et poumons) et du poisson. Éliminez les produits laitiers du commerce et remplacez le lait de vache par des boissons de riz et d'amandes.

Éliminez les aliments frits. Réduisez votre consommation d'alcool et de cigarettes. Remplacez le sucre blanc ou brun par du miel.

Évaluez votre programme d'exercice physique. Votre objectif est d'élaborer un régime vigoureux, adapté à votre âge et à votre condition physique. En fonction de votre état de santé, une heure d'exercice par jour – jogging, natation, bicyclette ou gymnastique – vous fera le plus grand bien à ce stade. Prenez de quatre à six semaines pour intégrer cette étape à votre vie.

### Deuxième étape

Vous devriez manger des protéines animales une ou deux fois par jour. Choisissez parmi les viandes recommandées à la cinquième étape. Vous pouvez maintenant consommer des fromages à pâte molle (dont la ricotta, le fromage fermier, le cottage et la mozzarella) cinq fois par semaine, mais commencez à réduire lentement votre consommation habituelle en n'en mangeant qu'un jour sur deux. Vous pouvez boire la moitié d'un verre de boisson de riz ou d'amandes tous les jours et aussi manger six œufs par semaine ainsi que du yogourt deux fois par semaine. Par ailleurs, vous pouvez manger des produits de blé germé aussi souvent que vous le désirez et vous pouvez opter pour des céréales comme le millet, le gruau et le son.

Si vous avez moins de trente ans, vous pouvez consommer du beurre de crème crue, mais de façon modérée. Les O de plus de trente ans (l'âge où les systèmes de l'organisme deviennent plus susceptibles à l'accumulation de dépôts lipidiques dans le système circulatoire) devraient remplacer le beurre par des margarines faites d'huile polyinsaturée, comme l'huile de carthame ou de tournesol. Comme vinaigrette, vous pouvez ajouter de l'huile d'olive pressée à du jus de citron et aux fines herbes de votre choix.

Vous pouvez employer le sel de mer avec modération, mais ne consommez pas de varech en poudre, étant donné que son contenu riche en iode pourra stimuler votre glande thyroïde à l'excès et augmenter la vitesse de votre métabolisme.

À ce stade, vous devriez introduire dans votre régime des dîners végétariens une ou deux fois par semaine.

Cette étape peut s'étendre sur deux mois. Une fois que vous aurez réussi à bien l'intégrer, peu de changements seront apportés tandis que vous vous acheminez vers la cinquième étape, celle du régime idéal.

## Troisième étape

Consultez la deuxième étape pour connaître l'apport permis en protéines animales. Vous devriez maintenant avoir réduit votre consommation de lait de vache, sinon y avoir renoncé complètement, et choisir de la boisson d'amandes ou de riz. Vous pouvez boire plusieurs verres de l'une ou l'autre par jour. Vous pouvez manger les fromages à pâte molle mentionnés à la deuxième étape trois fois par semaine et le yogourt, une fois par semaine. À ce stade, vous devriez diminuer votre consommation d'œufs de six à quatre par semaine ; si vous avez beaucoup d'énergie, ne consommez qu'un ou deux œufs par semaine.

Vos dîners devraient maintenant être végétariens deux ou trois fois par semaine. Faites en sorte d'ajouter 15 ml (1 c. à soupe) d'huile d'olive à votre vinaigrette à salade afin de favoriser tant le processus de digestion que d'élimination.

Pour stimuler votre organisme, prenez régulièrement des douches froides, des bains de siège (remplissez la baignoire avec assez d'eau tiède pour couvrir les fesses et les hanches) et des saunas. Ils contribuent tous à activer la circulation et à la détoxification de l'organisme.

À moins que vous ne souffriez d'une maladie grave, vous pouvez prendre trois à quatre mois pour intégrer cette étape à votre quotidien.

## Quatrième étape

Continuez de suivre le régime décrit à l'étape précédente en appliquant ces trois changements : à partir de maintenant, le dîner devrait être votre repas le plus copieux et aussi entièrement végétarien. De plus, mangez un carré de tofu à chaque repas pour un apport protéique supplémentaire. Cette étape peut s'étendre sur trois à quatre mois.

## Cinquième étape

Le régime alimentaire idéal du groupe O est le suivant : déjeuner de gruau d'avoine, de semoule de maïs ou de céréales d'épeautre, de kamut, de quinoa, de millet ou de son, accompagné de boisson de riz ou d'amandes et d'une lichette de miel. On choisira le pain d'épeautre, de kamut, de quinoa, de blé germé ou Ézéchiel.

Le dîner (ou le repas qui n'est pas le repas principal) devra être végétarien et consister en salades composées et germinations avec graines et amandes, ou en poisson. Vous avez droit à cinq œufs par semaine.

Le principal repas de la journée devrait être composé de viande. Le meilleur équilibre est le suivant : veau une fois par semaine ; foie de veau et agneau une fois toutes les deux semaines ; poulet, dinde, bison et poisson autant de fois que vous le souhaitez. N'oubliez pas que vous devez adapter votre apport en protéines à votre état de santé.

## *Groupe A*

### Première étape

Cette étape en est une d'évaluation pour ceux qui n'ont pas encore un régime alimentaire santé et qui consomment toujours des aliments traités du commerce. La plupart des A auront beaucoup de chemin à faire avant d'atteindre la cinquième étape ; ils devront éliminer beaucoup d'aliments de leur régime à mesure qu'ils s'adaptent à une alimentation végétarienne. Ils devront aussi faire preuve de patience dans la modification de leurs menus ; néanmoins, la tâche n'est pas impossible, ni même très ardue. Je suis moi-même du groupe A et le rejeton d'une bonne famille italienne, ce qui signifie que j'ai dû renoncer à ma part de pâtes, de saucisses et de jambon de Parme ! Même si je garde de bons souvenirs du spaghetti à la sauce aux palourdes, il ne m'a fallu que six semaines environ, quand j'ai décidé de changer ma façon de manger, pour rééduquer mes papilles gustatives et adopter un nouveau régime alimentaire.

Croyez-en mon expérience : votre palais perd rapidement son envie pour certains goûts. Ce sont vos pensées que vous devez maîtriser. Maîtrisez vos pensées et en très peu de temps, vous pourrez passer des buccins à une salade de légumes frais sans ressentir de privation.

Avant d'essayer d'éliminer la viande et les produits laitiers de votre alimentation, remplacez d'abord les aliments que vous mangez en ce moment par leurs équivalents de meilleure qualité. Remplacez la farine blanche par de la farine d'épeautre ; choisissez des pains et des céréales de grains entiers, comme le blé entier, le seigle, les flocons d'avoine, la semoule de maïs, le millet, le blé concassé et le sarrasin. Remplacez aussi les aliments en conserve par des fruits et des légumes frais. Éliminez totalement les aliments qui ont été conservés, aromatisés ou colorés, et ceux qui sont synthétisés chimiquement.

Achetez vos propres ingrédients naturels : confectionnez vous-même vos gâteaux, cuisinez vous-même vos repas de pâtes, faites étuver vous-même votre riz brun. Réfléchissez à ce que vous mettez dans votre organisme. Quand vous mangez, prenez conscience que la nourriture est un carburant et qu'un carburant de qualité médiocre encrassera votre machine humaine et la privera de son potentiel dynamique et de son efficacité. Essayez de ne pas succomber à vos fringales. Soyez patient et gardez les yeux tournés vers une santé florissante.

Vous devriez faire preuve du même discernement en choisissant les viandes. Il faut absolument éviter les viandes emballées comme le jambon en conserve, les saucisses de Francfort et le poisson congelé. Ces aliments sont généralement conservés avec du sel et des produits chimiques, comme le nitrite de sodium qui a été associé au cancer. Faites en sorte d'acheter uniquement des viandes de catégorie A, sans additifs. La plupart des supermarchés offrent des viandes d'animaux élevés en liberté, qui ne contiennent ni antibiotiques ni produits chimiques. Il faut aussi que la viande soit présentée dans un emballage bien scellé, car le contact de l'air nuit à sa valeur nutritionnelle. Si vous achetez beaucoup de viandes rouges – bœuf haché, bifteck, rôti ou produits du porc –, songez à les remplacer par du veau, de l'agneau, du poulet et de la dinde. Ces viandes sont plus maigres et contiennent moins d'acide urique, de même que des concentrations inférieures de stéroïdes et d'antibiotiques. Le poisson est aussi un aliment plus maigre et moins contaminé.

Votre préoccupation principale devrait être d'acheter des aliments dans leur état le plus pur et le plus simple possible : un fruit devrait être aussi près de l'état qui était le sien en tombant de l'arbre, un légume, en poussant dans la terre, et ainsi de suite.

D'autres facteurs nuisent à votre santé, que vous devriez aussi étudier, c'est-à-dire la quantité d'alcool que vous buvez, le nombre de cigarettes que vous fumez chaque jour et votre programme d'exercice actuel. Les spiritueux, qui privent l'organisme de plusieurs nutriments et affaiblissent le foie, devraient être éliminés et remplacés par du vin rouge ou blanc en quantité limitée. La cigarette affaiblit les poumons, détruit la vitamine C (ce qui peut miner votre résistance à la maladie) et il a été prouvé qu'elle contient des agents cancérigènes. Si vous voulez vraiment recouvrer la santé, essayez de restreindre votre consommation tout en ayant comme but d'arrêter de fumer.

Pour finir, évaluez votre programme d'exercice actuel. Vous entraînez-vous ? À quelle fréquence ? Est-ce que vous vous dépensez vraiment ? N'oubliez pas que le A devrait trouver la paix dans l'exercice physique et ne devrait pas s'en demander trop en essayant de courir le marathon ou de devenir un autre Michael Phelps. Pratiquez la méditation, le tai chi ou le yoga qui allonge les muscles et réduit la tension.

Le groupe A devrait rester à cette étape durant un ou deux mois.

### Deuxième étape

À ce stade, vous devez restreindre votre choix d'aliments. Du côté des viandes, vous devriez donc choisir le veau, l'agneau, le poulet, la dinde ou le poisson. Éliminez complètement le bœuf et les produits du porc. Vous devriez alterner les produits de blé entier et dérivés du blé, introduits dans la première étape, avec des produits de soja. Par exemple, vous pouvez manger du pain d'épeautre ou Ézéchiel trois ou quatre fois par semaine ; les autres jours, choisissez un pain de soja. Les haricots et les flocons ou granules de soja devraient remplacer le millet, le blé concassé ou le sarrasin. Vous devriez aussi manger un carré de tofu à chaque repas.

Par ailleurs, à ce stade, il faut réduire votre consommation de produits laitiers : diluez le lait avec de l'eau, remplacez les fromages à pâte ferme par des fromages à pâte molle, limitez les œufs à quatre ou cinq par semaine et ne consommez du yogourt que deux fois par semaine. La boisson de soja peut remplacer le lait de vache. Les aliments à base de lait de chèvre sont meilleurs pour vous que le lait de vache, et le fromage et yogourt qu'on en tire.

Vous devriez aussi commencer à manger des légumes cuits à la vapeur plutôt que crus. Cela aidera votre organisme à s'adapter à ces aliments très laxatifs ; l'effet sera donc plus doux sur vos intestins que les légumes crus. À mesure que votre organisme s'adapte aux aliments frais, ce qui pourra se produire à cette étape ou plus loin dans le programme, vous pourrez manger des légumes crus ou cuits à la vapeur.

Le dîner doit graduellement devenir un repas végétarien. Si vous n'êtes pas prêt à manger uniquement des salades de légumes crus, cuisinez un plat de légumes à la vapeur. Si votre organisme s'adapte sans difficulté aux aliments crus, préparez une salade à votre goût, mais omettez votre vinaigrette favorite. À partir de maintenant, utilisez uniquement de l'huile et du jus de citron, assaisonnés de quelques herbes, comme le romarin, l'origan, le basilic ou l'aneth. Vous devriez surtout éviter le vinaigre de cidre, trop acide pour votre organisme. Utilisez du sel de mer au lieu du sel de table. Le varech en poudre, qui est bénéfique pour calmer une thyroïde hyperactive, peut aussi servir de condiment dans les salades, avec les légumes ou les plats de viande.

Prenez environ deux mois pour intégrer cette étape.

## Troisième étape

Vous devriez maintenant éliminer toutes les protéines animales, à l'exception du poulet et du poisson. Il est recommandé que vous réduisiez votre apport à deux portions par semaine. Les variétés de poissons énumérés ci-après sont présentées dans l'ordre à privilégier, en fonction de leur teneur en additifs chimiques et de leur risque de contamination. Donc, du côté des poissons, vos choix incluront le tassergal, le saumon sauvage, la morue, l'aiglefin, la truite, le flet, la sole, le merlu et le vivaneau. Évitez les crustacés – homard, crevette et mye –, ainsi que le thon et l'espadon.

Vos autres repas principaux de la semaine devraient être végétariens. Vous ne devriez manger des produits de blé entier qu'une ou deux fois par semaine et limiter votre choix de céréales au riz sauvage, au riz brun, à l'épeautre et au kamut. Les patates douces, les pommes de terre blanches, les courges poivrées et musquées ainsi que les topinambours sont de bons substituts aux céréales.

Vous devriez réduire substantiellement votre consommation de produits laitiers. *Tous* les laits (entier, écrémé, de vache ou de chèvre) devraient être remplacés par les boissons de soja et de riz. À ce stade, vous ne devriez consommer du fromage cottage, de la ricotta et du fromage fermier qu'une ou deux fois par semaine et vous devriez réduire votre consommation d'œufs (dont vous n'utiliserez que le blanc) à deux par semaine.

À partir de maintenant, les fruits et les légumes commencent à jouer un rôle plus important dans votre alimentation. Vous devriez manger des fruits deux ou trois fois par jour, entre les repas ; vous pouvez aussi prendre un repas composé entièrement de fruits en mangeant par exemple tout un cantaloup ou un gros bol de bleuets. Vous devriez toutefois éliminer complètement les pommes et le jus de pomme, tout comme les oranges, les poires, les mangues et les bananes. Les fruits alcalins comme la pastèque, la papaye et le pamplemousse (fruit acide aux propriétés alcalines une fois digéré), le melon miel et le cantaloup sont de meilleurs choix pour le groupe A. Vous devriez aussi limiter énormément votre consommation de tomates, d'avocats, d'épinards et de chou en salade.

Vous devriez rester à cette étape durant trois mois environ.

## Quatrième étape

Vous devriez maintenant avoir éliminé toutes les viandes de votre régime. Cependant, si vous avez de la difficulté à intégrer ce changement ou si vous vivez un stress physique et que vous avez encore besoin de protéines animales, mangez du poisson deux ou trois fois par semaine, et de la dinde ou de l'agneau à l'occasion. Outre ces exceptions, tous vos dîners et soupers devraient être des repas végétariens. Vous devriez aussi éliminer tous les fromages et les produits laitiers de votre alimentation et réduire votre consommation d'œufs à un par semaine.

À ce stade, vous devriez avoir éliminé complètement les céréales de blé entier et les produits dérivés du blé. Vous ne devriez consommer que des produits de soja ou de blé germé, ou du pain Ézéchiel.

Les graines de citrouille et de tournesol, les amandes, les noix et les noix du Brésil – toutes de bonnes sources de protéines – doivent maintenant devenir une partie intégrante de votre alimentation. Mangez une poignée de noix ou de graines plusieurs fois par jour. Les germinations de luzerne, de haricot mungo et de haricot adzuki devraient être incorporées à vos repas, car elles sont riches en minéraux et contiennent beaucoup de protéines végétales. Vous devriez aussi manger des haricots-rognons, des haricots de Lima et des haricots de soja pour leurs protéines. Mangez aussi un carré de tofu quatre ou cinq fois par jour.

Ne mangez pas de riz brun plus de deux fois par semaine, car il peut s'avérer trop acide pour votre groupe. Ajoutez chaque jour de 15 à 30 ml (1 à 2 c. à soupe) d'huile d'olive à vos salades ou à vos légumes vapeur. L'huile d'olive a une bonne valeur nutritive et favorise la digestion et l'élimination.

Cette étape devrait être intégrée progressivement durant environ quatre à cinq mois, selon votre état général.

### Cinquième étape

À ce stade, tous vos repas devraient être végétariens ; par ailleurs, les céréales et les pains devraient être des produits du soja ou du blé germé. Vous pouvez manger un œuf par semaine et du riz brun une ou deux fois par semaine. Les produits laitiers devraient disparaître de votre alimentation.

Vous devriez consommer des graines, des germinations et du tofu chaque jour comme premières sources de protéines. Les fruits et les légumes sont maintenant la source principale dont vous tirez tous les autres nutriments. C'est l'alimentation idéale pour le A et l'objectif de votre programme. Vous aurez avantage à l'instaurer lentement, de façon posée et à votre rythme.

## *Groupe B*

À mi-chemin entre les caractéristiques des groupes A et O, le groupe B a tendance à réagir comme le groupe A par une nature catarrhale (c'est-à-dire prédisposée à l'inflammation des muqueuses de la gorge et du nez et à l'hypersécrétion de mucus), ou comme le groupe O par un état de santé déséquilibré. Le dénombrement de vos symptômes vous révélera quelle voie suivre dans le cadre du programme.

### Première étape

Quelles que soient vos tendances physiques actuelles, commencez par éliminer les aliments traités et raffinés. Vous devez réduire au maximum votre consommation de friandises, de boissons gazeuses, de sirop de chocolat, d'aliments en conserve et d'aliments prêts à servir. Remplacez le sucre par du miel et les céréales instantanées et traitées par des céréales de grains entiers. Introduisez dans votre alimentation le millet, le soja, le blé, les multigrains, le quinoa, l'épeautre, l'avoine entière ou le sarrasin. Remplacez les produits de farine raffinée par des produits de blé entier.

Réduisez autant que possible votre consommation de bœuf et de porc ; remplacez ces viandes par de l'agneau, du veau, de la dinde et du poisson. Mangez seulement des fromages à pâte molle – mozzarella de lait de bufflonne, ricotta ou fromage de lait de chèvre cru. Remplacez les spiritueux par du vin rouge ou blanc ; diluez le vin blanc avec une quantité égale d'eau gazeuse.

Éliminez tous les aliments frits et sautés. Les viandes et les poissons devraient être cuits au four ou bouillis, les œufs, biologiques, bouillis ou pochés, et les légumes, cuits à la vapeur.

Le groupe B a besoin de trente minutes d'exercice quotidien. Le matin est le meilleur moment pour s'entraîner. Votre but est un programme modéré d'activités comme le jogging, la natation, la marche, la bicyclette, la gymnastique suédoise ou le hatha yoga. Si votre programme d'exercice était ardu, tempérez-le à ce stade.

Prenez environ un mois pour intégrer cette étape.

## Deuxième étape

À ce stade, vous devriez consommer des protéines animales (veau, agneau, poulet, dinde ou poisson) une fois par jour. Éliminez les produits de blé entier et remplacez-les par des produits de soja. Mangez du pain de soja, des céréales de blé et de soja, du pain de kamut et Ézéchiel quatre fois par semaine. Ajoutez des carrés de tofu à vos repas quatre fois par semaine.

Vos dîners devraient être végétariens trois fois par semaine. Vous pouvez utiliser du vinaigre de cidre avec une huile polyinsaturée (carthame ou tournesol) pour assaisonner vos salades deux fois par semaine ; les autres jours, pressez le quart d'un citron dans la vinaigrette. Il est préférable d'utiliser l'huile d'olive dans les salades et l'huile de pépins de raisin pour la cuisson. Comme condiments, vous pouvez utiliser le sel de mer et le varech en poudre avec modération.

Mangez des fruits trois fois par jour, entre les repas. Alternez légumes crus et cuits à la vapeur afin que votre organisme puisse s'adapter à l'effet laxatif des légumes crus.

Commencez à réduire votre consommation de produits laitiers. Vous pouvez manger du fromage de chèvre et de brebis ainsi que d'autres fromages à pâte molle, comme de la ricotta, du cottage ou du fromage fermier, quatre fois par semaine. Vous pouvez manger du yogourt de deux à trois fois par semaine. Limitez votre consommation d'œufs à quatre par semaine ; si vous buvez du lait, choisissez du lait cru de vache ou de chèvre, et contentez-vous de deux à quatre verres par semaine. Remplacez progressivement le lait par de la boisson de riz et d'amandes.

Appliquez cette étape pendant environ deux mois.

### Troisième étape

Suivez l'un des deux régimes, selon que votre organisme présente une nature catarrhale (retenant beaucoup de mucus) ou de la fatigue.

**Nature catarrhale :** réduisez énormément votre consommation de poulet. Mangez du veau, de la dinde, de l'agneau ou du bison une fois par semaine et du poisson deux fois par semaine. Les poissons recommandés sont la morue, le flet, le vivaneau, le tassergal, le flétan de l'Atlantique, le saumon, la truite de mer et le bar commun. Évitez les crustacés. Vos autres soupers devraient être végétariens : par exemple, une salade, des légumes vapeur, accompagnés d'une patate douce ou d'une céréale comme le riz brun.

Éliminez les produits de blé entier et remplacez-les par des produits de soja. Réduisez énormément votre consommation de produits laitiers et remplacez le lait cru de vache ou de chèvre par de la boisson de soja. Vous pouvez manger des fromages à pâte molle une ou deux fois par semaine et deux œufs par semaine. Mangez du tofu quatre fois par jour.

Continuez de manger des fruits trois fois par jour, entre les repas. Éliminez temporairement les pommes et le jus de pomme en raison de leur taux d'acidité élevé ; évitez aussi les oranges, le jus d'orange, les bananes et les mangues. À ce stade, les fruits dont la digestion produit une réaction alcaline – pamplemousse, cantaloup et pastèque – sont meilleurs pour vous. Vos dîners devraient être entièrement végétariens.

Suivez ce régime de trois à quatre mois.

**Fatigue :** mangez du veau et de l'agneau trois fois par semaine, de la dinde, deux fois par semaine et du poisson, les autres soirs. Vous pouvez manger des fromages à pâte molle deux ou trois fois par semaine et du yogourt, une fois par semaine. Vous pouvez consommer quatre œufs par semaine. Par ailleurs, buvez un verre de boisson de riz ou d'amandes de trois à quatre fois par semaine.

Vous devez augmenter votre apport en protéines : mangez un carré de tofu d'une à quatre fois par semaine et buvez une boisson de protéines de riz avant le déjeuner et le souper. (Pour confectionner la boisson, mélangez 22 g [1 1/2 c. à soupe] de protéines en poudre dans un verre d'eau.)

Vous pouvez délaisser les produits de blé entier et les remplacer par des produits de soja, de kamut et d'épeautre ainsi que par du pain Ézéchiel. Vous pouvez manger du riz brun deux ou trois fois par semaine et aussi le remplacer par du sarrasin, du millet ou de l'orge. Tous vos dîners devraient maintenant être végétariens.

Introduisez l'huile d'olive dans votre alimentation ; elle favorise une bonne digestion et une saine élimination. Prenez 15 ml (1 c. à soupe) un jour sur deux, dans vos salades, sur vos légumes ou telle quelle.

Réduisez votre activité physique si votre organisme est très fatigué ; dans le cas contraire, vous pouvez faire une heure d'exercice quatre fois par semaine.

Suivez ce régime de trois à quatre mois ou jusqu'à ce que vous ayez retrouvé vos forces.

## Quatrième étape

**Nature catarrhale :** continuez de manger du veau et de l'agneau une fois par semaine et de la dinde et du poisson, deux fois par semaine. Vos autres repas principaux devraient être végétariens.

Vous pouvez manger des produits de blé entier, comme du pain d'épeautre ou des céréales de soja et de blé, une fois par semaine. Mangez des céréales, comme du millet, de l'orge ou du sarrasin, une fois par semaine. Vous pouvez continuer à manger du riz brun une fois par semaine.

Vous pouvez consommer des fromages à pâte molle deux fois par semaine et du yogourt, une fois par semaine. Vous avez droit à trois œufs par semaine. Réintroduisez deux ou trois verres de lait cru de vache ou de chèvre par semaine dans votre régime. Vous pouvez boire de la boisson de soja ou de riz aussi souvent que vous le désirez. Bien que le groupe B tolère en général assez bien les produits laitiers, la majorité doit d'abord en réduire sa consommation avant de les réintroduire progressivement dans son régime. Vous pouvez aussi manger des oranges une fois par semaine. Vos dîners devraient être végétariens.

Travaillez de deux à trois mois à l'intégration de cette étape.

**Nature fatiguée :** à mesure que la fatigue vous quitte et que votre organisme recouvre ses forces, vous pouvez manger du veau une fois par semaine et de l'agneau, une fois par quinzaine. Vous pouvez manger de la dinde une ou deux fois par semaine, et vous devriez manger du poisson deux fois par semaine. Tous vos autres soupers devraient être végétariens. (Vous avez peut-être remarqué que j'ai retiré le poulet du menu. Le groupe B ne devrait manger du poulet qu'une ou deux fois par mois.)

Vous devriez manger des fromages à pâte molle deux fois par semaine et du yogourt, une fois par semaine. Diluez le lait entier avec de l'eau et au bout du compte, remplacez-le par de la boisson de riz, du lait de chèvre ou du lait écrémé dilués avec de l'eau et finalement, par de la boisson de soja. Vous avez droit à quatre œufs par semaine ; continuez de manger du tofu (de quatre à cinq fois par semaine environ). Vous devriez continuer à prendre des boissons de protéines de riz comme à l'étape précédente.

Suivez ce régime pendant deux mois.

## Cinquième étape

À ce stade idéal, le groupe B peut consommer de la dinde et du poisson deux fois par semaine et manger des soupers végétariens trois fois par semaine. Une semaine sur deux, remplacez le poisson ou la dinde par du foie de veau, du bison, de l'agneau ou du veau. Si votre occupation n'est pas exigeante, vous pouvez manger de la viande ou du poisson trois soirs par semaine et des soupers végétariens les quatre autres soirs.

Les meilleures sources de protéines pour le groupe B sont dans l'ordre le poisson, la dinde, l'agneau, le bison et le bœuf. Choisissez vos repas parmi elles de douze à quatorze fois par semaine.

Vous pouvez manger des fromages à pâte molle deux fois par semaine et du yogourt, une fois par semaine. Vous pouvez aussi manger quatre œufs par semaine.

Alternez les produits de blé entier et les produits de riz : mangez des produits de riz quatre fois par semaine et des produits de blé entier trois fois par semaine. Vous pouvez manger du riz brun une ou deux fois par semaine, tout comme d'autres céréales, millet ou orge. Le pain d'épeautre est le meilleur type de pain pour le groupe B.

Vous pouvez manger des pommes et des oranges deux fois par semaine, mais évitez absolument les bananes. Vous pouvez utiliser le sel de mer et le varech en poudre à votre convenance.

## *Groupe AB*

### Première étape

Durant cette première étape, éliminez les aliments traités et raffinés ainsi que ceux qui contiennent des agents de conservation chimiques, des arômes artificiels et des additifs. Réduisez votre consommation de café, de thé, de friandises, de boissons gazeuses, de sirops et d'aliments en conserve ou instantanés, ou renoncez-y complètement. Remplacez les produits de farine blanchie ou enrichie par des produits de blé entier. Réduisez votre consommation de produits de bœuf et de porc et remplacez-les graduellement par du veau, de l'agneau et du poulet (vous pouvez aussi manger de la dinde et du poisson de façon modérée).

Consommez seulement des produits laitiers de lait cru de vache ou de chèvre. Évitez le lait traité du commerce. Privilégiez les œufs de poules élevées en liberté et utilisez des huiles pressées à froid plutôt que des huiles raffinées du commerce.

Éliminez les aliments frits et sautés. La viande et le poisson devraient être grillés ou cuits au four, les légumes, cuits à la vapeur, et les œufs, brouillés ou à la coque. Remplacez le vin blanc par du vin rouge. Cessez de consommer des spiritueux et de fumer le plus tôt possible.

Évaluez votre programme d'exercice. À l'instar du groupe A, votre but est un programme calmant. Le programme que je recommande comprend hatha yoga, tai chi, jogging léger, marche, natation ou aérobie.

Prenez un ou deux mois pour intégrer cette étape.

### Deuxième étape

Vos repas principaux devraient surtout se composer de dinde, d'autruche, de bison et de poisson, plutôt que de veau et d'agneau, des viandes plus acides.

Éliminez les produits de blé entier. Introduisez dans votre alimentation des produits de soja et mangez du pain de soja quatre fois par semaine. Il est préférable de consommer du gruau, des flocons et des granules de soja que du millet, de la semoule de blé tendre, du riz moulu et du maïs. Limitez votre consommation de son et de germe de blé à une ou deux fois par semaine.

Réduisez votre consommation d'œufs à quatre par semaine. Diluez le lait entier avec de l'eau ou remplacez-le par de la boisson de riz ou de soja. Vous pouvez manger des fromages à pâte molle deux ou trois fois par semaine et du yogourt, deux fois par semaine.

Faites cuire vos légumes à la vapeur si vous n'avez pas l'habitude de l'effet laxatif des légumes crus. Introduisez des repas végétariens à l'heure du dîner (si ce n'est pas votre repas principal) au moins deux à trois fois par semaine.

Comme condiments, vous pouvez alterner le sel de mer avec le varech en poudre. Éliminez le vinaigre de cidre et utilisez plutôt du jus de citron et de l'huile, accompagnés de fines herbes, pour assaisonner légumes et salades.

Restez à cette étape jusqu'à trois mois.

### Troisième étape

Éliminez complètement le veau de votre alimentation. Mangez de la dinde deux fois par semaine, du poisson les autres soirs et de l'agneau à l'occasion. Les poissons recommandés incluent la morue, le saumon, le flétan de l'Atlantique, le flet, le mérou, la sole, le vivaneau, la truite de mer, l'omble de fontaine et le bar commun. Évitez les crustacés, le thon et l'espadon. Si possible, prenez un souper végétarien une ou deux fois par semaine et commencez à réduire progressivement votre consommation de viande et de poisson.

Éliminez entièrement les produits laitiers ; remplacez-les par des produits de soja. Réduisez votre consommation de céréales, comme le millet, le sarrasin et l'orge, à une fois toutes les quinzaines. Vous pouvez manger du riz brun une ou deux fois par semaine.

À ce stade, les fruits et les légumes devraient commencer à jouer un rôle de premier plan dans votre alimentation. Mangez des fruits trois ou quatre fois par jour, entre les repas. Éliminez les pommes et le jus de pomme, les oranges et le jus d'orange, les bananes et les mangues. Augmentez le nombre de dîners végétariens à cinq ou six par semaine. Vous pouvez manger des légumes crus et cuits à la vapeur. À ce stade, vous faites un ajout important en introduisant les germinations dans vos salades, y compris de luzerne, de haricots mungo, de lentilles et de haricots de soja.

Prenez jusqu'à trois mois pour intégrer cette étape.

## Quatrième étape

Réduisez votre consommation de poisson à trois fois par semaine et mangez de l'agneau ou de la dinde une fois par semaine. Tous vos autres soupers – et dîners – devraient maintenant être végétariens. Éliminez le fromage et le yogourt de votre alimentation ; remplacez le beurre par de la margarine de soja, de carthame ou de lécithine. Tous les pains devraient être de farine de soja.

Vous pouvez manger du riz brun une fois par semaine. Vous pouvez manger du gruau au déjeuner et de la semoule de maïs à l'occasion ainsi que du millet, de l'épeautre et du pain Ézéchiel.

Pour obtenir des protéines, mangez des amandes, des graines de citrouille et de tournesol tous les jours. Les germinations, qui ont un contenu élevé en minéraux et en protéines, devraient faire partie intégrante de votre alimentation quotidienne. Mélangez-les aux salades ou ajoutez-les aux légumes vapeur. Mangez des haricots de Lima, des haricots-rognons ou des haricots de soja ; ce sont d'autres sources de protéines. Vous pouvez aussi manger un ou deux œufs par semaine. Les fruits et les légumes font maintenant de plus en plus partie de votre alimentation (en Europe, il n'est pas inhabituel de manger une simple salade au déjeuner).

Travaillez environ trois mois à l'intégration de cette étape.

### Cinquième étape

Le régime idéal du groupe AB est végétarien, sauf trois ou quatre repas par semaine, qui incluent une variété de poissons, de la dinde ou de l'agneau. Tous les pains et les céréales sont dérivés du riz et les produits laitiers évités, bien qu'un fromage à pâte molle, comme la mozzarella ou le fromage de brebis ou de chèvre, puisse être consommé une fois par mois. Vous pouvez manger trois à quatre œufs par semaine. Consommez des graines et des amandes tous les jours et des germinations, une importante source de protéines, plusieurs fois par jour. Vous pouvez manger du riz brun une fois par semaine, des céréales – avoine, épeautre et kamut – tous les jours, de la semoule de maïs deux fois par semaine et du son, une fois par semaine.

Si vous exercez une occupation exigeante sur le plan physique, vous voudrez peut-être ajouter du poisson ou (à l'occasion) du poulet à votre régime pour répondre à vos besoins énergétiques. Intégrez cette étape idéale à votre rythme.

## *Foire aux questions*

Pour la majorité des gens, ce programme représente un changement considérable dans leur façon habituelle de penser et de vivre. Il soulève invariablement des questions. En voici certaines parmi les plus souvent posées par les patients qui ont entrepris le programme D'Adamo. Il est à souhaiter qu'elles répondent à certaines de vos préoccupations.

*1. Combien de temps mettrai-je à recouvrer la santé ?*

La nature travaille lentement mais sûrement. Si vous suivez fidèlement le régime alimentaire et le traitement recommandé par votre médecin, vous réussirez à recouvrer la santé. Il vous a fallu des années pour devenir malade ; il vous faudra peut-être des années avant d'aller mieux.

*2. Quelle quantité de nourriture dois-je manger à chaque repas ?*

L'estomac typique ayant la taille d'un poing, la majorité des gens mangent trop. C'est la qualité, et non la quantité, qui est vraiment importante. La plupart des gens devraient réduire la quantité de nourriture qu'ils consomment et quitter la table avant d'avoir le ventre plein.

*3. Pourquoi est-ce que j'ai toujours le sentiment d'avoir faim ?*

Les aliments que vous mangez maintenant sont plus légers que les gâteaux, les pâtisseries, la viande et les sauces que vous mangiez avant. Vous ne devriez jamais sortir ballonné de table. Trop manger abrutit l'esprit et les sens, étant donné que le sang doit d'abord affluer dans l'estomac pour participer à la digestion le temps nécessaire.

*4. Pourquoi est-ce que le régime alimentaire ne fonctionne pas pris isolément ?*

Le régime alimentaire a été précisément établi en fonction des besoins de votre organisme, mais celui-ci a aussi besoin de traitements purificateurs et revitalisants, de même que d'herbes et de vitamines pour profiter pleinement du régime alimentaire.

*5. Pourquoi est-ce que je me sens fatigué en suivant mon nouveau programme ?*

L'organisme doit ralentir pour se guérir et se régénérer. La fatigue indique que vous employez votre énergie physique normale, plutôt que de l'énergie nerveuse, c'est-à-dire que votre organisme revient à un état d'équilibre grâce au programme curatif que vous avez entrepris.

*6. Est-ce que je peux manger au restaurant ?*

La plupart des restaurants offrent du poisson grillé ou cuit au four, des légumes et des salades ; donc, oui, vous pouvez vous offrir le plaisir de manger au restaurant.

*7. Que faire quand je suis invité à une fête à domicile ?*

Mangez à la maison avant de vous rendre à la fête. Vous trouverez toujours un ou deux aliments qui vous conviennent en pareille situation. Un petit conseil : ne parlez pas à tout le monde de votre régime alimentaire, contentez-vous de profiter de la compagnie.

*8. Pourquoi ai-je les traits tirés ?*

En partie en raison du processus d'équilibration en cours dans votre organisme. Dans peu de temps, votre visage aura une apparence tout à fait saine.

*9. Est-ce que je perds trop de poids ?*

La majorité des patients perdent du poids durant le processus de détoxification. Votre organisme déterminera lui-même quel est votre poids idéal. Vos amis vous diront peut-être que vous avez perdu trop de poids, mais c'est une étape normale du processus d'équilibration. Votre corps finira par se stabiliser à son juste poids.

*10. Pourquoi faut-il que je me lève si souvent pour uriner la nuit ?*

Comme vous buvez de huit à dix verres d'eau par jour ainsi que des jus et des tisanes pour revitaliser vos reins et votre vessie, vous devrez peut-être aller à la toilette durant la nuit. Bientôt, un système au fonctionnement plus sain fera en sorte que vos visites nocturnes à la toilette se raréfieront.

*11. Pourquoi ai-je des malaises que je n'ai jamais eus avant, comme des maux de tête et d'estomac ?*

Pendant que l'organisme équilibre son fonctionnement, des périodes d'inconfort sont possibles. Elles sont nécessaires, car l'énergie d'un organe est équilibrée par l'énergie de sa contrepartie. Ces malaises dureront quelques jours ou quelques semaines tout au plus. Faire disparaître le symptôme ne rend pas la santé ; pour guérir, il faut faire disparaître la cause.

*12. Pourquoi ai-je commencé à me sentir mal dès que j'ai commencé le nouveau programme ?*

Votre attitude est le facteur le plus important. Si vous vous attaquez à la tâche avec une grande réticence, il se peut que vous manifestiez des maux de tête et des douleurs physiques. Ne suivez pas le régime comme si vous aviez entrepris une épreuve que vous ne voulez pas affronter. Vous devez comprendre que votre médecin ne peut pas vous guérir : vous vous guérissez en suivant ses suggestions et en laissant la nature s'occuper de votre guérison.

*13. Pourquoi mes amis pensent-ils que je suis fou de changer ma façon de vivre ?*

Dans la plupart des cas, ils ont peur d'admettre que leur style de vie leur fait du tort, tandis que vous faites en sorte d'améliorer votre sort. La meilleure approche consiste à ne pas discuter de votre régime alimentaire et de vos traitements avec eux. Si vous le faites, vous constaterez probablement que chacun se présente comme une « autorité » en matière de régime, qu'il ait été formé ou non dans le domaine. Vous ne devriez vous préoccuper que d'une seule chose : vous devez vivre de la meilleure façon qui vous convienne *à vous*. Vivez votre vie ; ne laissez pas vos amis vous dicter votre conduite.

*14. J'ai lu que tout le monde devrait être végétarien. Est-ce vrai ?*

Absolument pas. Il y a beaucoup d'aliments qui ne conviennent pas à tout le monde. Ce qui nourrit l'un pourra empoisonner l'autre.

*15. Est-ce que tous les suppléments à base de plantes sont bénéfiques ?*

Non. Certains sont toxiques, comme la quinine, la digitale (aussi appelée gant de bergère) et le phénobarbital. L'institut D'Adamo recommande strictement des plantes non toxiques et parmi celles-là, seules celles qui dynamiseront la santé de votre organisme *à vous*. Ne prenez pas de produits à base de plantes sans consulter votre médecin.

*16. Si je ne dois pas manger de sucre, est-ce que je peux le remplacer par du miel ?*

Le miel est un sucre, comme le sucre blanc.

*17. Est-ce que je pourrai un jour boire des boissons gazeuses ou gazéifiées ?*

Non. Les dérivés synthétiques, le sucre et la carbonatation nuisent à la digestion et à la chimie du corps, entraînant au bout du compte un effondrement complet de l'organisme.

*18. Est-ce qu'il y a une ligne directrice en ce qui concerne les aliments acides, alcalins et neutres ?*

Il pourrait y en avoir une si tout le monde était pareil. Une pomme est acide pour le groupe A, mais neutre ou alcaline pour le groupe O. Déterminer ce qui convient à chacun dépend de chaque cas et c'est aussi pour cela qu'il pourrait même y avoir des exceptions à la règle.

*19. Quelle quantité de protéines animales puis-je manger en un repas ? Est-ce que je peux manger de la viande et du poisson ensemble ?*

Mangez une seule forme de protéines animales par repas. Par ailleurs, ne mangez pas de protéines et de féculents ensemble.

*20. Pourquoi recommandez-vous d'éviter de manger des fruits de mer comme les myes, les crevettes, les homards et les moules ?*

Ce sont les charognards de l'océan. Ils mangent les détritus jonchant le sol marin et sont plus susceptibles de contenir des quantités supérieures de mercure, un métal toxique. Les crevettes, les myes et les homards sont réputés pour leur pourcentage élevé de gras trans, lesquels peuvent augmenter votre taux de « mauvais » cholestérol LDL et accroître vos risques de maladie coronarienne.

*21. Est-ce que je peux manger des aliments frits ?*

Non, parce que l'huile cuite est cancérogène (susceptible de provoquer le développement d'un cancer). Utilisez un wok et 15 ml (1 c. à soupe) d'huile d'olive pressée à froid, mélangée à 90 ou 105 ml (6 ou 7 c. à soupe) d'eau, ou mélangez de l'eau et du miso pour faire cuire les aliments que vous aviez l'habitude de faire frire dans l'huile. Cette façon de faire créera un effet de cuisson à la vapeur, plutôt qu'un effet de friture.

*22. Pourquoi le sucre est-il si mauvais pour moi ?*

Durant le métabolisme, votre organisme utilise une foule de vitamines, de minéraux, d'enzymes et d'autres éléments qui sont emmagasinés dans les aliments naturels pour nourrir vos cellules et en créer de nouvelles. Le sucre, même le sucre dit naturel, ne stocke aucun de ces éléments. Il ne contient que des calories qui satisfont l'appétit, mais n'ont aucune valeur nutritionnelle. Le sucre épuise les réserves de plusieurs nutriments de l'organisme, en particulier celles du complexe B, et a un effet extrême sur le pancréas. En réalité, le sucre est une drogue, une drogue socialement acceptée qui finira par perturber votre santé physique et émotionnelle.

*23. Est-ce que je réduirai un jour mon apport en vitamines ?*

À mesure que votre corps prendra des forces, votre apport en vitamines diminuera. Le groupe A tirera des aliments les vitamines qui lui sont nécessaires. Les groupes O, B et AB auront toujours besoin de prendre certains suppléments ; par ailleurs, le groupe O aura besoin d'un régime à haute teneur en protéines.

*24. Pourquoi est-ce que je n'ai pas un menu quotidien structuré ?*

Chaque patient devrait assumer la responsabilité de recouvrer sa santé et, en ce sens, la compréhension constitue la première étape. Quand il faut examiner dans le détail une liste d'aliments et concevoir un menu, vous commencez à comprendre la raison d'être de votre nouveau régime alimentaire. Il est préférable que vous preniez vous-même vos décisions pour recouvrer la santé que quelqu'un vous dise exactement ce que vous devez faire.

*25. Pourquoi est-ce que je n'ai pas à compter les calories ?*

Je m'intéresse à l'équilibre chimique des aliments dans votre assiette plutôt qu'à leur valeur calorique. Par contre, il est très possible que vous perdiez du poids avec votre nouveau régime alimentaire.

*26. Pourquoi est-ce que vous compliquez ma vie avec ce nouveau régime ?*

Quand vous connaissez les aliments qui sont bons pour votre organisme, vous avez éliminé une source de désordre et de confusion de votre quotidien. Les aliments de votre fiche de régime ont été sélectionnés pour vous en fonction des exigences de votre organisme. Vous n'avez qu'une chose à faire et c'est de les combiner comme il se doit. Vous pouvez faire de chaque repas une découverte gustative excitante : inventez et expérimentez avec vos menus jusqu'à ce que ce soit le cas.

*27. Pourquoi me faites-vous cela ?*

Ce n'est pas moi qui ai créé votre maladie : c'est vous. Ma fonction consiste à partager mon savoir et à vous dire la vérité à propos de ce que votre corps veut, à propos de ce dont il a besoin. Vous devez assumer la responsabilité de votre santé. Soyez patient et laissez faire le temps. Comprenez que vous avez mis des années à devenir malade et qu'il vous faudra du temps pour guérir. Si vous sentez que vous en êtes incapable, *n'entreprenez pas* ce régime.

## Chapitre 10

# Programme d'exercice préventif

Il est tout simplement impossible d'atteindre votre potentiel de santé sans exercice. Le corps humain a besoin de mouvement et du type d'effort qui lui convient. Tout comme vous créez vos menus en fonction de votre groupe et de votre sous-groupe sanguins, votre programme d'exercice doit être conçu juste pour vous. N'oubliez pas que l'exercice vigoureux est formidable pour le O, bon pour le B, mais mauvais pour le A.

Le bon type d'exercice est merveilleux pour :

- Soulager la tension
- Brûler l'excédent de calories
- Équilibrer le taux de glucose sanguin
- Couper l'appétit
- Accroître l'énergie
- Clarifier l'esprit
- Réduire la présence du cholestérol et des triglycérides dans le sang

Planifiez un programme d'exercice précis et tenez-vous-y. Soyez avare de votre temps. C'est l'occasion de faire quelque chose uniquement pour vous. Vous vous offrez un cadeau qui profitera à votre corps, à votre intellect et à votre esprit. Ne laissez rien ni personne vous en priver.

*Astuce :* en tout temps, échauffez-vous avant et récupérez après. Faites un échauffement de cinq à dix minutes pour stimuler la circulation sanguine et réchauffer les tissus froids et ankylosés. Prenez quelques minutes pour secouer vos bras et vos jambes avant de passer à des mouvements plus exigeants. Les rotations de chevilles, de genoux et de hanches lubrifieront vos articulations et les prépareront à un travail plus ardu. Commencez lentement et augmentez graduellement vos efforts jusqu'au niveau visé. Terminez chaque entraînement par une période de récupération de cinq à dix minutes, suivie de quelques étirements doux. On ne saurait trop insister sur l'importance de ces pratiques. En effet, des études ont démontré que les gens qui s'échauffent et récupèrent adéquatement ont moins de blessures résultant de leurs activités sportives.

## *Groupe O*

Un programme d'exercice physique exigeant est aussi vital pour le O que son régime alimentaire. Le O a tendance à être musclé et sa circulation sanguine est naturellement paresseuse. Sans un programme d'exercice vigoureux pour stimuler son sang et sa vitalité, il peut devenir paresseux et léthargique. Plus le O fait de l'exercice, plus son organisme est stimulé, ce qui lui apporte une intense sensation de bien-être. Le jogging, la gymnastique, la gymnastique suédoise, la marche, la natation et la bicyclette sont des activités à privilégier qu'il devrait pratiquer de façon vigoureuse et régulière (jusqu'à une heure par jour).

Lors d'une épreuve, on a constaté que les athlètes du groupe O étaient rarement fatigués après plusieurs heures d'exercice physique. Leur organisme débordait de vitalité et ils avaient assez d'énergie pour participer à d'autres activités.

Quand vous entreprenez un programme d'exercice, je vous suggère de commencer lentement et de gravir progressivement les échelons. Si vous êtes malade ou épuisé, vous ne pourrez peut-être faire que quelques minutes d'exercice par jour au début. Ne vous découragez surtout pas. Avec du temps et des efforts soutenus, votre capacité physique s'améliorera et vous entraînera vers des sommets de plus en plus élevés de santé et de bonne condition physique.

## *Groupe A*

Comme je l'ai expliqué plus haut, le groupe A fonctionne principalement grâce à l'énergie nerveuse. Il est également crucial que les individus de ce groupe sanguin choisissent des formes d'exercice physique qui ont un effet calmant.

Le jogging, la gymnastique suédoise, la gymnastique et les sports de contact stimulent l'organisme du A et l'excitent encore davantage. Ces activités devraient donc être pratiquées avec modération. Les athlètes du groupe A sont en général plus épuisés à la suite de ces exercices, parce qu'ils ont tendance à investir plus d'énergie mentale ou nerveuse dans leur performance et vivent par conséquent un épuisement général plus important. Après des exercices vigoureux, le A n'a pas très envie de pratiquer d'autres activités ou de socialiser.

Les A ont souvent le sentiment qu'ils devraient dépenser leur surcroît d'énergie nerveuse en pratiquant un sport exigeant. Quand ils le font, ils ressentent immédiatement une sensation de relaxation, mais elle vient de la fatigue qui submerge leur système nerveux. Le but n'est pas d'obtenir le soulagement par l'épuisement, mais de calmer l'esprit en pratiquant des exercices précisément conçus à cette fin. Les meilleures formes d'exercice pour le A sont le hatha yoga, le tai chi et le chi kung. La natation douce, le jogging léger, la marche, le golf et le double au tennis sont aussi des activités bénéfiques, à condition d'être pratiquées de façon détendue.

### *Groupe B*

Ce groupe sanguin devrait s'exercer avec modération, l'exercice n'étant pas aussi vital à son régime de vie qu'il l'est pour le A et le O. Alors que le A est surexcité et a besoin d'être calmé, et que le O est souvent léthargique et a besoin d'être stimulé, l'organisme du B a une charge moyenne. Ce groupe peut donc faire une heure de jogging, de marche, de natation, de gymnastique, de gymnastique suédoise, de hatha yoga, de tai chi ou de chi kung, plusieurs fois par semaine. Quel que soit l'exercice ou le sport choisi, le B constatera qu'il peut tout simplement s'amuser, au lieu de s'efforcer de calmer ou de stimuler son corps.

### *Groupe AB*

Les individus du groupe AB sont généralement des êtres tendus qui fonctionnent principalement à l'énergie cinétique nerveuse. Par conséquent, le AB devrait pratiquer des activités qui le calment et le détendent, tout en évitant une trop grande stimulation. Le hatha yoga, le tai chi et le chi kung conviennent à merveille à cette fin. Les AB devraient aussi participer à des exercices plus vigoureux de cinq à dix minutes par jour, mais ils doivent ménager leurs forces et mesurer leur dépense d'énergie.

## *Étirements*

Il est important de comprendre les bases de ce que l'on fait avant de se lancer dans un programme d'exercice.

Quiconque s'est entraîné aux poids aura entendu parler du concept de l'isolation des groupes musculaires. Un bon exercice de poids et haltères cible un seul groupe musculaire, en éliminant le plus de muscles « de soutien » possible. On s'assure ainsi que le muscle isolé assumera le gros de l'effort et qu'il pourra être correctement sollicité à l'aide de poids relativement plus légers, étant donné qu'aucun muscle agoniste ou de soutien ne participera à l'effort.

Le même principe s'applique aux étirements. Un bon étirement isole le muscle mis à contribution et élimine la nécessité de surmonter la résistance offerte par des groupes musculaires multiples. Ainsi, il vaut mieux étirer l'ischio-jambier d'une jambe plutôt que les deux à la fois.

Voici pourquoi dans l'étirement habituel des deux jambes (penché devant, debout ou assis, jambes tendues, pour toucher vos orteils), vous travaillez contre les « spinaux » (muscles érecteurs de la colonne lombaire) des deux côtés, contre les muscles fessiers des deux côtés, contre les deux ischio-jambiers et, si vous agrippez vos orteils, contre les muscles de vos deux mollets. Ce n'est pas particulièrement efficace, étant donné que seul le groupe musculaire le moins souple sera étiré. Isoler les muscles que vous voulez étirer vous donne une emprise sur le mouvement. Comme vous travaillez contre la résistance offerte par un groupe musculaire seulement, vous pouvez varier l'intensité de l'étirement, de très doux à assez intense pour que la douleur vous empêche de continuer. L'isolation permet un étirement ciblé et maîtrisé.

Les étirements ont des effets bénéfiques sur les muscles et les articulations de tous les groupes sanguins, mais sont probablement la partie la plus négligée d'un bon programme d'entraînement physique. Ils peuvent améliorer votre flexibilité de façon significative et vous rendre la vie corporelle dans l'ensemble plus confortable. Si vous ne savez rien des étirements, il est préférable d'apprendre d'un instructeur qualifié en entraînement physique ou de vous procurer l'un des nombreux ouvrages illustrés sur le sujet. Les étirements suivants sont parmi les plus importants.

### Torsion de la colonne

Assis au sol, allongez votre jambe gauche devant vous. Pliez votre jambe droite et placez la plante de votre pied droit contre la face interne de votre genou gauche. Tendez le bras droit derrière vous pour supporter votre corps. Posez votre bras gauche sur la face externe de votre jambe droite. Imprimez une légère torsion à votre torse vers la droite en vous servant de votre bras gauche, jusqu'à ce que vous sentiez l'étirement latéral. Maintenez la position de dix à trente secondes. Répétez de l'autre côté.

### Étirement des mollets

Debout, face à un mur, placez votre pied gauche de façon que vos orteils touchent le mur. Faites un pas vers l'arrière avec votre pied droit. Inclinez votre corps vers l'avant, pliez vos coudes et posez vos avant-bras contre le mur. Gardez votre pied droit bien à plat sur le sol et pliez en même temps votre jambe gauche, tout en transférant votre poids vers l'avant jusqu'à ce que vous sentiez l'étirement dans le muscle de votre mollet. Maintenez cet étirement léger de dix à trente secondes. Ne faites pas de rebonds. Étirez ensuite l'autre mollet.

### Étirement des avant-bras

Allongez votre bras droit devant vous, paume vers l'avant. De la main gauche, tirez sur le bout de vos doigts en les ramenant vers l'arrière, jusqu'à ce que vous sentiez l'étirement dans votre avant-bras. Maintenez la position de dix à trente secondes. Répétez de l'autre côté.

## Étirement des triceps

Pliez votre bras droit de façon que votre coude soit au-dessus de votre tête et derrière elle, et vos doigts posés au milieu de votre dos. Pliez votre bras gauche derrière votre tête et tirez votre coude droit vers le centre de votre corps, jusqu'à ce que vous sentiez l'étirement dans la partie postérieure de votre bras. Maintenez la position de dix à trente secondes. Étirez ensuite l'autre côté.

## Étirement des adducteurs des cuisses

Assis au sol, repliez vos jambes et rapprochez vos pieds de votre corps. Attrapez vos pieds avec vos mains et penchez-vous lentement vers l'avant, tout en vous servant de vos coudes pour presser légèrement vos genoux vers le sol. Vous devriez sentir l'étirement dans la face interne de vos cuisses. Maintenez la position de dix à trente secondes.

## Étirement du « chat » (dos)

C'est un moyen formidable d'étirer votre colonne vertébrale. Commencez à « quatre pattes » comme un chat, genoux et mains au sol. Arquez lentement votre colonne vertébrale vers le plafond et maintenez la position de dix à trente secondes.

## *Hatha yoga*

Le yoga est une forme d'exercice formidable pour le groupe A, bonne pour le B et adéquate pour le groupe O avec sous-groupe A. C'est l'une des plus anciennes formes d'exercice connues, profondément enracinée dans la philosophie esprit-corps. Il y a plusieurs types de yoga et bien qu'ils aient généralement des éléments en commun, leurs visées varient souvent beaucoup. De nos jours, des millions de personnes s'entassent dans des studios d'entraînement à la recherche des bienfaits que le yoga apporte à l'esprit et au corps, en plus d'accroître la souplesse, la force, l'équilibre et le tonus musculaire. Malheureusement, beaucoup de programmes de yoga donnés en Amérique sont devenus trop vigoureux pour le groupe A. Voilà pourquoi j'insiste sur le hatha yoga pour ce groupe, étant donné qu'il s'agit d'une forme plus traditionnelle qui développe le corps par la concentration de l'esprit, plutôt que par la répétition sans âme de mouvements d'aérobie.

*Astuce :* vous ne pouvez pas fréquenter d'école de yoga ou vous avez de la difficulté à suivre un livre ? Procurez-vous une vidéo ou un DVD pour débutants. C'est une introduction formidable qui vous permettra d'essayer le yoga dans l'intimité de votre foyer. Bien qu'il soit recommandé de trouver un professeur qualifié pour vous aider à entreprendre votre apprentissage et vous assurer que vous pratiquez les exercices correctement, suivre une vidéo ou un livre est de beaucoup préférable à chercher des excuses pour ne rien faire.

### Postures

Il existe des centaines de postures de yoga qui procurent une foule de bienfaits, dont les suivants :

- Renforcent et tonifient les muscles
- Étirent les muscles
- Améliorent la circulation sanguine
- Stimulent doucement les organes internes
- Favorisent la concentration
- Accroissent l'équilibre
- Augmentent l'énergie
- Calment l'intellect

Dans l'ensemble, vous acquerrez une nouvelle vitalité en pratiquant les postures de yoga de façon régulière. Vous pourrez devenir graduellement plus conscient de vos processus organiques, une faculté appelée la kinesthésie. Vous pourrez aussi remarquer à un moment donné que votre capacité à réguler votre respiration procure une grande détente à votre corps. En alignant les centres énergétiques de votre corps (appelés chakras), vous commencez à instaurer plus d'harmonie et d'ordre dans le fonctionnement des organes et des systèmes de votre organisme.

**Adéquation du yoga par rapport à votre groupe sanguin**

| Groupe sanguin | Adéquation | Nombre de minutes |
|---|---|---|
| O | Mauvaise | 0 |
| A | Excellente | 20 à 60 |
| B | Moyenne | 10 à 20 |
| AB | Bonne | 20 à 60 |

### *Tai chi*

Le tai chi est un art martial chinois excellent pour le groupe A, bon pour le groupe B et recommandé pour les O avec sous-groupe A.

Principalement pratiqué pour ses avantages pour la santé, le tai chi accroît la force des articulations et la souplesse de tout le corps, tout en fournissant un moyen de gérer la tension et le stress. Le tai chi insiste sur une relaxation complète et est essentiellement une forme de méditation ; il a même été qualifié de « méditation en mouvement ». Bien que le tai chi soit doux, lent et fluide, ses mouvements donnent de l'énergie et de la force au corps. Comme forme de méditation, le tai chi peut aussi vous aider à vous comprendre plus en profondeur et vous aider à interagir plus efficacement avec autrui.

*Astuce :* le tai chi n'est pas aussi populaire que le yoga, mais vous serez surpris du nombre de collectivités qui offrent des cours, en particulier dans les zones urbaines de moyenne ou de grande concentration. Si vous n'arrivez pas à trouver un cours, essayez une vidéo pour débutants ou explorez les choix qui s'offrent à vous en ligne. Les mouvements étant très précis et complexes, il serait utile d'être guidé par un instructeur qualifié.

**Adéquation du tai chi par rapport à votre groupe sanguin**

| **Groupe sanguin** | **Adéquation** | **Nombre de minutes** |
|---|---|---|
| O | Mauvaise | 0 |
| A | Bonne | 30 |
| B | Excellente | 35 |
| AB | Bonne | 30 |

## *Chi kung*

Semblable au tai chi, le chi kung est issu d'une ancienne tradition chinoise. Ses adeptes affirment que le fait d'améliorer le fonctionnement du *chi* (ce que nous pourrions appeler l'énergie vitale ou la force de vie en Occident) assure une bonne santé et guérit la maladie. Dans la médecine traditionnelle chinoise, la santé est le résultat d'un système énergétique bien équilibré, à la circulation fluide. On croit que la pratique régulière du chi kung purge l'organisme des toxines, renouvelle l'énergie, réduit le stress et l'anxiété et permet de maintenir un style de vie sain et actif. Le chi kung est excellent pour le groupe A, bon pour le groupe B et recommandé pour les O avec un sous-groupe A.

*Astuce :* vous aurez peut-être de la difficulté à trouver un instructeur de chi kung. Un centre de médecine chinoise traditionnelle ou un acupuncteur seront les plus susceptibles de pouvoir vous aider dans votre recherche. Si vous n'arrivez pas à trouver d'instructeur, des vidéos sont offertes sur le marché.

**Pertinence du chi kung pour votre groupe sanguin**

| Groupe sanguin | Pertinence | Nombre de minutes |
|---|---|---|
| O | Mauvaise | 0 |
| A | Bonne | 30 |
| B | Excellente | 35 |
| AB | Bonne | 30 |

## *Marche*

La marche est l'exercice de choix pour beaucoup de B, mais tous les groupes sanguins peuvent s'y adonner avec plaisir. En commençant votre programme de marche, allez-y doucement si vous êtes malade ou en mauvaise condition physique. Au début, vous ne pourrez peut-être pas marcher plus de cinq minutes avant de ressentir de l'inconfort. C'est un début. Essayez d'aller juste un peu plus loin la prochaine fois.

La marche est idéale pour la majorité des gens qui sont en santé, quel que soit leur âge, leur situation géographique ou la saison. Par ailleurs, elle a de nombreux avantages : elle vous permet d'éclaircir votre esprit et de vous détendre, elle vous oblige à respirer profondément et vous pouvez même la pratiquer avec un ami ! Des études ont démontré que l'on peut enregistrer une amélioration significative de sa condition physique en seulement trois ou quatre semaines en marchant trente minutes par jour, cinq jours par semaine, au rythme de 4 km/h, tout en portant une charge de 3 kg (6 1/2 lb).

### Vêtements

Choisissez des chaussures de marche ou de course confortables, légères, dotées de bons coussins amortisseurs et d'un cou-de-pied souple. Elles devraient aussi être équipées d'un solide « antiglissoir » et offrir un bon soutien de la voûte plantaire. Idéalement, il devrait y avoir 1,25 cm (0,5 po) entre le bout de vos orteils et le bout de la chaussure afin que vos orteils aient assez d'espace pour bouger librement. Portez des chaussettes absorbantes faites d'un mélange de coton ou de laine.

### Consignes de sécurité

La chute est l'une des formes de blessures les plus souvent associées à la marche. Un bâton de marche contribuera à prévenir ce genre d'accident, en plus de fournir un point d'appui et d'équilibre supplémentaire et d'exercer les bras. Quand vous marchez le soir, collez un ruban réflecteur sur vos chaussures ou vos vêtements et portez des vêtements de couleur claire afin d'être plus visible pour les automobilistes. Faites preuve de sens commun si vous marchez dans des lieux inconnus, surtout la nuit. Ayez toujours une carte d'identité et un numéro de téléphone d'urgence sur vous ainsi que toute alerte médicale utile en cas d'urgence.

*Astuce :* marchez avec un ami. Vous pourrez vous encourager mutuellement, surtout les jours où vous serez tenté de sauter une journée parce que vous êtes trop fatigué ou anxieux. C'est au contraire durant ces périodes que vous devez faire encore plus d'exercice ! On peut soulager la fatigue et le stress par la pratique d'un exercice approprié. Si vous n'avez pas d'ami prêt à marcher avec vous de façon régulière, marchez avec votre chien ou écoutez de la musique.

N'en faites pas trop. Élaborez un horaire d'exercice modéré pour débuter et intensifiez-le graduellement. Ainsi, vous pourriez vous entraîner une journée sur deux au début. Ne soyez pas trop exigeant envers vous-même. Surtout, amusez-vous.

**Adéquation de la marche par rapport à votre groupe sanguin**

| Groupe sanguin | Adéquation | Nombre de minutes |
|---|---|---|
| O | Moyenne | 35 à 60 |
| A | Bonne | 5 à 10 |
| B | Bonne | 30 |
| AB | Excellente | 10 à 20 |

### *Aérobie*

L'aérobie favorise une bonne condition cardiovasculaire en élevant votre rythme cardiaque à une fréquence ciblée durant vingt minutes consécutives ou plus. Vous pouvez devenir très habile à évaluer l'importance de votre effort sans avoir à prendre votre pouls. Vous remarquerez que vous respirez plus profondément, mais que vous ne vous dépensez pas au point de ne pas pouvoir poursuivre une conversation. Ces exercices renforcent le cœur et lui permettent de pomper plus de sang à chaque battement. Par ailleurs, l'aérobie améliore la capacité pulmonaire, contribue au maintien du poids et augmente la souplesse musculaire et articulaire, ce qui diminue le risque de blessures. Parmi les exemples connus, mentionnons la marche rapide, le jogging-course, la natation, l'aviron, l'ascension d'escaliers, la bicyclette, le ski de fond, les cours de danse-exercice et de *step* ainsi que le patin à roulettes. Les sports et les activités qui comptent beaucoup d'arrêts et de départs – tennis, gymnastique suédoise, racquetball et basketball, par exemple – *ne sont pas* considérés comme de bons exercices cardiovasculaires parce qu'ils n'augmentent pas suffisamment le rythme cardiaque et ne permettent pas de soutenir une fréquence cardiaque accélérée durant une période donnée.

Pratiquez ce type d'exercice seulement s'il vous a été recommandé par votre médecin.

**Adéquation de l'aérobie par rapport à votre groupe sanguin**

| Groupe sanguin | Adéquation | Nombre de minutes |
|---|---|---|
| O | Excellente | Aucune limite |
| A | Mauvaise | 0 |
| B | Bonne | 5 à 30 |
| AB | Pauvre | 0 à 5 |

## *Aquaforme*

La natation est l'un des meilleurs moyens d'entraîner le corps en entier. Ce sport fait appel à des éléments essentiels à une bonne condition physique, soit l'exercice cardiovasculaire, le renforcement et la flexibilité. Le plus grand avantage de la natation comme exercice est que la flottabilité de l'eau réduit le « poids » de 90 %. Par conséquent, les articulations, les muscles et les os sont soumis à une tension moindre et la circulation est favorisée dans les zones congestionnées.

### Idées pour votre séance d'aquaforme

- Marcher ou courir dans l'eau procure un entraînement d'aérobie et un entraînement en force musculaire (grâce à la résistance de l'eau). Debout dans l'eau jusqu'à la taille, déplacez-vous en avançant, en reculant ou en marchant de côté pour faire travailler différents groupes musculaires.
- Essayez cet autre exercice d'aérobie : nagez sur place ou « courez » en eau profonde, tout en portant un gilet de sauvetage pour garder la tête hors de l'eau. Quand vous aurez repris des forces, vous réussirez à vous exercer sans gilet de sauvetage.
- Utilisez de l'équipement aquatique pour intensifier votre entraînement. Plusieurs piscines publiques offrent ces accessoires qui sont aussi vendus dans les magasins d'articles de sport. Utilisez, par exemple, un flotteur pour renforcer vos jambes ou des planchettes d'entraînement pour exercer vos bras.

### Adéquation de l'aquaforme par rapport à votre groupe sanguin

| Groupe sanguin | Adéquation | Nombre de minutes |
|---|---|---|
| O | Bonne | 10 à 20 |
| A | Bonne | 0 à 15 |
| B | Excellente | 10 à 20 |
| AB | Bonne | 0 à 20 |

## *Jogging-course*

La course est probablement le meilleur entraînement qui soit pour le groupe O, étant donné qu'il offre le plus grand nombre d'avantages par minute d'exercice. C'est aussi un bon exercice pour le groupe B, mais il devrait être strictement évité par le groupe A, car dans son cas, il épuise l'organisme. La course ne convient qu'à l'individu dont les genoux et les autres articulations sont capables de supporter l'effort. La course sur sentiers ou routes en terre réduit l'impact et fournit souvent un environnement plus paisible pour faire de l'exercice.

Il peut s'avérer difficile de s'y mettre et de rester motivé. Comme la marche, le jogging se pratique n'importe où, n'importe quand ; par ailleurs, il n'engage qu'une seule personne. Qui plus est, il procure tous les bienfaits de la marche pour la santé et plus encore : il conditionne le cœur, améliore le tonus et la force musculaire, chasse le stress et contribue à guérir une foule de problèmes de santé. Alors que la marche évoque tous les plaisirs d'une promenade insouciante, le jogging exige un engagement quant à l'entraînement.

Une fois que vous aurez dépassé l'inconfort initial, vous découvrirez peut-être que la course est le plus gratifiant et le plus naturel de tous les exercices. Il faut de la discipline pour courir, mais les bienfaits se manifestent en amélioration mesurable de l'endurance et de la force. Ce sport procure aussi un merveilleux sentiment de paix. Les étapes suivantes expliquent comment commencer un programme de course.

## Consignes pour la course

Échauffez-vous d'abord en secouant vos membres et en faisant des rotations avec vos articulations, comme il est décrit précédemment. Commencez par une marche rapide ou un jogging lent et accélérez graduellement votre cadence jusqu'à atteindre le rythme qui vous convient. Soyez aussi détendu que possible en courant. Gardez le dos droit et les épaules rejetées vers l'arrière. Laissez vos bras se balancer naturellement tout en gardant vos épaules très détendues. Plusieurs coureurs ont tendance à voûter les épaules, ce qui les rend tendues et endolories. Quand vous abordez une colline, il est tout naturel de pencher le buste vers l'avant et c'est tout à fait juste.

Ne vous inquiétez pas de savoir quelle distance vous couvrez. Plutôt que de vous donner un but en kilomètres, choisissez un but en temps et allongez graduellement votre période d'entraînement. Les spécialistes recommandent une augmentation de 5 à 10 % par semaine seulement pour éviter l'épuisement ou les blessures venant du surmenage.

Enfin, apportez un peu d'eau tiède à boire pour éviter que votre organisme ne se déshydrate.

**Adéquation de la course par rapport à votre groupe sanguin**

| Groupe sanguin | Adéquation | Nombre de minutes |
|---|---|---|
| O | Excellente | 60 et plus |
| A | Mauvaise | 0 |
| B | Bonne | 15 à 30 |
| AB | Moyenne | 10 |

## Chapitre 11

# Recettes préventives

Les recettes suivantes sont conçues pour vous aider à entreprendre le programme. À mesure que vous apprendrez à mieux connaître les aliments qui font partie de votre régime, vous pourrez adapter les recettes en remplaçant ce qui n'est pas recommandé pour votre groupe sanguin par des ingrédients (viandes, poissons, légumes, fines herbes et épices) tirés de votre fiche de régime. Soyez créatif et expérimentez. Avec un peu de temps, d'énergie et de détermination, vos repas deviendront une aventure gustative. Et surtout, en explorant votre nouveau régime santé, n'oubliez pas que vous combinez les plaisirs de la table à la conscience que vous améliorez énormément votre bien-être.

J'aimerais souligner la contribution de mes patients, de mes amis et de mes proches aux recettes qui suivent : Bruce et Maria Martino, Nancy Limberger, Antonio et Antonietta Mucciarone, Robert et Jennifer Henley, Benedetta Del Sorbo, Faith Backus Lyons, Christiana D'Adamo et Michele D'Adamo.

## *Soupes*

Les soupes maison sont merveilleusement nutritives. Au départ, elles prennent un certain temps à cuisiner, mais fournissent ensuite plusieurs repas qui tombent à point lorsqu'on est pressé par le temps. Une simple base de soupe végétarienne aux légumes peut être transformée en plusieurs mets selon qu'on ajoute de la viande ou le tofu qui se trouve dans le réfrigérateur ce jour-là. Je vous recommande de congeler la soupe en petits contenants individuels de façon à toujours avoir un repas sous la main quand vous êtes fatigué ou pressé par le temps. Voici quelques délicieuses recettes de soupes et de bouillons.

### Crème de céleri

3 gousses d'ail émincées
8 branches de céleri hachées
1/2 oignon en dés
5 g (1 c. à thé) de cari en poudre ou de persil frais
30 ml (2 c. à soupe) de moutarde
15 ml (1 c. à soupe) de miso blanc (dilué)
Sel de mer (au goût)

Faire revenir l'ail, le céleri et l'oignon à feu doux, dans une casserole contenant 1,25 cm (1/2 po) d'eau. Porter le mélange à ébullition, incorporer la moutarde et le cari (ou le persil), réduire le feu et laisser mijoter de cinq à sept minutes, ou jusqu'à ce que le céleri soit tendre. Dans un plat à part, diluer le miso dans un peu de soupe. Ajouter le mélange à la soupe et saler au goût. Vous pouvez servir la soupe telle quelle ou la passer au mélangeur pour la réduire en crème ou en sauce pour les légumes.

## Consommé de daikon

1 L (4 tasses) d'eau
250 g (1 tasse) de daikon en tranches épaisses
15 à 30 ml (1 à 2 c. à soupe) de jus de citron
1 à 2 oignons verts, tranchés finement, pour garnir

Porter l'eau à ébullition dans un chaudron à soupe. Ajouter le daikon, couvrir et laisser mijoter à feu doux jusqu'à tendreté (de sept à dix minutes). Retirer du feu et assaisonner au goût avec le jus de citron. Garnir d'oignons verts pour servir. Si vous préférez une texture plus lisse, passez le mélange au robot ou au mélangeur pour le réduire en purée à la consistance désirée.

## Soupe de poisson

10 ml (2 c. à thé) d'huile de pépins de raisin
2 petits poireaux émincés
Sel de mer
15 à 30 g (1 à 2 c. à soupe) de basilic frais
1 daikon en cubes
125 g (1/2 tasse) de topinambours en cubes (ajouter au choix du rutabaga, du navet ou les deux)
2 carottes coupées en morceaux de 1,25 cm (0,5 po)
750 ml (3 tasses) de boisson de soja ou de riz
500 g (1 lb) d'aiglefin ou d'un autre poisson blanc à chair ferme découpé en morceaux
Persil frais émincé (pour garnir)

Chauffer l'huile à feu moyen dans une casserole ; ajouter les poireaux, une pincée de sel et le basilic. Remuer jusqu'à ce que les poireaux soient un peu attendris (trois minutes environ). Ajouter le daikon, les topinambours (et le navet ou le rutabaga) et les carottes. Laisser cuire une minute environ. Ajouter la boisson de soja ou de riz et porter à ébullition. Couvrir et réduire le feu, puis laisser cuire jusqu'à ce que les légumes soient presque tendres (dix minutes environ). Ajouter le poisson et laisser mijoter à découvert jusqu'à ce que les légumes soient tendres jusqu'au cœur (dix minutes environ). Saler au goût et laisser mijoter de cinq à sept minutes ; garnir de persil.

## Soupe aux lentilles

10 ml (2 c. à thé) d'huile de pépins de raisin
1 oignon en dés
1 petit poireau en dés
1 branche de céleri en dés
1 carotte en dés
125 g (1/2 tasse) de lentilles bien rincées
1,25 l (5 tasses) d'eau
1 morceau de kombu (variété d'algues) trempé dans l'eau chaude
5 g (1 c. à thé) ou moins de safran
Sel de mer (au goût)
Jus et zeste d'un citron
250 g (1 tasse) de croûtons de tofu (voir la recette à la fin de cette section)

Chauffer l'huile à feu moyen dans un chaudron à soupe. Faites revenir l'oignon et le poireau dans l'huile quatre minutes. Ajouter le céleri et les carottes ; laisser cuire encore quatre minutes. Verser les lentilles dans le chaudron et brasser légèrement, juste assez pour les enduire d'huile. Ajouter l'eau et le kombu et porter à ébullition. Couvrir et laisser cuire à feu doux jusqu'à ce que les lentilles soient tendres (35 minutes environ). Assaisonner de safran et de sel de mer au goût et laisser mijoter encore vingt minutes. Retirer du feu. Incorporer le jus et le zeste de citron. Garnir chaque bol de plusieurs croûtons de tofu.

## Soupe à la citrouille

1 citrouille
1,5 l (6 tasses) de bouillon de légumes (vous pouvez utiliser la recette de bouillon de légumes de ce chapitre, si vous voulez)
5 g (1 c. à thé) de cannelle
250 g (1 tasse) de céleri émincé
Pincée d'ail émincé
Basilic (au goût)

Retirer les graines de la citrouille. Remplir la citrouille de bouillon de légumes ; ajouter la cannelle, le céleri, l'ail et le basilic. Enfourner à 180 °C (350 °F) et laisser cuire jusqu'à ce que la chair soit tendre. Servir la soupe directement à partir de la citrouille. Elle fait d'ailleurs un très joli centre de table pour un repas d'automne.

## Crème de courge

900 g (4 tasses) de courge en tranches
1 gros oignon en tranches
1,5 l (6 tasses) d'eau ou de bouillon de légumes
30 ml (2 c. à soupe) d'huile de pépins de raisin
5 g (1 c. à thé) de sel de mer
Persil haché (pour garnir)

Combiner les ingrédients à l'exception du persil dans un grand chaudron et laisser mijoter trente minutes. Réduire le mélange en purée à l'aide d'un robot ou d'un mélangeur. Garnir de persil haché.

## Soupe végétarienne

Assortiment de légumes hachés (utilisez les légumes recommandés pour votre groupe)
1 gousse d'ail
15 ml (1 c. à soupe) d'huile d'olive

Dans un grand chaudron, combiner les légumes, l'huile d'olive et l'ail. (Vous pouvez réserver quelques légumes hachés pour les incorporer par la suite à la soupe.) Faire sauter les légumes à feu doux jusqu'à ce qu'ils soient cuits. Retirer du feu et réduire le mélange en purée. Verser le mélange dans le chaudron et chauffer à feu doux, en ajoutant de l'eau au besoin pour éclaircir et obtenir la consistance désirée. Ajouter les légumes hachés réservés et laisser mijoter jusqu'à tendreté.

(Selon votre groupe sanguin, vous pouvez ajouter de la viande, du poisson ou du tofu à la soupe. Vous pouvez aussi expérimenter avec cette base de soupe en lui ajoutant des légumineuses, du riz, des pâtes ainsi que différentes épices et fines herbes.)

## Soupe aux légumes d'hiver

5 ml (1 c. à thé) d'huile de pépins de raisin
1 poireau coupé en deux, bien rincé, et coupé en morceaux de 2,5 cm (1 po)
1 morceau de kombu
250 g (1 tasse) de potiron (ou de courge musquée ou poivrée) en cubes
1 petite patate douce en cubes
2 carottes hachées et bouillies
250 g (1 tasse) de daikon en dés
1,25 l (5 tasses) de bouillon de légumes (la recette est dans la section suivante)

10 à 15 g (2 à 3 c. à thé) de miso blanc
125 g (1/2 tasse) de haricots cannellini blancs, cuits
250 g (1 tasse) de fleurons de brocoli
1 à 2 oignons verts hachés grossièrement (pour garnir)

Chauffer l'huile à feu moyen dans un grand chaudron. Faire revenir le poireau deux minutes environ. Ajouter le kombu, la courge, la patate douce, les carottes et le daikon. Ajouter ensuite lentement le bouillon. Porter à ébullition, réduire à feu doux et couvrir. Laisser mijoter de 35 à 40 minutes. Verser une petite quantité de bouillon dans un plat à part. Ajouter le miso blanc et brasser jusqu'à dissolution. Incorporer le miso délayé à la soupe et ajouter les haricots et les fleurons de brocoli. Laisser mijoter jusqu'à ce que le brocoli soit d'un vert éclatant (quatre minutes environ). Garnir d'oignons verts et servir.

## Tofu mariné ou croûtons de tofu
### (pour soupes et salades)

500 g (1 lb) de tofu ferme ou extra ferme en tranches de 0,6 cm (1/4 po)
250 ml (1 tasse) d'huile de pépins de raisin
Jus de 1/2 citron
Sel de mer (au goût)
2 gousses d'ail écrasées
0,5 g (1/8 c. à thé) de pâte de piments à l'ail
5 g (1 c. à thé) d'origan

Mélanger tous les ingrédients pour en faire une marinade. Immerger complètement le tofu dans la marinade durant deux ou trois heures. Déposer le tofu mariné sur une tôle huilée et enfourner à 200 °C (400 °F) de trente à quarante minutes. Pour faire les croûtons, coupez le tofu en cubes avant de le faire cuire.

## Boulettes de viande de dinde ou de bison
### (pour les soupes)

500 g (1 lb) de dinde ou de bison haché
5 g (1 c. à thé) d'ail émincé
5 g (1 c. à thé) de persil en flocons
15 ml (1 c. à soupe) d'huile de carthame ou de tournesol
30 ml (2 c. à soupe) de farine d'amandes (facultatif)
5 g (1 c. à thé) de sauge fraîche ou séchée (facultatif)

Mélanger tous les ingrédients dans un grand bol et façonner en boulettes de 2 cm de diamètre (3/4 po) environ. Enfourner sur une tôle (à découvert) à 200 °C (400 °F) durant quinze minutes environ.

## *Bouillons*

Utilisez les bouillons comme base de soupe et de ragoût.

## Bouillon d'oignons

10 ml (2 c. à thé) d'huile de pépins de raisin
5 à 6 oignons en tranches minces
1 poireau en dés
Sel de mer (au goût)
2,5 l (10 tasses) d'eau
3 branches de céleri en tranches
2 feuilles de laurier
Branches de persil

Chauffer l'huile à feu moyen dans un grand chaudron. Ajouter les oignons, le poireau en dés et une pincée de sel. Faire revenir en remuant à l'occasion jusqu'à ce que les oignons soient translucides et odorants (cinq minutes environ). Ajouter une petite quantité d'eau et laisser mijoter quinze minutes à feu doux. Ajouter le reste de l'eau et des ingrédients et porter à ébullition. Réduire le feu et laisser mijoter à feu doux, à découvert (une heure environ). Passer le mélange au chinois pour extraire tout le jus. Jeter les solides qui restent.

## Bouillon de dinde

1 carcasse de dinde (biologique)
1 feuille de laurier
2,5 g (1/2 c. à thé) de feuilles de marjolaine
2,5 g (1/2 c. à thé) de feuilles de thym
2,5 g (1/2 c. à thé) de feuilles de basilic
1 oignon de taille moyenne haché
125 g (1/2 tasse) de céleri haché
125 g (1/2 tasse) de carottes en tranches
Sel de mer (au goût)

Retirer les restes de viande de la carcasse et réserver pour un usage ultérieur. Briser la carcasse en morceaux et casser les gros os. Déposer les os dans une grande marmite. Ajouter le reste des ingrédients et assez d'eau froide pour couvrir le tout. Porter à ébullition. Réduire le feu, couvrir et laisser mijoter durant trois heures. Laisser refroidir un peu avant de passer au chinois. Conserver le bouillon au réfrigérateur et écumer le gras avant de l'utiliser.

## Bouillon de légumes

1 oignon en tranches
15 ml (1 c. à soupe) d'huile de pépins de raisin ou de noisettes
Oignons verts (plusieurs)
1 poireau en tranches
2 à 3 gousses d'ail en chemise
Sel de mer (au goût)
2,5 l (10 tasses) d'eau
2 carottes en tranches
2 feuilles de laurier
Persil, basilic, romarin, origan ou thym ; en bouquet noué d'une ficelle

Dans un grand chaudron, faire revenir l'oignon en tranches dans un peu d'huile. Ajouter le reste des ingrédients et porter à ébullition. Réduire le feu et laisser mijoter à découvert durant environ une heure. Passer le mélange au chinois, en extrayant le plus de liquide possible des légumes avant de les jeter.

### *Salades*

Les salades sont rapides à assembler et supportent généralement bien les déplacements. Voici quelques combinaisons de salades et suggestions de vinaigrette.

## Salade aux mini-artichauts

12 mini-artichauts frais
Jus de 1/2 citron
1,25 g (1/4 c. à thé) de sel de mer
4 gousses d'ail pressées
5 g (1 c. à thé) d'origan séché
15 ml (1 c. à soupe) de moutarde (facultatif)
85 ml (1/3 tasse) d'huile d'olive
15 g (1 c. à soupe) de persil italien frais haché finement

Dans un grand chaudron, porter de l'eau salée à ébullition. À l'aide d'un couteau bien affûté, couper la tige des artichauts et retirer 2,5 cm (1 po) environ de la tête de chacun. Faire bouillir vingt minutes ou jusqu'à ce que les feuilles se détachent aisément avec les doigts. Bien égoutter. Pendant que les artichauts cuisent, confectionner la vinaigrette en combinant tous les ingrédients qui restent. Aussitôt les artichauts égouttés, les enrober de vinaigrette en remuant délicatement. Laisser mariner de deux heures à une nuit entière. Servir les artichauts dans leur vinaigrette.

## Salade de brocoli

680 g (3 tasses) de fleurons de brocoli, cuits à la vapeur
65 g (1/4 tasse) d'oignons verts en dés
15 g (1 c. à soupe) de basilic frais
Sel aux légumes (au goût)
Vinaigrette au citron et à l'huile d'olive

Combiner tous les ingrédients et mélanger avec la vinaigrette au citron et à l'huile d'olive.

## Insalata di riso

125 g (1/2 tasse) de riz brun
4 tomates Roma
4 à 5 olives noires hachées
10 g (2 c. à thé) de câpres
2 à 3 feuilles de basilic frais hachées finement
15 ml (1 c. à soupe) d'huile d'olive extra vierge
Sel de mer (au goût)
Jus de citron (au goût)

Dans un autocuiseur, verser le riz dans de l'eau salée portée à ébullition et laisser cuire pendant trente minutes. Plonger les tomates dans l'eau durant trente secondes pour pouvoir les peler. Trancher en deux, épépiner et découper en dés ; déposer ensuite dans un grand bol. Ajouter les olives, les câpres, le basilic, l'huile d'olive et le sel de mer ; bien mélanger. Réserver jusqu'à ce que le riz soit cuit. Aérer le riz à la fourchette et ajouter aux autres ingrédients. Bien mélanger, incorporer le jus de citron et servir. Si vous préparez cette salade de riz, servez-la à la température ambiante et incorporez le jus de citron juste avant de servir.

## Salade d'épinards

Bébés épinards
Pois congelés ou mange-tout frais
Pesto (voir la recette de pesto au basilic dans la section suivante)
Pignons rôtis

Mélanger tous les ingrédients. Si vous avez beaucoup de restes, passez-les au mélangeur avec un peu de bouillon ou d'eau et transformez-les en sauce pour les légumes.

## Vinaigrette aux herbes

5 g (1 c. à thé) chacun de sarriette, persil, estragon et aneth frais émincés
1 jaune d'œuf
65 ml (1/4 tasse) d'huile d'olive
65 g (1/4 tasse) de cresson haché
30 g (2 c. à soupe) d'oignons verts hachés
30 ml (2 c. à soupe) de jus de citron

Mélanger tous les ingrédients pour obtenir une texture homogène. Réfrigérer avant de servir.

## Vinaigrette nature aux herbes

5 g (1 c. à thé) chacun de graines d'anis, aneth, menthe verte et estragon
1 gousse d'ail pressée
335 ml (1 1/3 tasse) d'huile d'olive
150 ml (2/3 tasse) de jus de citron

Réduire les fines herbes en pâte homogène. Ajouter l'ail, l'huile et le jus de citron. Bien agiter. Réfrigérer avant de servir.

## Vinaigrette aux herbes et au tofu

1 carré de tofu
1 à 2 gousses d'ail
30 g (2 c. à soupe) d'aneth frais
30 g (2 c. à soupe) de persil italien frais
Jus de 1/2 citron
65 à 125 ml (1/4 à 1/2 tasse) d'eau
Huile d'olive

Verser les ingrédients dans un mélangeur ou un robot. Incorporer l'huile lentement tout en réduisant les ingrédients à la consistance désirée. Mélanger jusqu'à l'obtention d'une texture homogène. Réfrigérer avant de servir.

## *Hors-d'œuvre et plats d'accompagnement*

Qui a dit que vous ne pouviez pas savourer de hors-d'œuvre savoureux dans ce régime alimentaire ? Voici quelques idées destinées à vous mettre l'eau à la bouche.

### Artichauts à l'italienne

3 artichauts
250 g (1 tasse) de persil frais
5 gousses d'ail
125 ml (1/2 tasse) d'huile d'olive
125 ml (1/2 tasse) de bouillon de poulet
125 ml (1/2 tasse) d'eau
Sel de mer (au goût)

Parer la tête et le pied des artichauts. Retirer les pétales et déposer les cœurs dans un chaudron de quatre litres muni d'un couvercle. Ajouter tous les autres ingrédients et faire cuire à feu vif jusqu'à tendreté.

## Pesto de roquette

450 g (2 tasses) de roquette hachée, avec les tiges
65 g (1/4 tasse) de noix hachées
3 gousses d'ail émincées
65 g (1/4 tasse) de basilic frais
125 ml (1/2 tasse) d'huile d'olive
7 g (1/2 c. à soupe) de miso blanc

Combiner les ingrédients dans un robot, à l'exception de l'huile d'olive et du miso blanc, et hacher grossièrement. Tandis que le robot est en marche, verser l'huile d'olive en filet puis le miso blanc. Bien mélanger. Servir sur des pâtes d'épeautre ou des légumes cuits à la vapeur.

## Sauté d'asperges

500 g (1 lb) d'asperges fines, en tronçons de 2,5 à 3 cm (1 à 1 1/2 po)
4 à 6 champignons shiitake (lavés et équeutés) en tranches minces (0,6 cm ou 1/4 po)
30 ml (2 c. à soupe) d'huile de pépins de raisin

Chauffer l'huile à feu moyen dans une poêle à frire. Ajouter les asperges et les champignons. Réduire le feu à moyen-doux. Remuer fréquemment jusqu'à ce que les asperges soient tendres (dix minutes environ).

## Tiges d'asperges au four

1 botte d'asperges, parées, la partie fibreuse coupée
Huile d'olive
Sel de mer
Poivre

Préchauffer le four à 200 °C (400 °F). Disposer les asperges sur une plaque à pâtisserie et badigeonner légèrement d'huile d'olive. Saupoudrer (légèrement) de sel de mer et de poivre. Enfourner dix minutes avant de retirer du four et de retourner les asperges pour les faire brunir également. Enfourner de nouveau cinq minutes, ou jusqu'à ce que les pointes soient croustillantes.

## Pesto de basilic

450 g (2 tasses) de basilic frais (légèrement tassé)
2 gousses d'ail
65 ml (1/4 tasse) d'huile d'olive
125 g (1/2 tasse) de pignons (facultatif)

Passer tous les ingrédients au robot ou au mélangeur. Mélanger à des légumes cuits à la vapeur.

## Hoummos à l'ail

1 boîte de pois chiches
30 g (2 c. à soupe) d'ail rôti (utilisez la recette intitulée *Fameux ail rôti de Michele*)
15 ml (1 c. à soupe) d'huile d'olive
Jus de 1/2 citron
1,25 à 2,5 g (1/4 à 1/2 c. à thé) d'origan séché

Mettre tous les ingrédients dans un robot et mélanger jusqu'à l'obtention d'une texture crémeuse. Si le mélange est trop épais, ajouter un peu d'huile jusqu'à consistance désirée. Chauffer à feu doux et servir.

## Sauté de borécole à l'oignon

1 botte de borécole
Huile de tournesol (assez pour huiler le wok)
2 oignons en tranches
30 ml (2 c. à soupe) de jus de citron
15 ml (1 c. à soupe) de tamari sans blé

Laver le borécole et retirer les côtes. Verser un peu d'huile dans le wok et chauffer à feu vif. Ajouter le borécole et les oignons et faire sauter en remuant pendant une à deux minutes. Ajouter le jus de citron et le tamari, réduire le feu et laisser mijoter jusqu'à ce que les oignons soient tendres.

## Purée de borécole ou de feuilles de pissenlit

2 bottes de borécole ou de feuilles de pissenlit
15 à 30 ml (1 à 2 c. à soupe) de tamari sans blé
65 à 85 ml (1/4 à 1/3 tasse) de tahini

Faire cuire les légumes à la vapeur jusqu'à tendreté. Pendant qu'ils sont encore chauds, incorporer le tamari et le tahini (on peut utiliser une casserole à feu doux pour ce faire). Mélanger jusqu'à l'obtention d'une texture crémeuse. Il faudra peut-être ajouter un peu d'eau pour diluer le tahini. Assaisonner de tamari au goût.

## Fameux ail rôti de Michele

4 bulbes d'ail
10 ml (2 c. à thé) d'huile de pépins de raisin
Sel de mer (au goût)

Préchauffer le four à 180 °C (350 °F). Retirer une partie de la membrane de chaque gousse ; en laisser juste assez pour que les gousses tiennent ensemble. Tailler la tête de chaque gousse de 0,6 cm (1/4 po) pour exposer la gousse. Disposer les bulbes dans un moule à gâteau ou sur une plaque à pâtisserie. Verser un filet d'huile sur chaque bulbe et saupoudrer de sel de mer. Enfourner de 45 à 50 minutes, ou jusqu'à ce que l'ail soit tendre. Laisser refroidir un peu. Pour servir, presser délicatement l'extrémité des gousses pour libérer l'ail rôti de sa membrane. Tartinez-en le pain d'épeautre, les craquelins de riz ou nappez-en les légumes. (C'est aussi excellent sur la viande !)

## Trempette aux olives et au tofu

65 ml (1/4 tasse) d'huile de pépins de raisin
3 à 4 gousses d'ail émincées
250 g (8 oz) de tofu ferme bouilli cinq minutes et égoutté (une fois bouilli, il devient onctueux et non granuleux)
Jus de 1 citron
Sel de mer (pincée au goût)
5 à 6 olives vertes, dénoyautées et émincées
28 g (1/8 tasse) de câpres égouttées (facultatif)

Chauffer l'huile à feu moyen dans une petite poêle à frire. Ajouter l'ail et faire revenir jusqu'à ce qu'il libère son parfum (d'une à deux minutes). Mettre le tofu, l'huile et l'ail, le jus de citron et le sel de mer dans un robot de cuisine et réduire en purée homogène. Transférer dans un bol à mélanger. Incorporer délicatement les olives vertes et les câpres. Réfrigérer avant de servir avec des craquelins ou des légumes.

## Pâté de tofu

500 g (1 lb) de tofu mou
10 ml (2 c. à thé) de pâte d'umeboshi (facultatif)
5 ml (1 c. à thé) de tahini
2 à 3 oignons verts émincés
1 à 2 branches de céleri en dés
1 carotte bouillie et râpée
65 g (1/4 tasse) de persil frais émincé
Jus de 1 citron

Remplir un chaudron d'eau et porter à ébullition. Ajouter le tofu et faire cuire d'une à trois minutes. Égoutter le tofu et réduire en purée homogène dans un robot de cuisine, avec la pâte d'umeboshi et le tahini. Incorporer les oignons, le céleri, la carotte râpée, le persil et le jus de citron. Réfrigérer avant de servir, avec des craquelins de riz, des bâtonnets de céleri ou d'autres légumes qui ont besoin d'être un peu relevés.

## *Mets principaux*

### Poulet à l'origan

1 poulet découpé en quartiers
2 gousses d'ail émincées
1 botte de persil haché
7 g (1/2 c. à soupe) d'origan écrasé (cet aromate ayant un goût prononcé, vous voudrez peut-être faire des essais de quantité)
30 à 45 ml (2 à 3 c. à soupe) d'huile d'olive
Sel de mer, une pincée (facultatif)
Jus de 1 gros citron

Préchauffer le four à 190 °C (375 °F). Dans un bol, combiner l'ail, le persil, l'origan, l'huile d'olive, le sel de mer et le jus de citron. Enduire les morceaux de poulet du mélange et déposer le poulet, peau vers le haut, dans un plat à rôtir peu profond. Verser le reste du mélange sur le poulet ; laisser mariner vingt minutes environ. Faire rôtir au four d'une heure à une heure et demie selon la taille du poulet. La température interne devrait être de 80 °C (180 °F).

### Bar du Chili à la citronnelle

625 g (1 1/4 lb) de bar commun du Chili découpé en morceaux, désossé et sans peau
5 à 10 ml (1 à 2 c. à thé) d'huile de pépins de raisin
Plusieurs gousses d'ail pelées et écrasées
Gingembre frais pelé et émincé (morceau de la grosseur du pouce)
4 à 5 tomates de grosseur moyenne (ou 12 à 15 tomates cerise) hachées
1 tige de citronnelle en morceaux de 15 cm (6 po)
250 g (1 tasse) de céleri râpé

250 g (1 tasse) de carottes râpées
250 à 750 ml (1 à 3 tasses) d'eau
Sel de mer (au goût)

Chauffer l'huile dans un grand poêlon. Ajouter l'ail, le gingembre, les tomates et la citronnelle. Faire revenir jusqu'à ce que les tomates soient amollies. Ajouter le céleri, les carottes et 250 ml (1 tasse) d'eau. Faire cuire dix à quinze minutes, jusqu'à ce que le mélange bouillonne. Ajouter le poisson en morceaux. (Au besoin, ajouter de l'eau pour couvrir le poisson.) Couvrir le poêlon et pocher le poisson jusqu'à ce qu'il soit cuit (vingt minutes environ). Retirer les morceaux de citronnelle et saler au goût. Les saveurs se précisent avec le temps. Réfrigérer et manger au déjeuner ou au dîner, le lendemain.

## Poisson vapeur à la chinoise

750 g (1 1/2 lb) de flétan de l'Atlantique en 4 morceaux
3 oignons verts en morceaux de 7 cm (3 po)
500 g (2 tasses) de champignons frais en tranches
6 feuilles de chou en lanières de 10 cm (4 po)
2 tranches de gingembre frais finement haché
2 gousses d'ail hachées
65 ml (1/4 tasse) de tamari sans blé
35 ml (1/8 tasse) d'eau

Disposer la moitié des oignons verts dans le fond d'une marmite à vapeur et recouvrir avec la moitié des champignons et des lanières de chou. Déposer le poisson sur le chou et saupoudrer d'ail et de gingembre. Recouvrir le poisson avec les légumes restants. Mouiller de tamari et d'eau. Déposer le panier de la marmite dans 2,5 cm (1 po) d'eau et couvrir. Faire cuire à la vapeur de quinze à vingt minutes ou jusqu'à ce que le poisson se défasse facilement à la fourchette.

## Poisson à la lime

250 g (1/2 lb) de corégone ou de mérou
65 ml (1/4 tasse) de jus de lime
5 g (1 c. à thé) de feuilles d'estragon
65 g (1/4 tasse) d'oignon haché

Déposer le poisson dans un plat de cuisson. Napper de jus de lime, ajouter l'estragon et l'oignon. Enfourner à 165 °C (325 °F) de quinze à vingt minutes.

## Poisson dans sa croûte d'herbes

500 g (1 lb) de flet, de sole ou de mérou
2 blancs d'œufs
65 g (1/4 tasse) d'herbes fraîches hachées : persil, basilic, romarin, sauge ou aneth
2 gousses d'ail émincées
1,25 g (1/4 c. à thé) de sel de mer
Huile de pépins de raisin
Jus de 1/2 citron

Rincer les filets de poisson à l'eau froide et assécher avec un essuie-tout en papier. Battre les blancs d'œufs dans un bol peu profond. Étaler le mélange d'herbes, d'ail et de sel de mer dans une assiette. Passer les filets dans les blancs d'œufs, puis dans le mélange d'herbes en pressant les herbes dans la chair. Badigeonner un poêlon d'huile et déposer les filets. Faire cuire à feu moyen de trois à quatre minutes de chaque côté, jusqu'à ce que la chair soit parfaitement cuite. Napper chaque filet de jus de citron avant de servir.

*Variante :* faites cuire le poisson aux herbes à la vapeur, en omettant les blancs d'œufs.

## Bifteck d'autruche mariné aux herbes

500 g (1 lb) d'autruche
65 ml (1/4 tasse) d'huile
45 g (3 c. à soupe) d'ail haché finement
15 g (1 c. à soupe) de romarin frais écrasé
15 g (1 c. à soupe) de thym frais (feuilles)
2,5 g (1/2 c. à thé) de sel de mer

Mélanger tous les ingrédients dans un bol (à l'exception de la viande d'autruche). Ajouter la viande et retourner pour bien l'enduire. Couvrir le bol hermétiquement et laisser mariner une heure au réfrigérateur, en retournant la viande à l'occasion. Retirer la viande de la marinade (et jeter cette dernière). Déposer la viande sur le gril d'une lèchefrite, de façon que la surface de la viande soit à 7 ou 10 cm (3 à 4 po) environ de la source de chaleur. Faire griller de 26 à 31 minutes pour une cuisson entre mi-saignante et à point, en retournant la viande une fois. Découper en tranches.

## Chichekébabs à l'agneau

750 g (1 1/2 lb) d'agneau en cubes de 2,5 cm (1 po)
30 g (2 c. à soupe) de coriandre fraîche émincée (facultatif)
5 g (1 c. à thé) de cumin moulu
5 g (1 c. à thé) de paprika (facultatif)
2 à 3 grosses gousses d'ail écrasées
125 ml (1/2 tasse) d'huile de pépins de raisin
8 champignons
2 oignons de taille moyenne en quartiers
1 courgette en cubes

Former une pâte en mélangeant la coriandre, le cumin, le paprika, l'ail et l'huile. Badigeonner les cubes d'agneau de cet assaisonnement. Enfiler les ingrédients sur des brochettes en alternant l'agneau, l'oignon et les légumes. Faire cuire directement sur le gril à chaleur moyenne de six à huit minutes. Retirer du gril et laisser reposer quelques minutes avant de servir.

(Vous pouvez utiliser n'importe quel autre légume que vous aimez ; ainsi, fenouil et poireau sont des choix succulents.)

## Poulet au citron

1 kg (2 lb) de poulet en morceaux
2,5 g (1/2 c. à thé) de thym séché
125 ml (1/2 tasse) de jus de citron
2,5 g (1/2 c. à thé) de romarin séché
2,5 g (1/2 c. à thé) de sel de céleri
1 petit oignon haché
60 ml (4 c. à soupe) d'huile de pépins de raisin

Disposer les morceaux de poulet sur une seule couche dans un plat allant au four. Mélanger les ingrédients restants et en napper le poulet. Laisser mariner une heure. Couvrir et enfourner à 165 °C (325 °F) de 45 minutes à 1 heure. On peut préparer ce plat une journée à l'avance et le réfrigérer jusqu'au moment de le faire cuire.

## Carré d'agneau

1/2 carré d'agneau (4 petites côtelettes par personne) ou 1 carré d'agnelet de Nouvelle-Zélande (sert 2 personnes par carré)
15 ml (1 c. à soupe) de moutarde de Dijon
30 g (2 c. à soupe) de romarin frais haché
1 gousse d'ail écrasée

Préchauffer le four à 220 °C (425 °F). Retirer le plus de gras possible de l'agneau. Trancher le carré en deux et badigeonner toutes les parties charnues de moutarde de Dijon. Mélanger le romarin et l'ail dans une assiette plate et passer les moitiés de carré dans le mélange, en couvrant la viande le plus uniformément possible. Laisser reposer à température ambiante de quinze à vingt minutes pour permettre à la viande de mariner. Disposer les moitiés dans un plat peu profond allant au four ; les placer debout et face à face, en utilisant les os du carré comme support. Faire rôtir au four (dix-huit minutes pour une cuisson à point).

## Poulet rôti au romarin

1 poulet d'environ 2,25 kg (5 lb)
4 brins de romarin frais
2 branches de céleri coupées en gros morceaux
1 carotte hachée
4 gousses d'ail entières pelées
15 ml (1 c. à soupe) d'huile d'olive
Sel de mer (facultatif)
1/2 citron

Préchauffer le four à 180 °C (350 °F). Farcir le poulet avec deux brins de romarin, le céleri, la carotte et l'ail ; brider les pattes. Enduire le poulet d'huile d'olive et saupoudrer de sel de mer. Glisser les deux brins de romarin restants sous les ailes. (Le romarin brûlera légèrement pendant le rôtissage, ce qui intensifiera les saveurs.) Enfourner et laisser rôtir une heure et demie environ. Le thermomètre à viande devrait indiquer 80 °C (180 °F). Une fois le poulet sorti du four, presser le citron sur la viande pour la napper de jus et laisser reposer quelques minutes. Retirer les ficelles, la farce et le romarin avant de découper et de servir.

## Côtelettes d'agneau aux herbes et aux tomates

12 côtelettes d'agneau, à l'excédent de gras paré
85 g (1/3 tasse) de menthe fraîche hachée
85 g (1/3 tasse) d'aneth frais haché
85 g (1/3 tasse) de basilic frais haché
85 ml (1/3 tasse) d'huile de pépins de raisin
4 gousses d'ail hachées
85 ml (1/3 tasse) de bouillon de légumes
4 tomates pelées et épépinées (facultatif)
Sel de mer (au goût)

Préchauffer le four à 260 °C (500 °F). Frotter les côtelettes de fines herbes et saler. Dans un grand poêlon, chauffer l'huile à feu vif. Saisir les côtelettes d'un côté, puis faire rôtir au four quelques minutes, jusqu'à ce que la viande soit mi-saignante. Réserver dans des assiettes chaudes. Dans le même poêlon, mais cette fois sur le feu, verser l'ail, le bouillon de légumes et les tomates. Porter rapidement à ébullition et incorporer le reste des fines herbes. Rectifier l'assaisonnement au besoin. Napper les côtelettes de quelques tomates aux herbes et servir.

## Gigot d'agneau rôti

1 gigot d'agneau non désossé d'environ 2,25 kg (5 lb)
Gousses d'ail (plusieurs) effilées
1 botte de persil haché
Sel de mer au goût (facultatif)

Préchauffer le four à 165 °C (325 °F). Déposer le gigot dans un plat à rôtir. À l'aide d'un couteau affûté, pratiquer plusieurs petites incisions dans la viande et insérer un morceau d'ail et une bonne pincée de persil dans chacune. Frotter le gigot de sel de mer et faire rôtir jusqu'à ce que le thermomètre à viande indique une température interne de 75 °C (165 °F). Une fois la cuisson terminée, retirer du four et laisser reposer quelques minutes avant de découper.

## Dinde rôtie

1 dinde de 8 à 9 kg (18 à 20 lb)
2 gros oignons en quartiers
1 feuille de laurier
1 brin de thym séché
2 gousses d'ail
1 tasse de tartinade de l'institut (125 g [1/4 lb] de beurre doux, 65 ml [1/4 tasse] d'huile de pépins de raisin ou d'huile d'olive, 1 capsule de vitamine E, 1 capsule de lécithine ; fouetter les ingrédients ensemble et réfrigérer)

Préchauffer le four à 180 °C (350 °F). Farcir la dinde avec les oignons, la feuille de laurier, le thym et l'ail. Huiler un plat à rôtir avec la tartinade de l'institut (ou avec l'huile recommandée pour votre groupe sanguin). Chauffer le plat au four jusqu'à ce qu'il soit chaud (cinq minutes environ). Déposer la dinde sur le côté dans le plat à rôtir chaud. Faire rôtir quarante minutes, en la badigeonnant à l'occasion. Retourner la dinde, poitrine vers le haut.

Poursuivre le rôtissage en badigeonnant souvent la volaille, jusqu'à ce que le thermomètre à viande inséré dans la partie la plus charnue de la cuisse indique 77 °C (170 °F), ce qui devrait prendre encore une heure quarante minutes environ. Une fois la cuisson terminée, transférer la dinde sur un plat de service chaud. Retirer les oignons, la feuille de laurier, le thym et l'ail de la cavité avant de servir.

## Darne de saumon

1 darne de saumon
5 ml (1 c. à thé) d'huile de pépins de raisin
30 g (2 c. à soupe) de menthe fraîche
1 petite gousse d'ail émincée
2,5 g (1/2 c. à thé) d'origan séché
1,25 g (1/4 c. à thé) de sel de mer (facultatif)
1 petite courgette coupée en deux dans le sens de la longueur, puis en tranches de 0,6 cm (1/4 po) d'épaisseur

Préchauffer le four à 220 °C (425 °F). Déposer le saumon dans un petit plat de cuisson ; napper de 1,25 ml (1/4 c. à thé) d'huile. Dans un petit bol, mélanger la menthe, l'ail, l'origan et le sel de mer. Saupoudrer les deux côtés de la darne avec la moitié du mélange. Enfourner et laisser cuire jusqu'à ce que la chair soit complètement opaque (dix minutes environ). Tandis que le saumon cuit, chauffer le reste de l'huile à feu moyen dans un poêlon. Ajouter la courgette et faire revenir jusqu'à tendreté, en remuant à l'occasion (huit minutes environ). Incorporer le reste du mélange de menthe, d'ail et d'origan. Servir avec le saumon.

## Tofu au sésame

1 kg (2 lb) de tofu ferme en cubes
85 ml (1/3 tasse) de tamari sans blé
65 ml (1/4 tasse) d'huile de pépins de raisin
2 gousses d'ail émincées
15 g (1 c. à soupe) de gingembre frais râpé
250 g (1 tasse) de graines de sésame moulues

Mélanger le tamari, l'huile, l'ail et le gingembre. Faire mariner le tofu dans le mélange pendant deux heures. Rouler le tofu dans les graines de sésame moulues et faire cuire au four sur une plaque à pâtisserie huilée à 180 °C (350 °F) durant quinze minutes.

## Sole aux amandes

Huile de pépins de raisin (assez pour huiler la tôle)
500 g (1 lb) de filet de sole ou d'un autre poisson maigre
85 g (1/3 tasse) d'amandes effilées ou de noix hachées
22 ml (1 1/2 c. à soupe) de zeste de citron râpé
22 ml (1 1/2 c. à soupe) de jus de citron
2,5 g (1/2 c. à thé) de sel de mer
2,5 g (1/2 c. à thé) de paprika

Préchauffer le four à 190 °C (375 °F). Huiler le fond de la tôle. Découper le filet en quatre portions et disposer les morceaux (peau vers le bas) sur la tôle huilée. Dans un petit bol, mélanger les noix, le zeste de citron, le jus de citron, le sel de mer et le paprika. Étaler le mélange à la cuillère sur le poisson. Enfourner et faire cuire à découvert de quinze à vingt minutes ou jusqu'à ce que le poisson se défasse aisément à la fourchette.

## Bifteck de tofu

500 g (1 lb) de tofu extra ferme pressé
60 ml (4 c. à soupe) de tamari sans blé, hyposodique
5 g (1 c. à thé) de gingembre râpé
1 grosse gousse d'ail écrasée
15 g (1 c. à soupe) de farine d'épeautre
Huile de pépins de raisin pour la cuisson à feu vif
30 g (2 c. à soupe) de graines de sésame grillées
2 oignons verts en tranches (pour garnir)

Presser le tofu durant quinze minutes (envelopper le carré dans un linge sec, déposer une planche à découper sur le dessus et un poids, par exemple une théière ou un récipient rempli d'eau). Mélanger le tamari, le gingembre et l'ail ; réserver. Retirer le tofu du linge et couper en deux dans le sens de la longueur pour obtenir deux rectangles plats. Passer les deux rectangles dans la farine en les secouant doucement pour en faire tomber l'excédent. Chauffer l'huile dans un poêlon. Faire revenir les tranches de tofu à feu moyen durant plusieurs minutes, en les laissant brunir des deux côtés. Réduire le feu et percer des trous dans les tranches à l'aide d'une fourchette. Badigeonner généreusement du mélange de tamari et laisser pénétrer le liquide. Laisser brunir les tranches. Retourner et badigeonner avec le reste du mélange et laisser cuire encore quelques minutes. Servir le bifteck de tofu, côté bruni sur le dessus, après l'avoir saupoudré de graines de sésame et d'oignons verts en tranches.

## Sauté de tofu aux légumes

500 g (1 lb) de tofu ferme en cubes
30 ml (2 c. à soupe) de tamari sans blé hyposodique
2 gousses d'ail écrasées
5 g (1 c. à thé) de gingembre râpé
125 ml (1/2 tasse) de bouillon de légumes hyposodique
30 ml (2 c. à soupe) d'huile de pépins de raisin
750 g (3 tasses) de légumes mélangés de votre choix
65 g (1/4 tasse) d'amandes rôties en tranches

Dans un wok, mélanger le tamari, l'ail, le gingembre et le bouillon de légumes. Porter à ébullition. Ajouter les cubes de tofu, couvrir et laisser mijoter sept minutes. Retirer le tofu et le liquide du wok. Chauffer l'huile à feu moyen dans le wok et faire sauter le mélange de légumes pendant cinq minutes, en remuant à l'occasion. Ajouter le tofu et le liquide, mélanger bien jusqu'à ce que les ingrédients soient réchauffés. Saupoudrer d'amandes rôties. (Remplacez le tofu par du bison, de la dinde ou du bœuf ; c'est tout aussi délicieux.)

## Burger à la dinde et au tofu

125 g (1/4 lb) de tofu nature, mou ou ferme
1 branche de céleri hachée finement
Sel et ail (au goût)
5 g (1 c. à thé) de curcuma
30 ml (2 c. à soupe) d'huile de carthame ou de tournesol
1 kg (2 lb) de dinde hachée

Dans un grand bol, écraser le tofu en petits morceaux. Ajouter le céleri haché, le sel, l'ail, le curcuma et l'huile ; bien mélanger. Incorporer la dinde hachée et mélanger uniformément. Façonner en deux ou trois boulettes (assez grosses pour tenir dans la paume de votre main). Déposer sur une plaque à pâtisserie et aplatir pour en faire des galettes d'un peu moins de 2 cm (3/4 po) d'épaisseur. Faire griller au four de chaque côté jusqu'à ce que les galettes soient dorées. Cette recette donne environ douze burgers ; on peut la préparer et la congeler. Ces boulettes s'emportent bien en voyage ; on peut aussi les découper en bouchées faciles à réchauffer.

*Variantes :* vous pouvez ajouter des oignons, de la coriandre ou de l'ail frais, ou vous en servir pour remplacer d'autres ingrédients du mélange. Vous pouvez aussi assaisonner les boulettes différemment, par exemple avec du thym, de la sauge et du romarin.

## Roulé à la dinde

Pain de soja plat
Hoummos à l'ail (biologique du commerce, ou utilisez la recette de la section précédente)
Dinde en tranches (biologique)
1/2 concombre en tranches minces
125 g (1/2 tasse) de germes de luzerne

Étaler les pains plats et tartiner d'une fine couche de hoummos à l'ail. Ajouter les germes de luzerne, du concombre en tranches minces (plus épaisses si vous aimez le côté croustillant) et la dinde en tranches. Rouler le pain comme une tortilla de blé et utiliser des cure-dents pour le fermer.

## Chapitre 12

# Vitamines et minéraux pour la prévention et la guérison

La majorité d'entre nous ne tire pas de ses aliments des quantités adéquates de vitamines et de minéraux ; par ailleurs, le stress et certaines habitudes de vie (comme le tabagisme ou la consommation excessive d'alcool) épuisent l'activité vitaminique de l'organisme. Cela entraîne la dégénérescence des tissus, des systèmes et des organes et se traduit par une foule de maladies. En eux-mêmes, les aliments ne sont pas assez concentrés pour renforcer les faiblesses des tissus et des organes, mais la prise de suppléments de vitamines et de minéraux fournit les concentrations nécessaires pour rebâtir le corps.

Lorsque j'établis un premier diagnostic avec un patient, je lui conseille généralement de prendre des quantités importantes de vitamines et de minéraux. Bien souvent, la supplémentation est réduite en trois à six mois et chez certaines personnes, éliminée entièrement en moins de deux ans.

Il est important de noter que ceux qui sont constamment sous pression ou qui vivent dans des villes polluées auront toujours besoin d'une certaine supplémentation. Les personnes qui vivent sous le vent des usines alimentées au charbon ou dans des régions urbaines comme Los Angeles ou New York, doivent prendre des concentrations de vitamines C et A plus élevées pour protéger les membranes de leur système respiratoire, que les personnes qui vivent dans les régions côtières où l'air est rafraîchi par la brise marine. Les athlètes, les travailleurs de la construction et les personnes actives physiquement ont besoin de concentrations élevées de vitamines B, assurément supérieures à ce que nécessite un travailleur de bureau.

Les recommandations suivantes conviennent aux personnes qui suivent le régime alimentaire qui leur convient et vivent très peu de stress. Comme la condition physique varie remarquablement selon les individus, les forces et les faiblesses de chacun devraient être déterminées par un médecin familier avec la vitaminothérapie et la thérapie par les minéraux.

### Groupe O

*Vitamine A :* 10 000 UI, 1 fois par jour, avec 800 à 1 000 mg de vitamine D

*Vitamine B :* 1 comprimé à dosage élevé du complexe B par jour : 100 mg de $B_1$, 100 mg de $B_2$, 20 mg de $B_3$, 100 mg de $B_6$ et 500 mg de $B_{12}$

*Acide pantothénique :* 250 mg, 1 à 2 fois par jour en situation de stress

*Acide folique :* 800 µg par jour

*Vitamine C :* 1 000 mg, 1 à 2 fois par jour (plus au besoin)

*Vitamine E :* 400 UI par jour

*Fer :* 1 comprimé par jour (prenez du fer homéopathique en cas de constipation)

*Bone Support*™ (formule pour les os) : la formule de l'institut D'Adamo prévoit 2 comprimés par jour ou 1 à 2 comprimés de poudre d'os par jour

*Chélate ou gluconate de calcium :* 500 à 1 000 mg par jour (les femmes ont généralement besoin de 1 000 mg ou plus)

*Multiminéraux :* 1 à 2 comprimés par jour

*Probiotiques :* 1 à 2 fois par jour

*Fucus vésiculeux :* 2 comprimés, 2 fois par jour

*Potassium :* 99 mg (1 ou 2 comprimés par jour)

**Groupe A**

*Vitamine A :* 10 000 UI, 1 fois par jour, avec 800 à 1 000 mg de vitamine D

*Vitamine B :* 1 à 2 comprimés à faible dosage du complexe B par jour (qui ne sont pas fabriqués à partir de levure, mais de poudre de riz poli) : 5 à 10 mg de $B_1$, 5 à 10 mg de $B_2$, 10 mg de $B_3$, 50 mg de $B_6$ et 100 à 500 µg de $B_{12}$

*Acide folique :* 400 µg par jour

*Vitamine C :* 250 mg par jour (vous pouvez en prendre plus si vous avez le rhume ; réduisez le dosage à la disparition des symptômes)

*Vitamine E :* 200 UI par jour

*Acide chlorhydrique :* 1 à 3 comprimés par jour et 1/4 de comprimé de présure pour prévenir l'acidité gastrique ; prenez toujours du chélate de calcium avec l'acide chlorhydrique

*Gluconate de calcium :* 500 mg par jour pour les hommes ; 1 000 mg par jour pour les femmes

*Multiminéraux :* 1 à 2 comprimés par jour

*Varech :* 1 à 2 fois par jour

*Enzyme digestive :* 1 comprimé par jour, avec le repas le plus copieux

*Potassium :* 99 mg (1 comprimé par jour)

**Groupe B**

*Vitamine A :* 10 000 UI, 1 fois par jour, avec 800 à 1 000 mg de vitamine D

*Vitamine B :* 1 à 2 comprimés à dosage moyen du complexe B par jour : 100 mg de $B_1$, 100 mg de $B_2$, 10 mg de $B_3$, 50 mg de $B_6$ ; 1 à 2 comprimés de 100 mg de $B_{12}$ par jour

*Acide folique :* 400 µg par jour

*Vitamine C :* 250 mg, 2 fois par jour

*Vitamine E :* 400 UI par jour

*Multiminéraux :* 1 à 2 comprimés par jour

*Gluconate de calcium* ou *Bone Support*™ : 2 à 3 comprimés par jour (environ 1 000 mg) ; ou 1 à 2 comprimés de poudre d'os par jour

*Fer :* 1 comprimé tous les 3 jours

**Groupe AB**

*Vitamine A :* 10 000 UI, 1 fois par jour, avec 800 à 1 000 mg de vitamine D

*Vitamine B :* 1 à 2 comprimés à faible dosage du complexe B par jour : 5 à 10 mg de $B_1$, 5 à 10 mg de $B_2$, 10 mg de $B_3$, 50 mg de $B_6$ et 100 à 500 µg de $B_{12}$ par jour

*Acide folique :* 400 µg par jour

*Vitamine C :* 250 mg par jour

*Vitamine E :* 200 mg, 2 fois par jour

*Multiminéraux :* 1 à 2 comprimés par jour

*Gluconate de calcium ou lactate de calcium chélaté :* 500 mg par jour

*Acide chlorhydrique :* 1 à 2 comprimés par jour (avec 1/4 comprimé de présure)

*Fer :* 1 comprimé tous les 10 jours

*Enzyme digestive :* 1 comprimé après un repas copieux

*Potassium :* 99 mg, 1 comprimé par jour

### Groupe Oa

*Vitamine A :* 10 000 UI, 1 fois par jour, avec 800 à 1 000 mg de vitamine D

*Vitamine B :* 1 à 2 comprimés à dosage élevé du complexe B par jour : 100 mg de $B_1$, 100 mg de $B_2$, 20 mg de $B_3$, 100 mg de $B_6$ et 500 µg de $B_{12}$ par jour

*Acide folique :* 800 µg par jour

*Acide pantothénique :* 250 mg par jour

*Vitamine C :* 1 500 mg par jour (plus au besoin)

*Vitamine E :* 400 UI par jour

*Multiminéraux :* 1 à 2 comprimés par jour

*Chélate de calcium :* 5 à 6 par jour ; le meilleur est *Bone Support*™, 3 à 4 comprimés par jour

*Fer :* 1 comprimé par jour (utilisez le fer homéopathique en cas de constipation)

*Varech :* 1 à 3 comprimés par jour

### Goupe Ob

*Vitamine A :* 10 000 UI, 1 fois par jour, avec 800 à 1 000 mg de vitamine D

*Vitamine B :* 1 à 2 comprimés à dosage élevé du complexe B par jour : 100 mg de $B_1$, 100 mg de $B_2$, 20 mg de $B_3$, 100 mg de $B_6$ et 500 µg de $B_{12}$ par jour

*Acide folique :* 800 µg par jour

*Acide pantothénique :* 250 mg par jour (1 à 2 par jour en situation de stress)

*Vitamine C :* 1 000 mg par jour ; 1 à 2 par jour (plus au besoin)

*Vitamine E :* 400 UI par jour

*Multiminéraux :* 1 à 2 comprimés par jour

*Bone Support*™ : 2 à 4 comprimés par jour

*Gluconate de calcium :* 500 à 1 000 mg par jour (les femmes devraient en prendre au moins 1 000 mg par jour)

*Fucus vésiculeux :* 1 gélule 3 fois par jour ou 2 gélules 2 fois par jour

*Fer :* 1 comprimé par jour (utilisez le fer homéopathique en cas de constipation)

*Potassium :* 99 mg ; 1 comprimé par jour

## Groupe Ao

*Vitamine A :* 10 000 UI, 1 fois par jour, avec 800 à 1 000 mg de vitamine D

*Vitamine B :* 1 1/2 gélule à dosage élevé du complexe B par jour (1 le matin, 1/2 le soir) : 100 mg de $B_1$, 100 mg de $B_2$, 20 mg de $B_3$, 100 mg de $B_6$ et 500 µg de $B_{12}$ par jour

*Acide folique :* 400 µg par jour

*Vitamine C :* 1 000 mg par jour

*Vitamine E :* 400 UI par jour

*Multiminéraux :* 1 à 2 comprimés par jour

*Bone Support*™ : 1 à 3 comprimés par jour

*Lactate ou gluconate de calcium :* 500 mg par jour pour les hommes ; 1 000 mg pour les femmes

*Acide chlorhydrique :* 1 à 2 comprimés par jour (avec 1/4 comprimé de présure pour prévenir l'acidité gastrique) au dîner ou au souper

*Enzyme digestive :* 1 comprimé par jour avec le repas le plus copieux

*Varech :* 2 comprimés, 2 fois par jour

*Potassium :* 99 mg ; 1 comprimé par jour

## Groupe Ab

*Vitamine A :* 10 000 UI, 1 fois par jour, avec 800 à 1 000 mg de vitamine D

*Vitamine B :* 3 comprimés à faible dosage du complexe B par jour : 5 à 10 mg de $B_1$, 5 à 10 mg de $B_2$, 10 mg de $B_3$, 50 mg de $B_6$ et 100 à 500 µg de $B_{12}$

*Acide folique :* 400 µg par jour

*Vitamine C :* 500 à 700 mg par jour

*Vitamine E :* 200 UI par jour

*Multiminéraux :* 1 à 2 comprimés par jour

*Lactate ou gluconate de calcium :* 500 à 700 mg par jour

*Acide chlorhydrique :* 1 comprimé par jour (avec 1/4 comprimé de présure) au dîner ou au souper

*Varech :* 2 à 3 comprimés par jour

*Potassium :* 99 mg ; 1 fois par jour

**Groupe Bo**

*Vitamine A :* 10 000 UI, 1 fois par jour, avec 800 à 1 000 mg de vitamine D

*Vitamine B :* 2 comprimés à dosage élevé du complexe B par jour : 100 mg de $B_1$, 100 mg de $B_2$, 20 mg de $B_3$, 50 mg de $B_6$ et 100 à 200 µg de $B_{12}$

*Acide folique :* 800 µg par jour

*Vitamine C :* 100 mg par jour

*Vitamine E :* 400 UI par jour

*Multiminéraux :* 1 à 2 comprimés par jour

*Gluconate de calcium* ou *Bone Support*™ : 1 000 mg par jour

*Fer :* 1 comprimé tous les 3 jours

*Potassium :* 99 mg ; 1 fois par jour

## Groupe Ba

*Vitamine A :* 10 000 UI, 1 fois par jour, avec 800 à 1 000 mg de vitamine D

*Vitamine B :* 1 à 3 comprimés à faible dosage du complexe B par jour : 5 à 10 mg de $B_1$, 5 à 10 mg de $B_2$, 10 mg de $B_3$, 50 mg de $B_6$ et 100 à 500 µg de $B_{12}$

*Acide folique :* 400 µg par jour

*Vitamine C :* 250 mg par jour

*Vitamine E :* 400 UI par jour

*Multiminéraux :* 1 à 2 comprimés par jour

*Gluconate de calcium* ou *Bone Support*™ : 500 à 700 mg par jour

*Acide chlorhydrique :* 1 comprimé par jour si vous avez des gaz ; par la suite, 1 comprimé tous les 2 ou 3 jours si vous digérez bien vos aliments (prenez toujours 1/8 comprimé de présure pour prévenir l'acidité gastrique)

*Fer :* 1 comprimé tous les 3 jours

*Varech :* 1 à 2 comprimés avec les repas

*Potassium :* 99 mg par jour, ou tous les 2 jours

## Chapitre 13

# Bien manger

Savoir comment manger peut s'avérer aussi important pour votre santé que savoir quoi manger. Trop peu de gens s'intéressent à la question en sillonnant les allées des magasins d'aliments naturels où ils palpent les tomates biologiques pour vérifier si elles sont mûres ou interrogent le poissonnier pour savoir si le saumon qu'il est en train de fileter est un poisson sauvage ou d'élevage.

Comme je l'ai dit et répété maintes fois dans cet ouvrage, nous sommes au cœur d'un merveilleux changement qui incite les gens à se poser des questions sur la qualité et la véritable valeur nutritive de ce qu'ils mangent. Or, ce n'est qu'une partie de l'art de nourrir le corps et de prévenir la maladie.

Les régimes alimentaires que je recommande présentent deux aspects tout aussi importants l'un que l'autre : bien entendu, le premier consiste à déterminer *quels* aliments l'individu devrait manger en fonction de son groupe sanguin et de son état de santé. Le second consiste à savoir *comment* il devrait manger ces aliments afin de favoriser une digestion optimale. Manger correctement est souvent l'aspect qui représente le plus grand défi dans les régimes de ma composition.

Je conçois que mes recommandations pourront sembler extrêmes et déraisonnables aux yeux des gens, car elles exigent souvent de mes patients une révolution complète de leurs habitudes alimentaires. Mais, leur présence dans cet état dans mon cabinet de consultation s'explique par le fait qu'ils ont pour la plupart mangé des aliments qui ne convenaient pas à leur organisme et qu'ils ignorent tout des méfaits des mauvaises habitudes alimentaires sur leur santé.

Je suis désolé de priver tous les bons vivants du côté romantique ou festif de l'art de la table, mais une fois que les aliments que vous savourez après les avoir préparés avec tant de soins pénètrent dans votre organisme, tout n'est plus qu'une question de chimie. Cette darne de saumon grillée, ce sont des protéines et des acides gras oméga-3. Ces belles carottes que vous passez à l'extracteur à jus sont, à mes yeux, du carotène et du sucre. Ce que vous considérez comme du céleri est selon moi du sodium (une de ses composantes principales). Cette pastèque juteuse dans laquelle vous mordez par un jour torride d'été, c'est de la silice.

Le fait de comprendre les composantes chimiques des aliments m'aide à déterminer les aliments que vous devriez manger pour guérir vos maux. Par contre, pour tirer la plus grande valeur nutritionnelle des aliments, vous devez les digérer complètement, ce qui nécessite des interactions avec des enzymes bien précises. Peu importe la quantité de nourriture que vous mangez, les repas non digérés ou mal digérés vous privent des vitamines, des minéraux et des éléments essentiels qui dynamisent ou revitalisent votre organisme. Je suis sûr que votre mère vous a dit à un moment ou à un autre de manger lentement et de bien mastiquer vos aliments. Aujourd'hui, les gens accomplissent plusieurs tâches à la fois et engloutissent leurs repas en cliquant de la souris et en surfant à toute allure sur la toile. On porte moins d'attention aux bonnes habitudes alimentaires et on y pense encore moins que lorsqu'on mange en regardant la télévision.

Voici ce qui se produit si vous ne mastiquez pas vos aliments correctement. Pour commencer, vous n'activez pas vos glandes salivaires, ce qui fait qu'elles ne sécrètent pas les quantités de ptyaline indispensables à la digestion. En effet, la ptyaline, cette enzyme qui digère les féculents, est sécrétée dans la salive. Les féculents bien mastiqués passent dans l'estomac avec assez de ptyaline pour assurer leur digestion en deux heures environ, mais les féculents insuffisamment mastiqués peuvent rester dans l'estomac jusqu'à cinq heures et, même dans ce cas, pourront ne pas être entièrement digérés.

La mastication correcte est seulement la première étape de l'activation de la sécrétion de l'indispensable ptyaline. Cette enzyme vitale agit seulement en milieu alcalin et les acides, même les plus doux, inhibent son fonctionnement. Si vous mangez un aliment acide, comme une orange ou un ananas, avec un féculent, des céréales par exemple, vous nuisez au processus de digestion. Par ailleurs, les fruits et les féculents ne sont pas les seules combinaisons qui laissent à désirer. On ne devrait jamais manger de protéines et de féculents ensemble. L'enzyme qui amorce la digestion des protéines, la pepsine, est sécrétée dans l'estomac et exige un milieu acide pour agir. La ptyaline qui amorce la digestion des féculents exige pour sa part un milieu alcalin. Quand les deux enzymes (pepsine et ptyaline) sont sécrétées en même temps, elles se neutralisent mutuellement. Vous pouvez donc imaginer ce qui se produit dans votre système digestif quand vous dévorez un sandwich au rôti de bœuf apparemment inoffensif, ou du poisson pané avec des frites.

Le diagramme suivant illustre comment combiner efficacement les aliments. Comme vous pouvez le constater, le duo viande-pommes de terre, pilier du régime alimentaire américain, n'est plus au menu. Par contre, les légumes, le tofu, les noix et les graines peuvent accompagner tant les protéines animales que les féculents. On devrait manger à part les fruits de nature acide ou alcaline.

## À faire, à ne pas faire… et quelques conseils

1. Ne mangez pas si vous êtes nerveux ou tendu. En situation de stress, même les aliments bénéfiques peuvent avoir des effets contraires.

2. Ne consommez jamais d'aliments ou de liquides exagérément chauds ou froids. La chaleur et le froid extrême causent un choc aux cellules de l'organisme et nuisent à l'activité des sucs gastriques.

3. NE MANGEZ PAS ENSEMBLE dans un même repas un aliment glucidique et une protéine animale. Les enzymes nécessaires à la digestion des glucides ne sont pas les mêmes que celles qui servent à digérer les protéines. Si vous mangez des glucides et des protéines animales ensemble, les enzymes nécessaires à leur digestion se neutralisent mutuellement, ce qui minimise la valeur nutritionnelle que votre organisme tire des aliments. Les légumes sont digérés en une heure ou une heure et demie ; les viandes et les féculents, en cinq à huit heures. Suivez ce guide de combinaisons alimentaires.

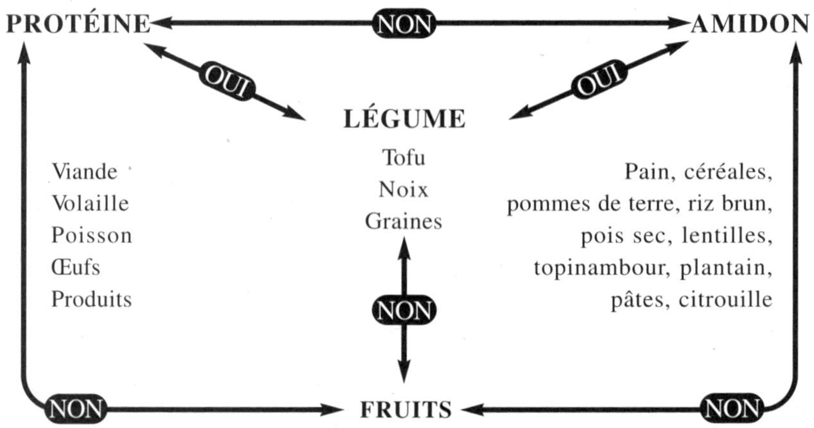


4. Utilisez des ustensiles de cuisson en fonte, en acier inoxydable, en porcelaine, en fonte émaillée ou en CorningWare™. N'utilisez pas d'ustensiles traités au téflon, en aluminium ou en plastique.

5. Mangez les aliments plus laxatifs en premier, par exemple les légumes avant la viande.

6. Mangez des aliments de provenance biologique. Si vous ne pouvez pas vous en procurer, utilisez des légumes frais ou congelés, jamais en conserve. Les aliments biologiques sont coûteux, mais constituent un sage investissement pour votre bien-être futur.

7. Mangez les légumes indiqués dans votre fiche de régime. Ceux qui n'en font pas partie sont à éviter absolument.

8. Il faut laver tous les légumes avant de les cuisiner. Examinez-les sous la lumière pour vérifier la présence possible d'insectes.

9. Mangez au moins trois à cinq légumes verts par repas. Le quart d'un paquet de chacun de ces légumes congelés suffit pour un repas.

Je sais que l'idée de combiner vos aliments pourra vous causer un choc. J'ai eu des patients qui m'ont assuré qu'ils ne pourraient jamais s'adapter à une façon aussi ridicule de manger ! Et qu'il était anti-américain de ne pas manger de dinde, de sauce de canneberges et de patates douces à l'Action de grâces ! Je leur ai rappelé à quel point ils se sentaient léthargiques et ballonnés après un repas de fête et pas seulement parce qu'ils avaient trop mangé : leur digestion était ralentie par une mauvaise combinaison d'aliments. Quand les protéines ne sont plus combinées aux aliments amidonnés, les gourmands n'ont plus l'estomac lourd aux fêtes ; ils peuvent se sentir « comblés » sans être obligés de desserrer leur ceinture et de défaire le premier bouton de leur pantalon.

En combinant vos aliments correctement, votre digestion sera plus rapide et votre estomac vous paraîtra vide. Au début, ce changement vous donnera peut-être l'impression que vous n'avez pas mangé assez et vous aurez peut-être envie d'un bout de pain ou d'un dessert pour vous combler. L'estomac devrait avoir la taille d'un poing fermé, mais une mauvaise alimentation le distend d'une façon qui n'a rien de naturel. Ce type d'extension est à l'origine de problèmes fréquents : hernie hiatale, ulcères perforés et ulcères gastriques. Quand votre estomac aura rapetissé et retrouvé sa taille saine et normale, vous constaterez que votre appétit sera satisfait avec beaucoup moins de nourriture.

Les bonnes combinaisons alimentaires font aussi partie des raisons qui expliquent en grande partie la perte de poids naturelle constatée par mes patients. Avant le traitement, le régime alimentaire de la plupart d'entre eux ressemble à ceci : céréales, rôtie et café au déjeuner ; sandwich et fruit au dîner ; viande, pommes de terre et dessert sucré pour souper. Par ailleurs, quand ils ont faim, ils s'empiffrent souvent de biscuits, de beignets et d'autres glucides. Quand vous combinez correctement vos aliments, les fringales de glucides disparaissent et les kilos excédentaires fondent sans effort et ne reviennent pas.

Je ne saurais trop insister sur l'importance de manger correctement. Votre organisme n'aura plus à lutter contre lui-même pour se nourrir convenablement, ce qui l'aidera à retrouver son niveau de vitalité normale.

## *Adoptez progressivement votre nouveau régime*

Avant d'apporter d'importants changements à votre régime alimentaire, je vous demande de vous rappeler qu'ils exigent des modifications considérables à votre style de vie. La majorité des gens mangent mal depuis toujours et sont « accros » à plusieurs aliments. Il vaut mieux faire des changements lents et prudents. Pour la majorité des gens, suivre à la lettre un nouveau régime alimentaire s'avère parfois très anxiogène. Votre organisme vit déjà probablement du stress sur le plan nutritionnel, vous ne voulez donc pas en ajouter. Prenez un à trois mois pour adopter votre nouveau régime alimentaire. Les vieilles habitudes ont la vie dure, mais une fois que cette façon de faire sera devenue un style de vie, elle vous semblera naturelle et vous vous demanderez comment vous avez déjà pu manger autrement.

### Faire les courses

✓ Recherchez des légumes de culture biologique. Si vous n'en trouvez pas, utilisez des légumes frais ou congelés, mais ne consommez jamais des légumes en boîte. Les aliments biologiques sont plus coûteux, mais représentent un sage investissement pour votre bien-être futur. Essayez de trouver un marché local de produits biologiques ; aujourd'hui, on peut cependant se procurer des aliments biologiques dans la majorité des principaux supermarchés en plus des boutiques spécialisées.

✓ Choisissez les légumes énumérés dans votre fiche de régime. Vous devriez éviter complètement ceux qui ne font pas partie de la liste.

✓ Oubliez la laitue iceberg. Sa valeur nutritionnelle est minimale.

✓ Achetez des bananes qui n'ont pas été mûries au gaz. Les bananes des Caraïbes importées en Amérique du Nord sont cueillies avant d'être mûres ; on les fait mûrir à leur arrivée en les vaporisant d'éthylène, un gaz naturel. La chimie du fruit en est énormément altérée.

✓ Choisissez des jus de fruits vendus dans des contenants en verre et qui ne contiennent aucun sucre ajouté ni aucun agent de conservation.

✓ Le poisson devrait toujours être acheté frais. Quand les yeux sont gris et incolores, le poisson n'est pas frais ou a été congelé. La chair derrière les ouïes devrait être d'un beau rouge vif. N'achetez jamais de poisson fileté ou étêté. Évitez les poissons d'élevage, étant donné qu'ils vivent dans des bassins souvent saturés d'antibiotiques et d'excréments de poissons.

✓ Vous pouvez manger de la morue en hiver, de décembre à avril. Durant l'été, elle s'approche des côtes et est souvent porteuse d'un ver.

✓ Évitez le thon et l'espadon, qui contiennent beaucoup de mercure.

- ✓ Évitez le homard, les crevettes et les myes, car ce sont des charognards, aussi susceptibles de contenir des concentrations plus élevées de mercure toxique.

- ✓ La majorité des viandes offertes dans les boucheries sont attendries aux stéroïdes. Dans la mesure du possible, achetez de la viande qui n'a pas été injectée et qui vient de bétail élevé en liberté.

- ✓ Les abats sont bien meilleurs pour l'organisme que la viande des muscles, parce qu'ils ne contiennent pas d'acide urique concentré dans les muscles.

- ✓ Pour conserver le tofu, déposez-le dans un contenant fermé et rempli d'eau et placez-le au réfrigérateur. Changez l'eau tous les jours pour conserver le tofu frais. Utilisez-le avant qu'il ne devienne visqueux, qu'il change de couleur ou qu'il ait un goût aigre.

- ✓ Plus le fromage est dur, plus le décompte bactériologique est élevé. Privilégiez les fromages à pâte plus molle, comme la mozzarella ou la ricotta.

- ✓ Achetez des noix fraîches. Elles rancissent rapidement.

- ✓ De nos jours, il n'y a aucune raison de consommer du lait de vache avec toutes les délicieuses solutions de remplacement biologiques sur le marché (comme la boisson d'amandes, de soja et de riz).

- ✓ Lisez toutes les étiquettes quand vous achetez des aliments emballés. Évitez les aliments qui contiennent des agents de conservation artificiels dans l'aliment ou l'emballage.

## Cuisiner

✓ Les ustensiles de cuisson devraient être en fonte, en inox, en porcelaine, en fonte émaillée ou en CorningWare™. Évitez les ustensiles traités au téflon ainsi que ceux en aluminium et en plastique.

✓ Lavez soigneusement tous les légumes ; examinez-les attentivement pour vérifier la présence d'insectes.

✓ Ne faites jamais bouillir les légumes : ils perdent leur valeur nutritionnelle. Il faut les manger crus ou cuits à la vapeur. Procurez-vous une marguerite ou un autocuiseur.

✓ Quand vous cuisinez pour des patients très malades, faites cuire tous les légumes à la vapeur : ils se digèrent et s'évacuent mieux ainsi.

✓ Consultez votre médecin avant d'acheter un extracteur à jus, étant donné que les jus de légumes sont des aliments très concentrés qui pourront s'avérer nocifs pour vous dans l'état actuel de votre santé.

✓ Le riz brun devrait être cuit avec 10 g (2 c. à thé) de levure alimentaire ; celle-ci décompose le riz et le rend plus assimilable.

✓ Les haricots de soja séchés doivent être mis à tremper 24 heures avant leur utilisation. Durant la cuisson, il faut changer l'eau chaque fois qu'elle se couvre d'une pellicule blanche (trois fois, en général). On prévient ainsi les flatulences.

✓ Ne faites jamais chauffer ou cuire le miel naturel, étant donné que ses enzymes sont détruites sous l'effet de la chaleur.

✓ Il faut que toutes les huiles soient fraîches et conservées au réfrigérateur. Les meilleures huiles à cuisson sont l'huile d'olive, l'huile de pépins de raisin, l'huile de lin et l'huile de sésame. Évitez la cuisson à l'huile de carthame.

## Manger

✓ Ne mangez pas quand vous êtes nerveux ou tendu. Les aliments même bénéfiques peuvent avoir des effets contraires si vous les consommez quand vous êtes irrité ou anxieux.

✓ Ne buvez jamais de liquides exagérément chauds ou froids. La chaleur et le froid extrême causent un choc aux cellules de l'organisme et nuisent à l'activité des sucs gastriques, en plus d'endommager les membranes délicates de l'œsophage. Assurez-vous cependant de boire beaucoup d'eau entre les repas.

✓ Mangez au moins trois à cinq légumes verts par repas.

✓ Des légumes au déjeuner ? Oui, si vous en avez envie : ils sont bons en tout temps.

✓ Ne mangez pas de fruits immédiatement avant ou après un repas. Il faut les consommer vingt minutes avant ou quarante-cinq minutes après la fin du repas.

✓ Attendez toujours trente minutes après avoir bu un jus de légumes ou de fruits avant de manger des aliments solides.

✓ Ne buvez pas en mangeant. L'eau et le jus diluent les sucs digestifs.

- ✓ Il faut bien mastiquer les noix et les manger en petites quantités – une poignée. Les noix, les amandes, les pacanes et les graines de tournesol sont les plus bénéfiques.

- ✓ Les apports quotidiens en vitamines et en suppléments devraient être espacés et administrés à l'heure des repas. Ne prenez jamais plus de suppléments que ce qui vous a été recommandé, étant donné qu'ils peuvent s'avérer nocifs en trop grande quantité. Buvez le moins d'eau possible en prenant vos vitamines et ne les prenez jamais avec du jus. Consultez votre médecin avant de prendre des vitamines ou des suppléments, car ce sont des substances alimentaires concentrées. Les aliments ne sont peut-être pas assez concentrés pour revitaliser votre organisme, aussi pourra-t-on vous prescrire certaines vitamines durant une période indispensable.

- ✓ Tous les groupes sanguins peuvent manger des fruits séchés, à condition qu'ils aient été achetés dans un magasin d'aliments naturels et que vous n'ayez pas de problèmes avec le sucre. Par contre, les fruits séchés étant des aliments concentrés, consommez-les en petites quantités.

## Règles

- ✓ Ne mangez pas un glucide et une protéine durant le même repas. Suivez le guide des combinaisons alimentaires.

- ✓ Tous les dîners devraient être végétariens.

- ✓ Ne mangez pas de fruits acides et alcalins durant le même repas.

- ✓ Buvez de six à huit verres d'eau par jour. L'eau du robinet, filtrée à travers un purificateur d'eau fixé à votre évier, convient bien. L'eau de source et l'eau minérale embouteillées dans des bouteilles en verre sont aussi recommandées, mais évitez absolument les eaux gazeuses et les eaux chargées. L'eau nettoie les reins et les reins filtrent le sang. L'eau aide vos reins à fonctionner de façon optimale et les protège des maladies. Ne buvez pas d'eau embouteillée dans des bouteilles de plastique, étant donné que les composantes chimiques du plastique fuient dans l'eau. (Les eaux embouteillées européennes sont à privilégier en raison de leur rigueur dans la description sur les étiquettes de leur valeur et de leur contenu. Choisissez l'eau embouteillée dans des bouteilles de verre vert ou bleu.)

✓ Ne mangez pas un sucre avec une protéine, par exemple, une viande suivie d'un dessert.

✓ Vous ne devriez entreprendre un jeûne qu'après avoir consulté votre fournisseur de soins de santé. Le jeûne peut représenter un choc pour l'organisme. Quand aucun aliment n'est ingéré, le corps prend sa nourriture dans le côlon, ce qui entraîne de la fermentation dans l'organisme.

✓ Entraînez-vous avant de manger et non après. Le fait de se reposer après avoir mangé permet au sang de se concentrer dans l'estomac pour participer à une bonne digestion des aliments. L'exercice fait affluer le sang vers les extrémités et inhibe la digestion.

## Chapitre 14

# Programme de prévention pour les enfants

La promotion de la santé et la prévention de la maladie devraient commencer dès la naissance. Le lait maternel est la première nourriture que le nouveau-né devrait recevoir, étant donné qu'il contient tous les nutriments essentiels dont l'organisme du nourrisson a besoin... Pourtant, d'entrée de jeu, la majorité des enfants sont mal nourris.

Aucune industrie alimentaire n'est plus normalisée en ce qui concerne la production que l'industrie de la nourriture pour bébés, avec ses préparations sucrées pour nourrisson, ses purées de légumes et de fruits et ses céréales crémeuses. Une fois que l'on commence à nourrir ses enfants avec des préparations lactées ou par la suite avec des aliments conditionnés pour bébés (comme des carottes, des bananes, des abricots, et cetera, écrasés et en purée), la majorité d'entre eux partent sur le mauvais pied alors que leur vie ne fait que commencer.

Par ailleurs, les parents enseignent à leurs enfants à manger comme eux : ainsi, plusieurs goûtent aux aliments avant de les offrir à leur enfant et ajoutent du sel ou du sucre si le goût ne leur convient pas. (Or, la plupart des aliments pour bébés contiennent déjà du sel et du sucre ajoutés pour plaire aux papilles gustatives parentales !) Comme les enfants apprennent à aimer ce que leurs parents aiment, nous pouvons élargir la portée du dicton « vous êtes ce que vous mangez » pour y inclure « vous êtes aussi ce que vos parents mangent ».

À l'instar des adultes, il faudrait que tous les enfants soient nourris individuellement, en fonction de leur groupe sanguin. C'est ainsi que nous pourrons favoriser l'épanouissement de leur corps et de leur esprit. J'ai traité des enfants dont les parents et les grands-parents ont suivi le régime des 4 Groupes sanguins (mes enfants et petits-enfants ont eux-mêmes été éduqués ainsi) : il est clair que ces enfants ont moins de problèmes de santé et une nature plus équilibrée que ceux qui viennent initialement à ma clinique pour obtenir des conseils ou des traitements.

Tous les enfants peuvent être – devraient être – resplendissants de santé et remplis d'énergie. Ils développeront leurs talents et leurs dons innés si les parents surveillent leur régime alimentaire et leur programme d'exercice, et se servent des indices fournis par leur groupe sanguin.

On peut prévenir près de 90 % des maladies infantiles. La plupart ont pour cause de mauvaises habitudes alimentaires ou des bouleversements émotionnels. Les enfants se développent sainement s'ils ne mangent pas de sucre et d'aliments riches en glucides, si leur chambre est aérée la nuit, s'ils font assez d'exercice et prennent suffisamment de repos, s'ils prennent les vitamines adéquates et mangent selon leur groupe sanguin et s'ils ont la sécurité affective.

Les parents doivent aussi se rappeler que l'enfant qui est venu au monde grâce à eux possède un esprit et un destin bien à lui. Ils doivent le guider avec amour et lui offrir un soutien positif tout en étant conscients de leurs propres habitudes et actions, étant donné que leurs enfants les imiteront, consciemment ou non. Si vous fumez, vos enfants risquent de fumer. Si vous mangez de la viande rouge tous les jours et buvez un verre de lait chaque repas, vos enfants seront enclins à vous imiter. Si vous mangez des friandises quand vous êtes irrité, vos enfants suivront votre exemple.

Les enfants veulent qu'on les aime et feront tout ce qu'ils peuvent pour plaire. Si la maladie leur procure l'attention qu'ils veulent désespérément obtenir, ils apprendront à être malades. On peut très certainement contracter une maladie à dessein.

## *Chaque enfant est unique*

Jean et Édouard sont frères. Mince et nerveux, Jean a six ans, les yeux bleus et les cheveux blonds. Édouard a quatre ans. Il est de constitution plus robuste, il a les cheveux bruns frisés et les yeux brun foncé. Jean est extrêmement sensible et très intelligent ; ses enseignants disent de lui que c'est un enfant brillant. Édouard est un garçon robuste qui adore jouer au baseball et faire du vélo. Il se prétend le plus dur à cuire de sa garderie : « Quand quelqu'un me donne un coup de poing, je lui en redonne un et je gagne. » Alors que Jean passe des heures à dessiner avec des crayons et du papier, Édouard préfère faire rouler ses camions « à tombeau ouvert » dans la salle de jeux.

Bien qu'Édouard ait tendance à imiter son frère aîné, il est évident qu'avec les années, les deux garçons cultiveront des intérêts radicalement différents. Jean s'investira probablement dans des activités artistiques et intellectuelles, alors qu'Édouard préférera probablement les sports. Même en ce moment, leurs ambitions sont différentes : Jean veut devenir artiste et Édouard, policier. Leurs préférences alimentaires sont aussi déjà marquées. Jean n'aime pas beaucoup la viande et préfère le poulet au bœuf. Il adore les légumes et préfère un fruit frais à des biscuits. De son côté, Édouard adore les hamburgers et le beurre d'arachides et déteste les salades.

Ces deux garçons sont élevés dans la même famille et par les mêmes parents et dorment dans la même chambre. La nourriture à leur disposition est la même et ils partagent généralement les mêmes jouets. Leur différence tient à leur groupe sanguin. Jean est du groupe A et Édouard, du groupe O. Cette différence peut éveiller les parents au caractère unique de leurs garçons et les aider à déterminer le type de régime alimentaire, de programme d'exercice et d'environnement d'apprentissage qui conviennent à chacun. Si les parents prennent ces facteurs en compte et agissent en conséquence, les deux enfants excelleront probablement à l'école.

En vérifiant le groupe sanguin de vos enfants, vous pourrez déterminer un régime alimentaire et un style de vie qui conviennent précisément à leurs besoins individuels. Il est évident que les enfants ne seront pas divisés en fonction de leur groupe sanguin en classe ; par contre, vous pourrez certainement renseigner les enseignants de vos enfants sur ce qui leur réussit le mieux en ce qui concerne l'apprentissage et par ailleurs appliquer cette information à la maison. Modifier le régime alimentaire et les habitudes d'exercice de vos enfants en fonction de leur groupe sanguin peut se traduire par des réalisations scolaires qui dépasseront vos espoirs et les rêves que vous faites pour eux.

Enfin, voici ce que vous pouvez faire pour vos enfants, quel que soit leur groupe sanguin :

- Confectionnez vos propres aliments pour bébés avec des légumes biologiques ; au besoin, n'achetez que des aliments biologiques pour bébés dans des pots en verre.

- Utilisez des gobelets ou des biberons sans BPA ; les bouteilles de plastique peuvent laisser fuir un composé chimique toxique, le bisphénol A (BPA) dans les préparations lactées et le lait maternel.

- Lisez toujours, *toujours,* la liste des ingrédients si vous utilisez une préparation lactée pour nourrissons plutôt que du lait maternel, car parmi ces produits, plusieurs sont bourrés de produits chimiques et d'agents de conservation. Surveillez ce que vous donnez à manger à votre enfant.

## *L'enfant du groupe O*

Les enfants du groupe O doivent utiliser leur corps. Dans leur cas, le secret de la créativité et d'un bon rendement scolaire passe par un programme d'exercices physiques vigoureux. Avant le début des cours et sporadiquement durant la journée, ces enfants devraient participer à des activités physiques vigoureuses. Les jeux qui font appel à la course, par exemple le basketball, sont extrêmement bénéfiques, car les enfants O deviennent plus alertes quand ils sont actifs physiquement. Il serait mieux pour eux de courir et de jouer avant un examen que de s'asseoir en silence pour étudier. Ces enfants ont « un indice d'octane élevé ».

Les meilleurs pédagogues pour les étudiants du groupe O seraient les enseignants actifs et enthousiastes. Les méthodes d'apprentissage qui font appel à la compétition seraient efficaces avec les O parce qu'ils ont une nature très compétitive. Ils aimeraient donc les concours d'épellation. À la maison, l'enfant s'attaquera à ses devoirs avec énergie durant un moment, mais s'il ne fait pas une pause après une heure environ de travail intellectuel pour pratiquer une activité physique, il sera probablement gagné par l'ennui et la fatigue. Les parents devraient se rappeler que leur enfant O a besoin d'activité physique.

Il faudrait que les pièces où étudient et jouent les enfants O soient décorées de couleurs vives. Les orangés, les jaunes et les rouges éclatants conviennent bien : comme ces couleurs répondent à l'énergie du groupe O, elles stimuleront leur capacité d'apprentissage.

Les besoins alimentaires des enfants O exigent des protéines en grande quantité, généralement en deux repas par jour. La protéine est un aliment très énergétique et l'enfant O carbure à ce qui est très énergétique.

## *L'enfant du groupe A*

Ce sont les enfants de l'intellect ; leur énergie vient de leur système nerveux plutôt que musculosquelettique. Les enfants A adorent lire et travailler tranquilles en solitaire. Ils sont bons dans les jeux qui exigent de la stratégie plutôt que de l'endurance, étant donné que l'énergie de leur corps tend à provenir de leur système nerveux.

Les environnements sereins sont ceux qui conviennent le mieux aux enfants A ; s'ils ne vivent pas dans un environnement idéal, ils ont tendance à l'hyperactivité et l'on peut les prendre à tort pour des enfants O. En raison de l'extrême sensibilité de leur système nerveux, une stimulation excessive dans leur environnement entraîne une réponse frénétique dans le réseau délicat de leur organisme. Leur système nerveux réagit à tous les sons et à tous les mouvements. Il arrive que ce soit des enfants toujours en action, qui parlent ou se trémoussent sans arrêt. L'activité extérieure qui les entoure engendre une activité à l'intérieur de leur corps. Il faut donc les entourer de calme et de paix si l'on veut qu'ils soient capables d'utiliser leur intellect de façon efficace.

Les enfants A s'épanouiraient avec des enseignants qui encouragent le travail individuel. Les pédagogues pourraient travailler avec chaque enfant et lui offrir à la fois la compréhension et des éloges. L'idéal pour les enfants de ce groupe serait une brève promenade à pied ou une période de yoga ou d'exercices d'étirement avant le début des cours. Les enfants A nourris correctement étant capables de se concentrer durant de longues périodes, ils ne s'épanouiraient pas dans un programme scolaire qui insisterait sur l'étude de plusieurs sujets durant de brèves périodes. Les A réussissent mieux quand on leur assigne des projets qui leur permettent d'utiliser leur intellect et leur créativité. Par ailleurs, les jeux de compétition ne les attirent pas.

L'environnement idéal pour les enfants A est décoré de bleus et de verts, des couleurs apaisantes. Comme les enfants A sont plus intellectuels que physiques, leurs besoins nutritionnels n'exigeront probablement pas une importante consommation de protéines. Il faudrait que les dîners soient végétariens et que les produits laitiers soient éliminés dans la mesure du possible. Les aliments légers favorisent la vivacité intellectuelle.

## *L'enfant du groupe B*

Ces enfants profitent du meilleur des deux mondes : ils sont entre le groupe O et le groupe A. Les enfants du groupe B sont des organisateurs-nés. Ce sont eux qui mettent sur pied la partie de basket dans le quartier. Comme ils adorent communiquer et partager, ils aiment beaucoup les activités de groupe. Ils ont un esprit méthodique et préfèrent les environnements dépouillés. Ils ne sont pas à l'aise dans une salle de classe où les pupitres sont placés n'importe comment : ils préfèrent une disposition précise, en rangs, en cercles ou en demi-cercles.

Sur le plan physique, ils sont aussi entre le groupe A et le groupe O. Les exercices d'étirement avant le début des cours leur sont bénéfiques le matin, suivis d'un exercice physique vigoureux avant les cours de l'après-midi. Ils sont bons dans les sports d'équipe. S'ils commencent à s'entraîner à la course, ils le feront probablement avec un ami. Les enfants B aiment à discuter de leurs devoirs avec leurs parents, une sœur ou frère aînés ou un ami.

En classe, les B profitent de l'étude en groupe. Ils excellent sous la supervision d'enseignants dotés d'une nature de meneur et d'excellentes habiletés de communication. Ils devront par contre être ordonnés et présenter à l'enfant un programme scolaire bien pensé. L'intellect des enfants B s'articule autour des relations ; par conséquent, ils aimeraient que les sujets à l'étude durant la journée suivent un ordre naturel. Ainsi, l'histoire devrait suivre la géographie, et non les mathématiques.

En raison de leur souplesse innée, les enfants B sont à l'aise avec toutes les couleurs du spectre. Que leur chambre soit jaune, orange, bleue ou verte, ils seront capables de bien fonctionner.

Il faudrait que le dîner de l'enfant B présente un équilibre entre des aliments très riches en protéines et des aliments plus légers. Un seul repas par jour devrait contenir des protéines.

## *L'enfant du groupe AB*

Ces enfants pourront présenter des caractéristiques d'intensité variable, autant du groupe A que du groupe B. Pour comprendre l'enfant AB, les parents auraient avantage à lire les sections sur les deux groupes. Les enfants AB ont généralement un système nerveux délicat et une nature essentiellement intellectuelle. En général, ils sont très créatifs, ce qui peut se manifester quand ils participent à des activités sociales comme le théâtre ou la gymnastique.

Pour déterminer quel est le groupe qui domine, du A ou du B, il faudra que les parents observent attentivement leur enfant. S'il a des problèmes de muqueuses, beaucoup d'énergie nerveuse et de la difficulté à se concentrer, il tend probablement vers le groupe A. Les recommandations concernant ce groupe seront vraisemblablement utiles dans son cas. D'un autre côté, s'il aime fréquenter des amis, adore l'organisation et la médiation et se montre excellent stratège dans les sports, il tend probablement vers le groupe B. Les recommandations concernant ce groupe pourraient être utiles dans son cas.

Les étirements et le yoga sont les meilleures formes d'exercices pour les enfants AB, mais certains pourront avoir besoin d'activités physiques plus vigoureuses. Il faudra que ceux qui leur enseignent soient aux aguets pour trouver les moyens qui permettront de cultiver au maximum la créativité et l'intellect de ces enfants. Certains étudiants AB préféreront réaliser des projets en solo, tandis que d'autres aimeront mieux travailler en équipe.

Leur régime devrait tendre vers des aliments plus légers, présenter peu de protéines animales, et le moins possible de produits laitiers.

## *Menus familiaux*

Il n'est pas toujours facile de surveiller l'alimentation de nos enfants. Ils n'en font qu'à leur tête et, en vieillissant, ils feront des expériences et seront attirés par de nouvelles cultures et de nouveaux aliments.

Tout cela est compliqué par la présence possible d'individus de groupes sanguins différents dans une même famille. Par où commencer ? Comme je l'ai dit tout au long de cet ouvrage, débarrassez-vous des sucres, des friandises, des aliments conditionnés et des aliments vides. Ils sont mauvais pour tout le monde. Ajoutez plus de légumes verts, tout le monde en a besoin.

Planifiez les menus en fonction des aliments qui sont bons pour tous les groupes sanguins dans votre famille. Commencez par un aliment de base convenant à tous, puis ajoutez un peu de viande pour le O et réduisez les œufs pour le A. Faites du mieux que vous pouvez.

Et n'oubliez pas que les enfants imitent leurs parents. Vous souvenez-vous du garçon asthmatique du groupe A ? Bien que son état se soit rapidement amélioré après que ses parents eurent éliminé les produits laitiers, ses symptômes sont revenus en force quand il a mangé des sucreries avec son père après le souper.

Il n'est pas toujours facile de faire ce qui est le mieux pour nos enfants, mais à long terme, cela en vaut la peine parce que cela protège leur santé et leur vitalité.

## Chapitre 15

# Maladies infantiles et remèdes

Il est inévitable que les enfants contractent des maladies ou aient des troubles physiques en grandissant. Certains états comme la poussée dentaire sont douloureux à supporter, mais font partie du processus de croissance ; par ailleurs, les maladies, comme la rougeole, aident les enfants à bâtir leur système immunitaire et le renforcent effectivement jusqu'à ce qu'ils deviennent adultes. Qu'il s'agisse de maladies ou de douleurs de croissance, ces expériences peuvent s'avérer anxiogènes tant pour les enfants que pour les parents.

Ce chapitre présente les causes possibles des maladies infantiles répandues et leurs traitements. Une alimentation saine en fonction du groupe sanguin individuel est au cœur de ma croyance et du programme que j'ai décrit dans cet ouvrage. Mes enfants et mes petits-enfants ont tous été nourris en fonction de leur groupe sanguin et ils ont tous eu des vies exceptionnellement saines et dynamiques.

Certaines conditions toutefois, comme l'érythème fessier, l'otite ou l'eczéma atopique, pourront exiger d'autres thérapies, par exemple des produits de phytothérapie ou des remèdes homéopathiques, pour favoriser le processus de guérison. J'ai établi une liste de recommandations pertinentes quand c'était approprié.

J'espère que cette liste élargira votre compréhension de l'état de votre enfant et qu'elle vous aidera à répondre avec plus de calme et d'assurance à ses besoins. Comme toujours, il faudrait appliquer mes suggestions en collaboration avec votre médecin.

## Asthme

*Causes possibles :* l'incidence d'asthme a grimpé en flèche durant les dix dernières années, en particulier chez les enfants des zones urbaines, et l'on sait que la pollution de l'air est l'une des principales causes de cette maladie. Les voies respiratoires deviennent sensibilisées et irritées, et l'exposition subséquente aux irritants dans l'atmosphère – et aux produits chimiques domestiques – peut exacerber la condition et déclencher la maladie.

*Traitement :* l'asthme est aussi une condition qui nous révèle que les déchets ne sont pas éliminés adéquatement par les reins et l'intestin. Il est essentiel que les enfants asthmatiques éliminent régulièrement les déchets de leur organisme et que leurs reins soient purgés avec de l'eau. Ils doivent donc ingurgiter de grandes quantités d'eau, de préférence de huit à dix verres par jour, pour nettoyer leur intestin et liquéfier le mucus engorgeant leur système respiratoire. Si l'enfant refuse de boire beaucoup d'eau, on peut lui offrir du jus de fruit, mais en le diluant avec de l'eau.

Quel que soit le groupe sanguin de l'enfant, il faudrait éliminer de son alimentation tous les produits laitiers ainsi que toutes les sucreries, y compris les gâteaux, le chocolat, la crème glacée et les biscuits. Il faudrait également réduire la consommation de viande. Remplacez le lait entier par de la boisson de soja et éliminez le fromage. Par ailleurs, les enfants devraient manger beaucoup de légumes verts et prendre des suppléments de vitamines A, D et C pour renforcer leur système immunitaire.

Il faut éteindre les systèmes de chauffage central et à air chaud et ouvrir les fenêtres pour fournir une ventilation adéquate la nuit.

Je recommande que les enfants asthmatiques dorment la tête surélevée d'environ 7 à 10 cm (3 à 4 po) par rapport aux pieds pour faciliter la respiration.

Un mélange contenant 60 ml (2 oz) de teinture de grindélia, 20 gouttes d'osha et 15 gouttes de teinture d'échinacée et de vitamine C est efficace dans le traitement de l'asthme aigu. Prenez 10 gouttes dans 5 ml (1 c. à thé) d'eau tiède, de 3 à 5 fois par jour.

On trouve également sur le marché plusieurs remèdes homéopathiques pour soigner les problèmes d'asthme, mais il faut les utiliser seulement après avoir consulté un médecin qualifié. Il s'agit du phosphate *ferrum phosphoricum*, dilution 30 CH (2 granules, 2 fois par jour), ou de la silice 30 CH (2 granules, 2 fois par jour au besoin).

Voici d'autres solutions homéopathiques et les situations qui pourront nécessiter leur emploi :

- *Aconit* 30 CH : les symptômes de l'asthme surviennent brusquement (souvent au plus fort de l'hiver) ; la crise suit souvent un choc ou un refroidissement du temps déjà froid.

- *Phosphorous* 30 CH : l'enfant asthmatique veut des boissons glacées, il est assoiffé ou a des saignements de nez rouge vif. Sa respiration s'améliore quand il est assis, le cou et la tête inclinés vers l'arrière.

- *Callium carbonicum* 30 CH : à utiliser quand les symptômes semblent empirer (souvent de deux à quatre heures du matin) ; la toux pourra diminuer une fois que l'enfant aura vomi.

- *Antimonium tartaricum* 30 CH : vous entendez un râle dans la poitrine, mais l'enfant peine à expulser le mucus ; les symptômes empirent dans une pièce chaude et semblent diminuer quand l'enfant est assis ou dehors.

## Colique

*Causes possibles :* il s'agit d'un problème de digestion causé par un régime alimentaire inadéquat ou une mauvaise combinaison d'aliments et une production excessive d'air dans le tube digestif de l'enfant. Éliminez le sucre raffiné et les glucides. Les parents devraient se rappeler que certains légumes (comme la patate douce) sont riches en sucre et en limiter la consommation.

*Traitement :* suivez le régime alimentaire convenant au groupe sanguin de votre enfant et ajoutez-y des probiotiques et un supplément du complexe B. Les solutions homéopathiques qui s'offrent à vous et les situations pouvant nécessiter leur emploi sont les suivantes :

- *Colocynthis* 30 CH : remède typique pour la colique. L'enfant se sent généralement mieux quand il s'incline vers l'avant.

- *Magnesium phosphoricum* 30 CH : la douleur diminue en présence de chaleur et d'une légère pression appliquée sur l'abdomen.

- *Chamomilla* 30 CH : l'enfant est irritable et veut qu'on le porte, mais pas qu'on le câline. Il a toujours soif et ses selles sont vertes et sentent mauvais.

- *Lycopodium* 30 CH : les symptômes empirent de seize à vingt heures. L'enfant a des fringales de sucreries ; les boissons chaudes soulagent sa gorge.

## Rhume de cerveau

*Causes possibles :* l'une des principales causes du rhume chez les enfants est une ventilation inadéquate dans leur chambre à coucher, ce qui entraîne souvent des maux de tête et des rhumes de cerveau. La combinaison de l'air sec et de l'augmentation du $CO_2$ dans l'air ambiant durant la nuit forme l'environnement idéal pour l'apparition d'un rhume. La consommation de grandes quantités d'aliments vides et de produits laitiers est un autre facteur contributif. Ces aliments augmentent la quantité de mucus dans l'organisme et obstruent l'intestin.

*Traitement:* les fenêtres et les portes de la chambre devraient rester ouvertes durant la nuit. Un humidificateur dans la chambre est aussi utile. De plus, tous les groupes sanguins devraient prendre un surplus de vitamine C (de préférence avec échinacée) et de vitamine A. Si le rhume est logé dans l'arbre bronchique, amenez l'enfant dans la salle de bain et faites couler l'eau chaude pour créer de la vapeur : cela l'aidera à mieux respirer. Un nébuliseur auquel on aura ajouté de l'huile d'eucalyptus peut aussi aider. Il faudrait aussi surélever la tête du lit de 10 à 12 cm (4 à 5 po). Il est important que l'enfant boive beaucoup de liquide pour favoriser la défécation.

Si l'enfant tousse, mais ne produit pas de phlegme, appliquez un cataplasme de moutarde. Mélangez 225 g (1 tasse) de farine et 30 g (2 c. à soupe) de moutarde sèche. Faites un trou à la cuillère au centre du mélange et incorporez assez d'eau chaude pour former une pâte. Étendez la pâte sur un torchon de coton et appliquez le cataplasme sur la poitrine de l'enfant, la pâte sur le dessus – c'est-à-dire que le tissu du torchon doit être en contact avec l'épiderme de l'enfant, *et non* le côté enduit du mélange, afin de prévenir les brûlures. L'enfant devra rester allongé jusqu'à ce qu'il sente la chaleur du cataplasme (trois à quatre minutes). Ensuite, l'enfant se retournera sur le ventre et vous appliquerez le cataplasme sur son dos durant trois ou quatre minutes. Il faudrait qu'un adulte reste avec l'enfant durant toute la durée du traitement. N'appliquez jamais cette méthode sur un nourrisson.

Après avoir retiré le cataplasme, donnez à l'enfant une tasse de tisane de cynorrhodon bien infusée, aromatisée de 15 ml (1 c. à soupe) de miel et 5 ml (1 c. à thé) de brandy. L'enfant devra rester au lit, sous les couvertures ; le traitement pourra provoquer une sudation abondante et il faudra peut-être changer son pyjama et ses draps. Il devra aussi prendre de la vitamine C toutes les deux heures durant la journée.

Les solutions homéopathiques qui s'offrent à vous et les situations pouvant nécessiter leur emploi sont les suivantes :

- *Ferrum phosphoricum* 30 CH : à employer durant le premier stade du rhume, en particulier s'il s'est manifesté lentement et si l'enfant fait un peu de fièvre.

- *Gelsemium* 12 CH : à administrer si l'enfant est somnolent, s'il a les yeux battus et si ses membres semblent lourds.

- *Pulsatilla* 30 CH : si l'enfant se sent mieux dehors et si ses sécrétions nasales sont jaunes et épaisses ; l'enfant pleurniche et a besoin de beaucoup d'attention.

## Érythème fessier

*Causes possibles :* généralement, le problème vient de l'irritation de l'épiderme par les couches jetables mouillées ou souillées, parfois même par des couches de coton.

*Traitement :* confectionnez un baume en mélangeant 75 ml (5 c. à soupe) d'onguent de soucis, 1 à 2 gélules de vitamine E, 1 ou 2 gouttes d'huile de foie de morue et une pointe d'oxyde de zinc. L'application de ce baume après chaque changement de couche contribuera à réduire les petites irritations et inflammations. Je vous recommande également d'ajouter du bicarbonate de soude à un bain chaud et de baigner l'enfant de quinze à vingt minutes pour favoriser l'assèchement de l'irritation.

Les solutions homéopathiques qui s'offrent à vous et les situations pouvant nécessiter leur emploi sont les suivantes :

- *Sulfur* 30 CH : l'épiderme de l'enfant est marqué de plaques rouges qui provoquent des démangeaisons et empirent avec la chaleur et le bain.

- *Rhus toxicodendron* 30 CH : la condition de l'épiderme de l'enfant est pire quand il est froid et mouillé, et en particulier la nuit. L'enfant est agité et les symptômes semblent diminuer avec la chaleur et le mouvement.

## Diarrhée

*Causes possibles :* les combinaisons alimentaires impropres et la consommation excessive de glucides peuvent causer la diarrhée.

*Traitement :* augmentez l'apport en complexe B et ajoutez de l'acidophile au régime alimentaire. Une patate douce cuite au four, du riz brun, des légumes verts cuits et du pain de seigle contribueront à resserrer l'estomac et à réduire ou à soulager les symptômes.

Les solutions homéopathiques qui s'offrent à vous et les situations pouvant nécessiter leur emploi sont les suivantes :

- *Podophyllum* 30 CH : pour la diarrhée urgente du matin (consistance de soupe aux pois) et la colique ; empire de quatre à cinq heures du matin ; beaucoup de flatulences ; grande faiblesse.

- *Nux vomica* 30 CH : pour les nausées ou les vomissements à la suite d'excès de table. L'enfant est extrêmement irritable et sensible au bruit.

- *Arsenicum album* 30 CH : la diarrhée est soulagée par des compresses chaudes sur l'abdomen. À utiliser quand la diarrhée augmente après l'absorption d'aliments et de breuvages froids, en particulier de crème glacée.

## Otite

*Causes possibles :* la cause la plus fréquente de l'otite est un régime alimentaire inadéquat qui entraîne un écoulement rhinopharyngé à l'origine d'une infection des oreilles, du nez ou de la gorge.

*Traitement :* il faudrait éliminer les produits laitiers (tous groupes sanguins confondus) jusqu'à la disparition des symptômes. Si le problème est récurrent, il faut réduire la consommation de produits laitiers de façon permanente. Ajoutez de l'acidophile au régime alimentaire. Administrez quelques gouttes de Citricidal™ pour les oreilles (mélange d'huile de pamplemousse et de melaleuca).

Les gouttes pour les oreilles à base de molène sont aussi efficaces pour diminuer l'infection. Par ailleurs, l'inhalation d'un mélange d'eau et d'huile d'eucalyptus versé dans un nébuliseur peut aussi contribuer à réduire l'inflammation.

Les solutions homéopathiques qui s'offrent à vous et les situations pouvant nécessiter leur emploi sont les suivantes :

- *Belladonna* 30 CH : à utiliser quand l'otite survient brusquement avec une forte poussée de fièvre. Vérifiez les extrémités : si elles sont froides, mais que la tête semble chaude, c'est un bon remède homéopathique à utiliser.

- *Chamomilla* 30 CH : l'enfant est irritable et veut qu'on le porte, mais non qu'on le câline. Selles vertes qui sentent mauvais.

## Eczéma

*Causes possibles :* l'eczéma peut venir d'une élimination déficiente. Si l'excrétion des déchets est compromise et que les toxines ne sont pas expulsées par les reins, l'épiderme est le prochain organe qui contribuera à l'élimination.

*Traitement :* pour guérir l'eczéma, il faut d'abord nettoyer l'organisme de l'enfant et respecter le régime alimentaire qui convient à son groupe sanguin. Éliminez les produits laitiers et le blé. Le groupe O devrait arrêter temporairement de manger des produits laitiers et de la viande, mais une fois l'organisme nettoyé, on pourra les réintroduire dans le régime. Le groupe A devrait éviter tous les produits laitiers et toutes les viandes de façon permanente. Les vitamines A et E sont particulièrement importantes.

Les remèdes homéopathiques peuvent inclure *Rhus toxicodendron* 30 CH (2 doses, 2 fois par jour) ou *Sulfur* 30 CH (2 doses, 2 fois par jour).

Les bains de gruau soulageront l'épiderme irrité de l'enfant. Mettez une poignée de gruau dans un mouchoir et plongez le tout dans un bain d'eau chaude. Un trempage de quinze minutes soulagera les démangeaisons et enduira l'épiderme de l'enfant d'un lait crémeux et thérapeutique.

## Fièvre

Les fièvres de 37,7 à 38,8 °C (100 à 102 °F) ne sont pas dangereuses chez les enfants. L'augmentation de la température du corps indique simplement que le système immunitaire prend le dessus sur la maladie. Quand l'enfant a une infection, son hypothalamus déclenche une poussée de fièvre qui permet au sang de circuler plus rapidement, accélérant ainsi dans la région touchée l'arrivée des anticorps et des leucocytes qui s'agglutinent pour envelopper les bactéries. Quand nous donnons de l'aspirine à nos enfants pour combattre la fièvre, nous ralentissons le courant sanguin, et les anticorps sont incapables d'atteindre aussi vite les régions concernées. Les bactéries ont donc la possibilité de proliférer à un rythme accéléré. Il est important de reconnaître que les petites poussées de fièvre peuvent s'avérer utiles aux enfants.

*Causes possibles :* les fièvres qui ne s'accompagnent pas d'autres symptômes ont probablement un lien avec la consommation d'aliments vides. Les glucides et les aliments sucrés produisent de grandes quantités de déchets pathogènes dans le système digestif. L'enfant pourra avoir la fièvre jusqu'à ce qu'il ait excrété ces matières.

*Traitement :* administrés sous la supervision compétente d'un professionnel, un ou deux lavements pourront suffire à réduire la fièvre. Je ne saurais trop insister sur l'importance de nettoyer l'intestin. Par ailleurs, l'enfant devra boire beaucoup de liquide ; il ne faut pas laisser l'organisme se déshydrater. En homéopathie, *Ferrum phosphoricum* 6X sous la langue peut s'avérer utile. On peut donner de la vitamine C et de l'échinacée pour soulager les symptômes du rhume et de la grippe. Des tisanes d'hydraste du Canada ou de camomille, ou en homéopathie de *Nux vomica,* peuvent aussi soulager les dérangements d'estomac.

Les solutions homéopathiques qui s'offrent à vous et les situations pouvant nécessiter leur emploi sont les suivantes :

- *Belladonna* 30 CH : à utiliser quand l'otite survient brusquement avec une forte poussée de fièvre. Vérifiez les extrémités : si elles sont froides, mais que la tête semble chaude, c'est un traitement efficace.

- *Gelsemium* 30 CH : à administrer si l'enfant est somnolent, s'il a les yeux battus et si ses membres semblent lourds.

## Maux de gorge

*Causes possibles :* les enfants souffrent souvent de maux de gorge et de problèmes de sinus. Une alimentation inadéquate ou une élimination déficiente peuvent être en cause, de même qu'un écoulement rhino-pharyngé et l'amygdalite.

*Traitement :* râpez une carotte crue et étalez-la sur un carré de coton. Repliez le tissu et enveloppez-en la gorge de l'enfant durant quinze à vingt minutes, deux fois par jour. Une autre solution consiste à préparer un cataplasme de chou, suivant la même méthode. Par ailleurs, l'enfant peut se gargariser avec une solution composée d'eau tiède et de 1,25 g (1/4 c. à thé) de sel, ou de deux tiers d'eau et d'un tiers de vinaigre. L'enfant devrait prendre de la vitamine C et A toutes les deux heures. Utilisez les gouttes Citricidal™ pour les maux de gorge.

## Maux de ventre

*Causes possibles :* les maux de ventre sont souvent causés par une mauvaise élimination de l'intestin, par une tension et par une combinaison alimentaire impropre.

*Traitement :* il est souvent difficile pour les parents d'imaginer que la tension est capable d'envahir l'univers de leur enfant. Les enfants n'ont pas besoin de payer d'« hypothèque » ni de se préoccuper d'une carrière. Ils participent toutefois à une société composée d'autres enfants et une déception apparemment anodine aux yeux d'un parent peut représenter une catastrophe d'envergure pour l'enfant. De pareils bouleversements sont susceptibles de nuire au système digestif. Bien souvent, les maux d'estomac disparaîtront si le parent ou le soignant prend le temps de s'asseoir calmement avec l'enfant pour parler de l'incident qui l'a bouleversé.

Les parents devraient aussi vérifier avec l'enfant ce qu'il a mangé. S'il a mangé beaucoup de friandises ou que de nouveaux aliments ont été introduits dans son régime, il est possible qu'il se sente malade. Ne le laissez rien manger durant un moment, mais donnez-lui souvent de petites quantités d'eau. Une tisane d'hydraste du Canada sera très efficace, 15 ml (1 c. à soupe) à la fois. Traitez toujours les problèmes d'estomac avec des produits amers plutôt que sucrés. La tisane d'orme rouge et la tisane de pissenlit constituent aussi des traitements efficaces.

L'enfant pourrait aussi avoir mal au ventre s'il n'a pas été à la selle depuis quelques jours. Le lavement sera peut-être le traitement à privilégier, mais n'administrez *jamais* un lavement à un enfant souffrant de maux de ventre avant qu'un médecin qualifié ait écarté la possibilité d'une appendicite.

Enfin, si le problème persiste plus d'une journée, l'enfant devrait être examiné par un médecin.

Les solutions homéopathiques qui s'offrent à vous et les situations pouvant nécessiter leur emploi sont les suivantes :

- *Nux vomica* 12 CH ou 30 CH : à utiliser pour apaiser un large éventail de problèmes digestifs, dont les nausées et les réactions allergiques du système digestif.

- *Chamomilla* 30 CH : excellent remède contre la colique et les maux de ventre causés par un intestin paresseux ou constipé.

## Poussée dentaire

Les dents de votre bébé commencent à pousser alors qu'il est encore dans votre utérus, puisque les germes des dents se forment dans les gencives. Comme elles sortent l'une après l'autre pendant une période qui dure des mois et des années, les dents peuvent causer beaucoup d'inconfort. Les symptômes à observer sont l'enflure et la sensibilité des gencives, une humeur irritable ou capricieuse ainsi que des problèmes de sommeil (tant pour le bébé que pour ses parents !).

*Traitement :* trempez un gant de toilette propre dans une tisane de camomille, de baie de sureau, de menthe poivrée et d'échinacée. Congelez le gant mouillé, puis offrez-le à l'enfant pour qu'il le mâchonne. Ce traitement réduit l'inflammation et prévient l'infection. Vous pouvez ajouter quelques gouttes d'huile de clou de girofle pour réduire la douleur.

En homéopathie, on peut administrer *Chamomilla* 12 CH ou 30 CH ou des granules pour la dentition.

## Amygdalite

*Causes possibles :* l'amygdalite est une inflammation des ganglions lymphatiques situés au fond de la gorge, généralement d'origine bactériologique ou allergique. Les amygdales irritées enflent, rougissent et se couvrent d'une fine couche de mucus ; la déglutition devient douloureuse.

Autrefois, on faisait systématiquement l'ablation des amygdales infectées. On croyait alors qu'elles étaient sans valeur ; aujourd'hui, on sait qu'elles protègent les sinus et la gorge, puisqu'elles contribuent à prévenir l'infection. Les parents devraient faire tout en leur pouvoir pour éviter la chirurgie. Demandez conseil à un médecin partisan des thérapies naturelles.

*Traitement :* quel que soit le groupe sanguin de l'enfant, réduisez sa consommation de produits laitiers, quels qu'ils soient. Augmentez l'apport en vitamine C, surtout en vitamine C avec échinacée. Les cataplasmes de carotte et de chou et les brumisations à l'huile essentielle de melaleuca peuvent aussi s'avérer efficaces. Il existe plusieurs remèdes homéopathiques pour le traitement de l'amygdalite, mais je vous recommande de consulter un médecin qualifié et d'éviter l'automédication.

## Chapitre 16

# Autothérapies pour maux répandus

Je répète ce que j'ai écrit au début de ce livre : je crois que les différences dans les besoins de santé de chaque groupe sanguin sont une vérité de la nature et que suivre votre plan personnel peut contribuer à guérir des maladies graves, comme l'hypoglycémie et le cancer, et à prévenir les maux et la souffrance qu'elles entraînent. Bien prendre soin de son corps soutiendra le système immunitaire, protégera de la maladie et assurera aux individus une longue vie en santé.

Tous les patients que j'ai traités m'ont entendu dire et répéter que je n'ai jamais guéri qui que ce soit. C'est la nature qui guérit. La nature nous donne ce qu'elle veut en ce qui concerne la guérison et la force dès que nous lui fournissons l'environnement et le soutien indispensables à son travail.

Je crois aussi fermement que personne ne vit par erreur et que chacun a une fonction, un destin, si vous préférez. Je diffère toutefois de tous ceux qui adhèrent à ce concept spirituel en ce que je crois que vous ne pouvez accomplir votre destin qu'en nourrissant votre corps comme il est censé être nourri. Cela permet à votre corps et à votre esprit de travailler à l'unisson pour que votre âme atteigne son but sur terre. Quand le corps, l'esprit et l'âme sont en harmonie, qu'ils fonctionnent au summum de leurs capacités, on peut éviter une foule de maux et de maladies qui compromettent le bien-être et le plaisir que l'on prend à vivre.

Quoi qu'il en soit, le chemin qui mène à la santé optimale et à l'accomplissement de l'œuvre de votre vie n'est pas nécessairement facile et il n'est pas inhabituel de rencontrer des ornières et des détours en cours de route. Dans ce chapitre, j'ai réuni des suggestions que vous pourrez appliquer pour traiter certains maux de base (en n'oubliant pas, bien entendu, de consulter votre médecin si vos maux ne disparaissent pas ou empirent). Et n'oubliez pas que les maladies plus graves peuvent se développer si vous ne vous occupez pas à point nommé de vos maux actuels. Enfin, n'essayez jamais de vous guérir vous-même d'une maladie dégénérative chronique.

## Aigreurs d'estomac

*Causes :* de mauvaises combinaisons alimentaires, la consommation d'aliments qui ne conviennent pas à votre groupe sanguin, le fait de manger trop vite et le stress peuvent causer des aigreurs d'estomac.

*Traitement :* les probiotiques et les comprimés de charbon sont bons pour neutraliser l'acidité gastrique. Saupoudrer les légumes de curcuma contribuera aussi à soulager ce malaise.

## Acné

*Causes :* l'acné peut provenir d'une consommation excessive d'aliments frits, de friandises, de chocolat, de sucreries et de produits laitiers, d'une mauvaise élimination intestinale et aussi du stress, d'un excès de sébum dans l'épiderme, des changements hormonaux de la puberté et de la pollution atmosphérique (il n'est pas rare que les citadins qui déménagent à la campagne constatent la disparition du problème).

*Traitements :* augmentez l'apport de légumes et de fibres. Le groupe O devrait diminuer sa consommation de céréales et de blé entier. Le groupe A devrait manger plus de légumes verts. La consommation de produits laitiers devrait être réduite. Il faudrait éliminer les aliments frits et les crustacés ainsi que les sucreries, y compris les boissons gazeuses, les boissons sucrées et le chocolat. Il faut augmenter l'apport en vitamine A.

Par ailleurs, éliminez les savons désodorisants. Nettoyez plutôt le visage avec un savon à la glycérine trois fois par jour, en alternant l'eau chaude et l'eau froide. Si la peau est grasse, ajoutez une pincée de sel à l'eau, tapotez la peau du mélange et laissez sécher à l'air. (L'épiderme pourra s'assécher et desquamer ; ne vous inquiétez pas, ce n'est que la vieille peau qui tombe.) Si la peau est marquée de cicatrices, appliquez de l'onguent à la vitamine E ou à l'aloès.

Les cheveux devraient être lavés tous les jours. Les personnes avec de l'acné devraient faire beaucoup d'exercice en plein air, au moins une heure chaque jour. Si elles ne vont pas à la selle tous les jours, il faudrait qu'elles ajoutent du son, des graines de psyllium ou de l'huile de lin à leurs céréales du matin. Buvez au moins huit verres d'eau par jour.

## Pied d'athlète

*Cause :* ce problème surgit généralement en été, et un champignon en est la cause.

*Traitement :* le meilleur traitement consiste à exposer vos pieds à l'air. Séchez bien vos pieds après la douche et portez des sandales. Le pied d'athlète se développe quand on enfile des chaussettes et des chaussures sur des pieds mouillés, car cela fournit l'environnement de croissance idéal pour le champignon. L'huile essentielle de melaleuca est aussi efficace pour traiter cette condition.

## Mauvaise haleine

*Cause :* la mauvaise haleine dépend souvent d'une mauvaise digestion et d'une mauvaise élimination.

*Traitement :* vous devez impérativement éliminer les repas-minute et réduire énormément votre consommation de glucides. Combinez les aliments correctement et buvez huit verres d'eau par jour. L'irrigation du côlon peut contribuer à améliorer le fonctionnement de votre système excrétoire.

## Polysensibilité chimique

*Cause :* l'utilisation accrue de produits chimiques à la maison et au travail est à l'origine de plusieurs maladies, comme les allergies, les maux de tête et les nausées chroniques. Ainsi, la peinture, la moquette, les nettoyants chimiques, les lambris contenant du formaldéhyde, les cloisons sèches manufacturées en Chine et l'amiante ont fait entrer une nouvelle forme de toxicité artificielle dans nos vies.

*Traitement :* faites attention aux produits d'entretien ménager que vous utilisez. Éliminez-en le plus grand nombre possible et n'utilisez que des produits biodégradables. Un ionisateur peut contribuer à purifier l'air. Bien entendu, vous devriez essayer de manger des aliments qui n'ont pas été cultivés avec des produits chimiques et des pesticides.

## Rhumes

*Causes :* les rhumes et la grippe nous disent généralement que nous avons poussé notre corps trop loin et que notre système immunitaire a été épuisé par le stress, l'exposition au froid et à l'humidité ou à une somme excessive de travail.

*Traitement :* augmentez votre apport en vitamines C, A et D. Doublez votre apport en vitamines du complexe B, en zinc et en magnésium. Buvez beaucoup de liquide et des boissons chaudes. Si le rhume s'accompagne d'un mal de gorge, gargarisez-vous avec de l'eau salée ou additionnée d'huile de melaleuca (2,5 ml ou 1/2 c. à thé de l'un ou l'autre dans de l'eau tiède), deux ou trois fois par jour. L'échinacée est aussi excellente pour les rhumes et vous pouvez prendre de l'osha en cas d'oppression thoracique.

## Constipation

*Causes :* la cause de la constipation peut être le stress, un régime alimentaire déficient, de mauvaises combinaisons alimentaires, un manque d'exercice ou une dépendance à des analgésiques et à des médicaments qui nuisent à la digestion.

*Traitement :* éliminez les médicaments (après avoir consulté votre médecin), buvez huit verres d'eau par jour, mangez plus de légumes-feuilles verts, réduisez votre consommation de viande et de glucides, augmentez votre consommation d'huile d'olive et prenez de 5 à 10 ml (1 à 2 c. à thé) d'huile de lin par jour.

## Diarrhée

*Causes :* les causes de ce malaise sont souvent des aliments avariés, de mauvaises combinaisons alimentaires, le stress et l'anxiété.

*Traitement :* éliminez tous les aliments vides et transformés. Un mélange de riz blanc cuit, de patate douce cuite au four et de pain de seigle resserrera l'estomac et l'intestin. En cas d'empoisonnement alimentaire, prenez *Nux vomica* (30 CH) trois fois par jour.

## Flatulences (gaz)

*Causes :* les ballonnements dépendent souvent de mauvaises combinaisons alimentaires ou d'aliments rances. Parler en mangeant et avaler de l'air auront aussi le même effet.

*Traitement :* ajoutez des probiotiques à vos trois repas et saupoudrez du curcuma sur vos légumes pour vous aider à éliminer les flatulences. Évitez les boissons gazéifiées.

## Mal de tête

*Causes :* les maux de tête sont souvent causés par un mauvais alignement des vertèbres cervicales, le stress, des saignements menstruels irréguliers ou de mauvaises combinaisons alimentaires.

*Traitement :* augmentez l'apport en eau et en huile d'olive et de lin pour améliorer l'élimination. Ajoutez un supplément du complexe B, de la vitamine C, du fer et du foie déshydraté. Une fois le mal de tête dissipé, faites plus d'exercice, en fonction de votre groupe sanguin. Les traitements de chiropractie peuvent réaligner les vertèbres, et l'acupuncture est excellente pour soulager la douleur.

## Empoisonnement aux métaux lourds

*Cause :* cette condition est attribuable aux produits chimiques contenus dans les aliments et l'environnement. Les symptômes sont divers et comprennent les allergies dermatologiques et respiratoires, les étourdissements, la fatigue, les maladies auto-immunes et l'arthrite.

*Traitement :* mélangez les ingrédients suivants dans un extracteur à jus :

5 branches de céleri
5 feuilles de romaine
8 branches de persil italien (avec les tiges)
5 branches de coriandre (tiges et feuilles)
30 ml (2 c. à soupe) de boisson de soja ou de riz
7 ml (1/2 c. à soupe) de miel biologique
1/2 courgette ou courge

Si vous avez reçu un diagnostic d'empoisonnement aux métaux lourds, je vous recommande de boire un verre de ce jus de trois à cinq fois par semaine.

## Décalage horaire

*Cause :* le décalage horaire dépend souvent des longs voyages et du manque d'exercice durant le vol.

*Traitement :* prenez de la mélatonine avant un long vol et aussi la nuit suivant le vol. Augmentez votre consommation d'eau et évitez de manger les aliments servis à bord. Le port d'un ionisateur au bout d'une chaîne améliorera la qualité de l'air recyclé que vous respirerez durant un long vol en avion.

## Crampes aux jambes

*Cause :* quand elles sont chroniques, les crampes aux jambes peuvent indiquer la présence de plaque artérielle et d'occlusions de vaisseaux dans les jambes. Ce problème devrait faire l'objet d'un examen médical.

*Traitement :* le fait de suivre le régime qui convient à votre groupe sanguin, d'augmenter votre apport en magnésium et en zinc et de faire une promenade à pied chaque jour contribuera à réduire les crampes aiguës.

## Douleurs lombaires

*Causes :* l'exagération de l'extension du corps, un mauvais alignement des vertèbres, la constipation et un déséquilibre hormonal peuvent nuire à l'alignement.

*Traitement :* réduisez la consommation de produits laitiers et de viande pendant le traitement. Augmentez l'apport en calcium et en vitamine C. Les frictions à l'arnica ou des compresses humides appliquées sur la région douloureuse peuvent procurer du soulagement. La chiropractie, l'acupuncture, la natation et un yoga peu exigeant visant à allonger les muscles dorsaux peuvent aussi soulager ce mal répandu.

## Crampes menstruelles

*Causes :* les crampes menstruelles sont souvent causées par un déséquilibre hormonal ou par une mauvaise alimentation beaucoup trop riche en glucides et en sucre.

*Traitement :* diminuez votre consommation de glucides et éliminez le sucre de votre alimentation. Mélangez en parties égales (de dix à quinze gouttes de chaque teinture) de l'actée à grappes noires, de l'angélique chinoise et du millepertuis. Prenez trente gouttes, de trois à quatre fois par jour, cinq jours par semaine.

## Problèmes de sommeil

*Causes :* le sommeil interrompu diffère de l'insomnie et est généralement causé par le stress et un esprit troublé et hyperactif.

*Traitement :* vous pouvez améliorer la qualité de votre sommeil en traitant les difficultés de la journée et en considérant tous les détails avant d'aller dormir. Si vous vivez du stress et que vous vous réveillez la nuit, ne vous levez pas. Restez au lit. Essayez de calmer votre esprit et de détendre votre corps en faisant des exercices de respiration et en méditant. Vous retomberez dans le sommeil, même si vous ne faites que de courtes siestes. La plupart du temps, vous ne vous rendrez même pas compte que vous avez succombé au sommeil.

Prenez de la mélatonine (3 à 5 mg) environ une heure avant d'aller au lit. Ne la prenez pas tout de suite avant de vous endormir pour qu'elle ne nuise pas à la sécrétion de votre mélatonine naturelle. La teinture de valériane ou de passiflore (de quinze à vingt gouttes avant d'aller au lit) peut aussi s'avérer efficace pour détendre l'esprit et favoriser le sommeil.

## Soins dentaires

*Causes :* les dents sont le miroir de votre alimentation et de votre état de santé général. Outre la carie, bien des maux de dents sont souvent causés par une consommation excessive de sucre et de glucides, par le tabagisme et par une mauvaise hygiène dentaire.

*Traitement :* beaucoup de gens croient à tort que la cigarette ne nuit qu'aux poumons, mais le tabagisme est aussi très mauvais pour les gencives. Par ailleurs, le fait de ne pas utiliser la soie dentaire régulièrement provoque des saignements et la récession des gencives, ce qui finit par entraîner la chute des dents.

Brossez vos dents après chaque repas et utilisez la soie dentaire au moins avant d'aller au lit. Faites attention au dentifrice que vous utilisez. Plusieurs marques commerciales contiennent du fluor et d'autres produits chimiques qui peuvent s'avérer nocifs pour votre santé. Le dentifrice à l'huile de melaleuca est particulièrement bon pour vos dents et vos gencives. Vous pouvez vous le procurer dans un magasin d'aliments naturels.

Voici une recette de dentifrice maison :

7 g (1/2 c. à thé) de bicarbonate de soude
7 g (1/2 c. à thé) d'argile verte (l'argile importée de France est excellente ; vendue dans les magasins d'aliments naturels)
15 ou 30 ml (1 ou 2 c. à soupe) de boisson de soja
2 gouttes d'huile de gingembre

Mélangez et réfrigérez. La recette convient pour environ six brossages.

Les obturations à l'amalgame contiennent du mercure susceptible de migrer dans l'organisme et d'être à l'origine de certaines conditions. Les dentistes sont de plus en plus conscients de la question et utilisent des substances plus inoffensives ; parlez à votre dentiste si vous avez de vieilles obturations. De plus, augmentez votre apport en calcium ainsi qu'en vitamines C, A et D.

## Vomissements et nausées

*Causes :* les vomissements et les nausées sont généralement provoqués par l'ingestion d'aliments de mauvaise qualité. Les excès de table, le fait de manger trop vite, ou même de boire en mangeant, peuvent aussi provoquer la nausée.

*Traitement :* le gingembre (aliment ou tisane) et la réglisse sont capables de remettre l'estomac d'aplomb. On soulagera son état en prenant des comprimés de réglisse entre les repas et en suçant un bâton de réglisse.

# POSTFACE

Je crois fermement que l'expérience humaine a un sens et une fonction et que chacun de nous a un destin à accomplir. Or, pour aspirer à ce destin et l'accomplir, nous devons avoir l'esprit clair et le corps en santé.

La nature est très généreuse avec chacun de nous. La plupart des gens reçoivent à la naissance la santé physique, émotionnelle et spirituelle. Nous sommes outillés pour le voyage que nous entreprenons. Comment nous prenons soin de nous, de nos enfants, de nos voisins et de notre environnement détermine en grande partie la qualité de nos vies, de nos succès d'avenir et de nos accomplissements.

La nourriture peut-elle *vraiment* être à l'origine de vos succès ou de vos échecs dans la vie ? L'hypothèse pourrait sembler absurde, mais il n'en reste pas moins qu'une alimentation adéquate, surtout en fonction de votre groupe sanguin, constitue le fondement de la qualité de votre épanouissement. Le fait de vous alimenter et de faire de l'exercice selon ce que la nature a fourni et destiné à votre organisme et à votre être constitue la clé pour maximiser votre force, votre acuité mentale, votre perspicacité spirituelle et partant, votre destin.

Le travail que j'ai accompli au fil des années a aidé beaucoup de gens à prévenir la maladie et en a aidé d'autres à recouvrer la santé. Tout aussi important, il en a aidé plusieurs à découvrir le chemin que le destin avait tracé pour eux. Je ne m'en arroge pas le mérite. Grâce à des années de recherche et d'expérimentation, je sais que la nature nous a fourni une carte qui indique le chemin d'une vie saine et satisfaisante. Je me contente d'encourager les gens à rester fidèles à eux-mêmes, au modèle unique et individuel défini par leur sang.

J'espère que vous avez lu cet ouvrage dans l'esprit qui a présidé à sa rédaction et qu'il vous aidera à atteindre une santé resplendissante et un plus grand épanouissement.

## Annexe I

# Méthodes diagnostiques

Quand j'examine un patient, je me sers de trois outils : le diagnostic par les pouls, le groupage sanguin et l'iridologie. Le diagnostic s'établit en somme par les interactions entre ces trois méthodes. En prenant d'abord les pouls, j'obtiens une idée générale des faiblesses possibles. Le groupage sanguin confirme généralement mes constatations et me permet de cibler plus particulièrement certains facteurs. Enfin, l'iridologie valide les deux autres méthodes. Je peux ensuite établir des conclusions quant à l'origine des symptômes et prendre des décisions concrètes en matière de régime alimentaire, de programme d'exercice, de suppléments et de thérapies qui renverseront les conditions établies. Comme j'ai déjà abordé en détail le groupage sanguin, voici quelques brèves explications sur l'iridologie et le diagnostic par le pouls.

### *L'iridologie : ce que révèlent les yeux*

En examinant l'iris de mes patients, je suis capable de détecter toutes les faiblesses de leur organisme à partir de la naissance. C'est comme si l'iris était l'enregistreuse de l'organisme. Les points de repère sont identifiés dans le tableau suivant.

Nom du patient : ____________ Groupe sanguin : ________ Date de l'examen : ________

# Analyse D'Adamo de l'iris

Niveaux normaux

Mucus 0 ———— 4+

Toxicité 0 ———— 5

Total 0 ———— 9

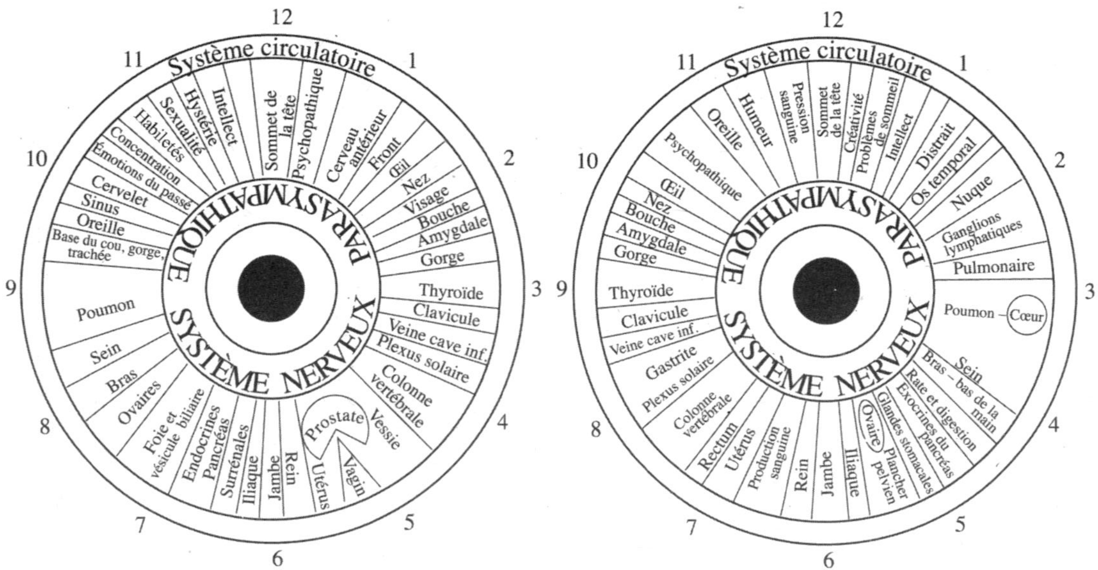

Chaque point de repère correspond à des zones précises du corps. L'œil est zonal : la position midi représente une zone (la tête), tandis qu'une autre position, disons six heures, en représente une autre (la jambe). En tenant un miroir près de votre œil et en dirigeant ensuite le faisceau d'une lampe de poche dans le miroir, vous distinguerez diverses marques sur l'iris. Il y aura peut-être des points noirs ou des cercles blancs, par exemple. Chacun indique diverses faiblesses organiques.

Le premier cercle intérieur représente le système nerveux sympathique et parasympathique. Des lignes de tension peuvent rayonner du centre de l'œil. Si l'œil est finement moucheté, l'individu a tendance à retenir le stress dans son corps, c'est-à-dire qu'il n'exprime pas ce qu'il ressent. Si les mouchetures parsèment l'intérieur du cercle en plus de l'iris, il évacue la tension en faisant des crises de colère.

Les yeux présentent aussi d'autres cercles que je désigne sous le nom d'anneaux de toxicité. Le zéro exprime la perfection tandis que le cinq représente le degré le plus élevé. Une personne sur huit cents présentera cinq anneaux de toxicité. On peut néanmoins les atténuer en améliorant ses habitudes alimentaires et grâce à l'irrigation du côlon. À mesure que les anneaux disparaissent, les irrigations deviennent de moins en moins nécessaires.

Les caillots de mucus forment de petits amas sphériques sur la rétine, jaunâtres ou blanchâtres, près de l'anneau du système circulatoire. Ils sont parfois si graves qu'ils atteignent le système nerveux. Ils indiquent que l'individu a surchargé son organisme de produits laitiers. En présence de taches semblables, il faut éliminer les produits laitiers de son alimentation, peu importe son groupe sanguin, jusqu'à ce qu'elles aient disparu. Si cet avertissement n'est pas pris en compte, il finira par souffrir d'hypertension artérielle, d'occlusion des artères, de rhumes fréquents, d'étourdissements, de pertes de mémoire ou l'on aura les mains et les pieds froids.

Les problèmes organiques graves apparaissent sous forme de marques blanches avec un peu de jaune. En présence d'une telle marque dans la région correspondant aux sinus, l'individu a probablement un problème de sinusite chronique. À mesure que le traitement se poursuit, le blanc devient gris et le problème se résorbe. Au bout d'un certain temps, le gris tourne au noir quand le problème disparaît et l'iris retrouve sa couleur originelle.

Si l'iris est marqué d'une ellipse foncée, l'individu a déjà souffert d'une maladie maintenant guérie. Si du blanc macule l'extérieur de la marque, la maladie est revenue en phase aiguë. Les problèmes génétiques se manifestent sous forme de taches sombres et prennent un certain temps à guérir. Si l'individu a des problèmes de glandes surrénales, il se peut qu'il vive une grande tension ou qu'il souffre d'arthrite. S'il a aussi une faiblesse au pancréas, il est probablement diabétique. Par ailleurs, une marque dans la région du foie peut signifier qu'à une époque, l'individu prenait de grosses doses de médicaments. Si cette consommation de drogues a duré très longtemps, la rate pourra présenter une faiblesse. Par contre, une faiblesse à la rate peut aussi signifier que l'individu a déjà contracté la mononucléose. Une faiblesse des poumons et des reins indique généralement la présence d'asthme.

## *Diagnostic par les pouls*

Quand je parle des pouls, je ne fais pas allusion au pouls classique des médecins ni même au pouls des Asiatiques. J'ai élaboré mon propre système dont j'ai fait un outil diagnostic. (Les pouls sont pris avec trois doigts, le pouce posé sur le dos du poignet.)

Les paragraphes suivants décrivent brièvement la signification de chaque pouls. Ces renseignements ne sont toutefois pas présentés à des fins d'autodiagnostic, étant donné que la « lecture » des pouls exige une formation et une pratique clinique. C'est une méthode assez compliquée qui demande plusieurs mois d'apprentissage. (Les médecins ou les praticiens qui souhaitent apprendre ma méthode de diagnostic par les pouls peuvent entrer en communication avec mon institut pour organiser des sessions de formation.)

Chaque région est vérifiée par un doigt. Si le doigt posé sur un pouls perçoit un battement plus faible par rapport aux autres, il peut s'agir de fatigue. Si le pouls est vraiment faible, on est probablement en présence d'épuisement. La circulation du sang peut aussi être mauvaise.

Dans le cas du pouls du milieu, si le rythme est rapide, le taux d'acide est probablement élevé. S'il est lent, le taux d'acide est probablement faible. On détectera vraisemblablement une hypoacidité chez le patient du groupe A et une hyperacidité chez celui du groupe O.

Quant au dernier pouls, un rythme lent et paresseux indique un mauvais fonctionnement de l'intestin et probablement la présence de constipation. Un pouls très fort signale une diarrhée ou une colite. Dans certains cas, un pouls faible et à peine perceptible signalera aussi la colite.

Du côté gauche, le doigt qui vérifie le pouls du rein pourra constater qu'il est faible, ce qui indique que l'individu ne boit pas assez de liquides ou qu'il a un problème de reins ou de vessie.

Le pouls du milieu reflète le fonctionnement de l'intestin grêle. Si le pouls est faible, des aliments sont en cours de fermentation dans l'intestin grêle. Si le pouls est rapide, l'individu a tendance à ne pas mastiquer convenablement sa nourriture. Il avale probablement sans mastiquer. Si le pouls est à peine perceptible, les aliments ne sont pas décomposés correctement.

Le dernier pouls vérifie la vésicule biliaire et le foie et révèle dans quelle mesure la bile émulsifie bien les gras. Si le pouls est très rapide, la vésicule est surmenée.

## Annexe II :

# Traitements offerts à l'institut D'Adamo

Les traitements suivants font partie de la gamme offerte à l'institut D'Adamo.

### *Phytothérapie, vitamines et suppléments*

Après des années de recherche, l'institut D'Adamo a mis au point des formules de suppléments vitaminiques adaptés à chaque groupe sanguin. De plus, on prescrit aux individus des vitamines à l'unité afin de les soumettre à une supplémentation sur mesure et supervisée. L'organisme reçoit exactement ce dont il a besoin à point nommé et, tout aussi important, ne reçoit pas ce qui ne lui est pas nécessaire.

Les tolérances et besoins individuels de chaque patient informent les recommandations en matière de phytothérapie et de vitaminothérapie. À mesure que la santé du patient s'améliore, l'apport en suppléments est progressivement réduit jusqu'à ne plus représenter qu'une quantité minimale, sinon rien du tout.

## *Inhalation*

Importé d'Allemagne, notre inhalateur spécialement conçu permet d'inhaler différentes vapeurs qui agiront sur les sinus et les poumons. Les teintures des plantes qui produisent ces vapeurs sont des mélanges spécialement conçus en Allemagne pour l'institut D'Adamo.

## *Hydrothérapies*

### Irrigation du côlon

Notre système d'irrigation du côlon élimine les déchets et les poisons de l'organisme. Les traitements sont administrés dans un environnement d'une propreté immaculée. L'institut respecte des principes d'hygiène stricts et voit scrupuleusement à l'entretien de ses équipements. La stérilisation par autoclave détruit tous les virus et les germes.

### Hydrothérapie constitutionnelle

L'application en alternance de draps mouillés chauds et froids, accompagnée d'une faible stimulation électronique, est utilisée pour équilibrer les systèmes circulatoire et nerveux. Cette thérapie favorise l'oxygénation cellulaire, l'élimination des toxines et le bon fonctionnement des défenses de l'organisme.

### Bain de pieds allemand

Très utilisés dans les stations thermales européennes, les bains de pieds aux herbes spéciales sont un excellent moyen d'éliminer les déchets et les toxines du système circulatoire.

### Bain thérapeutique aux herbes

L'épiderme est l'organe le plus grand de notre corps et, en même temps, le plus exposé et le plus accessible. L'immersion dans une eau enrichie de plantes aux vertus purifiantes permet à la peau de jouer son rôle majeur d'émonctoire des poisons stockés dans l'organisme.

En même temps, l'épiderme peut absorber les vertus thérapeutiques des plantes par ses pores ouverts. Grâce à l'ajout de préparations à base de plantes, soigneusement sélectionnées pour leurs vertus thérapeutiques, le bassin thérapeutique offre un traitement efficace de balnéothérapie. Cet appareil thérapeutique à multiples fonctions sert à traiter efficacement les muscles froissés, les problèmes lombaires, les douleurs aux épaules et aux bras ainsi que les problèmes d'arthrite, tout en favorisant une relaxation de tout le système nerveux.

Cette thérapie a des effets particulièrement bénéfiques quand on l'administre conjuguée à un cataplasme d'argile ou à une fangothérapie, qui contribuent à intensifier et à approfondir l'effet purifiant.

## *Thérapies tactiles*

### Acupuncture

Notre personnel utilise l'auriculothérapie ainsi que les formes électrique et traditionnelle de l'acupuncture en incorporant des techniques pratiquées depuis plus de 5 000 ans.

### Aromathérapie

Des huiles essentielles extraites de plantes et d'arbres aromatiques de toutes sortes sont utilisées pour leurs actions spécifiques sur des organes précis. Lors d'un léger massage, ces huiles exercent un effet nettoyant sur le système lymphatique.

### Manipulation crânienne

La vieille idée qui voulait que le crâne soit formé d'un seul os fixe a été révisée grâce à une nouvelle compréhension scientifique du mouvement des os du crâne, qui prennent de l'expansion et se contractent de façon rythmée huit fois par minute. Lorsque les sutures s'ankylosent, une défaillance physique ou neurologique peut s'installer et inhiber par ailleurs la circulation de l'oxygène et du liquide spinal dans le cerveau.

Effectuée par un thérapeute professionnel, la manipulation crânienne exige l'application de la quantité exacte de pression sur les os pour favoriser une mobilisation adéquate des sutures. Cela augmente la circulation de l'oxygène et du liquide spinal et améliore le fonctionnement neurologique.

### Thérapie craniosacrée

Semblable à la manipulation crânienne, la thérapie craniosacrée emploie un toucher plus délicat pour stimuler la capacité de guérison naturelle du corps. En équilibrant la circulation des fluides du crâne au sacrum, à la base de la colonne vertébrale, cet ajustement en douceur du système nerveux libère l'énergie saine dans l'organisme, y compris dans les organes internes.

### Drainage lymphatique

Les ganglions lymphatiques sont le système de filtration des cellules de l'organisme. Le système lymphatique nettoie le corps des toxines non organiques, des déchets cellulaires, de l'excédent d'eau, des microorganismes et des autres composantes qui l'encrassent. Un massage de détente léger sert à drainer les impuretés du système lymphatique et à favoriser leur excrétion de l'organisme.

### Massage

L'une des plus vieilles formes de guérison, le massage procure une profonde relaxation et un réel bien-être au corps et à l'esprit. Les membres de notre personnel sont spécialisés en shiatsu, en réflexologie et en massage suédois.

### Manipulation de la colonne et alignement structural

La manipulation des vertèbres et de la musculature contribue à créer un alignement correct de la colonne vertébrale.

## *Thérapies à l'argile*

### Cataplasmes d'argile

Importée d'Allemagne, l'argile kaolin est utilisée pour nettoyer en profondeur le foie ainsi que d'autres régions touchées. L'action asséchante de l'argile humide fait sortir les toxines des organes ; elles sont aspirées jusqu'à la surface de l'épiderme où elles sont absorbées par l'argile.

### Fangothérapie

Préparés à partir d'argile médicinale importée d'Allemagne, des cataplasmes de boues thermales très chaudes sont appliqués afin de détendre et de purifier le corps. Les applications de boue couvrent de grandes parties du corps, comme le dos, la poitrine, les épaules ou les jambes.

### Cataplasmes de gingembre

Des cataplasmes de gingembre sont appliqués sur les jambes et les extrémités inférieures pour stimuler la circulation et la vitalité et diminuer la congestion. Appliqué sur le nombril et gardé chaud, le cataplasme apaise l'estomac ; employé avec l'acupuncture, il contribue à rebâtir les glandes surrénales. Ce traitement est prescrit à tous les groupes sanguins.

### Coussins chauffants

Utilisés dans les cas de spasmes musculaires, les coussins chauffants contribuent à rétablir une bonne circulation.

## *Oxygénothérapies*

### Dispositif d'oxygénation hyperbare

Ce dispositif thérapeutique fournit un riche apport en oxygène qui rajeunit et revivifie les cellules carencées. L'objectif consiste à accélérer la guérison, tout en accroissant la vitalité et la circulation dans tout l'organisme. Parmi ses autres bienfaits, ce dispositif lutte contre le vieillissement prématuré, détruit les cellules anormales et fournit de l'oxygène aux cellules affamées par la sclérose en plaques et certains autres troubles neurologiques.

### Sauna à l'infrarouge lointain avec oxygène

Les saunas ordinaires chauffent le corps de l'extérieur et leur chaleur se concentre sur l'épiderme. Ce sauna spécialisé administre la chaleur aux tissus internes en émettant des infrarouges lointains qui pénètrent l'épiderme et chauffent directement les couches de graisses sous-cutanées. Il a été prouvé que ce type de sauna s'avère très efficace pour éliminer les métaux lourds et les autres toxines qui s'accumulent sous la peau.

### Thérapie multiphasique

Notre personnel surveille attentivement votre état tandis que vous respirez de l'oxygène pur et pédalez doucement sur une bicyclette stationnaire spécialement conçue. Cette double stimulation apporte un oxygène vivifiant au cerveau et au système circulatoire, tout en favorisant une bonne circulation dans tout l'organisme.

## *Thérapies spécialisées*

### Chromothérapie, musicothérapie et thérapie aux ions négatifs

L'utilisation que l'institut fait des couleurs, de la musique et des ions négatifs procure une sensation de calme profond, offrant ainsi un antidote très efficace et parfaitement agréable au stress.

### Application de ventouses

À l'origine, cette très ancienne thérapie commandait l'application de récipients en verre et de chandelles allumées qui servaient d'appareils de succion pour stimuler la circulation sanguine dans une zone donnée, par exemple la cavité thoracique ou le dos. Nous utilisons aujourd'hui des machines pour obtenir le même effet.

### **Diapulse™** (thérapie électromagnétique)

Conçu pour produire une énergie électromagnétique pulsatoire non thermique, cet appareil unique est un précieux outil pour stimuler la circulation sanguine dans les régions malades ou blessées, favorisant ainsi le processus de guérison.

### Diathermie

Cet appareil qui produit de la chaleur est utilisé pour stimuler la circulation, réduire l'inflammation et favoriser la guérison des tissus blessés.

### Thérapie Firard

L'appareil Firard offre encore une autre option quand une chaleur profonde et pénétrante est indiquée. Il engendre des ondes lumineuses d'infrarouge lointain qui ne s'arrêtent pas à la surface du corps comme les ondes infrarouges traditionnelles. Cet appareil est souvent utilisé pour stimuler les aiguilles d'acupuncture dans le traitement des douleurs lombaires ou pour augmenter l'énergie « yang » de l'organisme.

### G-5 Massager™

Cet appareil est conçu pour produire des vibrations intenses qui détendent les muscles crispés ou froissés et stimulent la circulation.

## Infusions intraveineuses

Administrées par un docteur en naturopathie, nos infusions intraveineuses saturent les cellules et les tissus de substances qui accroissent la vitalité de l'organisme, renforcent le système immunitaire et exercent des actions ciblées sur différents maux. C'est l'un des outils les plus puissants que l'institut utilise pour accélérer le processus de guérison. Nos intraveineuses sont uniques en leur genre, puisqu'elles contiennent des mélanges de vitamines spécifiquement conçus pour le groupe sanguin de chaque patient.

## Ionophorèse

Ce traitement indolore et sans intrusion applique un courant galvanique à l'épiderme pour favoriser la pénétration d'un assortiment d'applications topiques contribuant au soulagement de la douleur.

## Traitement au laser

Cette thérapie laser sophistiquée est employée pour stimuler la circulation sanguine dans les zones osseuses ou tissulaires congestionnées ou enflammées.

## Luminothérapie

Les recherches de la NASA ont démontré que la luminothérapie diminue le temps de guérison des plaies. On croit qu'elle augmente la vitalité globale disponible pour les cellules, ce qui encourage la production de collagène par les fibroblastes – le collagène étant la protéine qui constitue les tissus conjonctifs. La luminothérapie est utilisée dans le traitement des blessures pour soulager la douleur et l'inflammation et pour renforcer l'énergie engendrée en acupuncture.

## Traitement par champ magnétique

Le fait de placer votre corps au centre d'un champ magnétique entraîne la combinaison des molécules d'hydrogène et d'oxygène dans la cellule. Cette réaction accélère le métabolisme et encourage la cellule à éliminer le $CO_2$ et à le remplacer par de l'oxygène. L'organisme peut ainsi détruire les cellules endommagées par les maladies dégénératives.

## « Myosynchrone »

Des impulsions électriques de faible intensité sont utilisées pour stimuler la circulation et détendre la musculature. Ce traitement est souvent administré de concert avec l'hydrothérapie.

## TensCam™

Toutes les créatures vivant sur la planète, et la Terre elle-même, résonnent d'ordinaire à la fréquence de 7,86 Hz. En présence d'inflammation, de congestion ou de maladie des tissus, l'énergie naturelle est drainée et la fréquence chute. L'appareil TensCam™ produit des ondes électromagnétiques « dix » qui, en passant à travers un transducteur de cristal spécialement syntonisé, deviennent des ondes scalaires. Cette énergie est dirigée à l'intérieur de l'organisme dans les zones où la résonance est moindre et lui restitue sa fréquence naturelle. Ce changement stimule les pouvoirs de guérison innés de l'organisme.

## Ultrasonothérapie

L'appareil à ultrasons émet des ondes sonores qui dépassent le spectre de perception auditive de l'être humain. Ces ondes pénètrent facilement dans l'organisme ; elles stimulent et massent les cellules et les tissus sous-cutanés, de façon à produire de la chaleur et à accélérer la circulation. La zone à traiter est au préalable enduite d'un gel qui facilite la pénétration des ondes. Des substances à base de plantes ont été incorporées au gel et les ultrasons aident les ingrédients à pénétrer l'épiderme. Ils peuvent ensuite exercer leurs actions thérapeutiques directement sur les tissus endommagés et participer à la décomposition des dépôts de calcium dans l'organisme.

# Remerciements

Merci à ma fille, la docteure Michele D'Adamo, pour son soutien et son dur labeur au cours de la rédaction de cet ouvrage. J'aimerais aussi remercier mes patients qui ont contribué à ma recherche et soumis plusieurs recettes présentées dans ce livre.

Allan Richards remercie Alice N. Monro, adjointe à la rédaction et recherchiste dynamique versée dans le fonctionnement multitâche, pour sa perspicacité et son travail acharné.

# À propos des auteurs

**Le docteur James L. D'Adamo**, n. d., d. n. b., est le créateur du régime des 4 Groupes sanguins, célèbre dans le monde entier, et le directeur de l'Institute for the Advancement of Natural Therapies. Formé aux États-Unis, en Allemagne et en Suisse, le docteur D'Adamo a révolutionné la médecine douce, il y a plus de cinquante ans, en découvrant la corrélation qui existe entre le groupe sanguin des individus et leurs besoins en ce qui concerne l'alimentation et l'exercice. Dans deux ouvrages marquants, *One Man's Food... is someone else's poison* (1980) et *The D'Adamo Diet* (1989), il rejetait les approches thérapeutiques normalisées et faisait une apologie passionnée du diagnostic et des soins basés sur l'individu.

Le docteur D'Adamo a d'abord pratiqué à New York et a également travaillé à Londres, Montréal, Antwerp et Chihuahua (Mexique), traitant ainsi plus de 50 000 patients, dont de nombreuses célébrités. Il pratique aujourd'hui dans ses cliniques de Portsmouth (New Hampshire) et Toronto (Canada) où, en compagnie de son équipe de spécialistes en naturothérapie, il fournit les soins naturels les plus complets en Amérique du Nord.

Site Internet : **www.dadamoinstitute.com**


D'Adamo Institute
44 Bridge Street
Portsmouth, NH
03801 à 3902
603-430-7600

D'Adamo Institute
186 St. George Street
Toronto (On)
Canada M5R 2N3
416-968-0496

**Allan Richards** a collaboré à l'écriture du premier ouvrage révolutionnaire du docteur D'Adamo, *One Man's Food... is someone else's poison*. Il a siégé aux Scripps Howard National Journalism Awards en 2009 et son reportage sur le VIH et le sida en Afrique du Sud a été récompensé la même année par le Kaiser Mini-Fellowship for Global Health Reporting. Allan Richards est professeur agrégé et doyen associé intérimaire de l'École de journalisme et de communication de masse de l'Université internationale de la Floride à Miami.

RECYCLÉ
Papier fait à partir
de matériaux recyclés
FSC® C103567
FSC
www.fsc.org

MARQUIS
Marquis imprimeur inc.

Québec, Canada
2011

Imprimé sur du papier Silva Enviro 100% postconsommation
traité sans chlore, accrédité Éco-Logo et fait à partir de biogaz.

100%

PERMANENT

BIO GAZ
ÉNERGIE